AF369801

TRAITÉ

DES

MALADIES CHRONIQUES,

ET DES MOYENS

LES PLUS EFFICACES DE LES GUÉRIR,

Qui sont les différentes manières d'user des Eaux de Plombières; avec une Topographie physico-médicale du Département des Vosges, dans lequel ces Eaux minérales sont situées.

PAR J. F. MARTINET,

Docteur en Médecine, Médecin-Inspecteur des Eaux minérales de Plombières, ex-Médecin des Armées de la République Françoise, et Correspondant de la Société de Médecine de Paris.

Hippocrate mettoit à côté des Dieux l'homme qui connoît et cultive la Médecine philosophique.
Bordeu, *Mal. chron.* pag. 80.

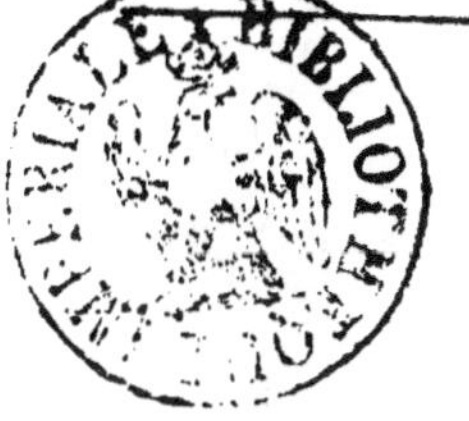

A PARIS,

CHEZ BOSSANGE, MASSON ET BESSON.

AN XI. — MDCCCIII.

A BONAPARTE,

PREMIER CONSUL

DE LA RÉPUBLIQUE FRANÇOISE.

CITOYEN PREMIER CONSUL,

*LE Département des Vosges a dû ex-
citer plusieurs fois votre admiration. C'est
ce qui m'enhardit à vous offrir l'hom-
mage de mon travail, qui a pour objet
les Vosges, et sur-tout les eaux de
Plombières. Ce Département, quoique
peu étendu, quoique pauvre, est cependant un de ceux qui a le mieux mérité*

de la patrie, par le grand nombre de braves soldats qu'il lui a fournis, et par son zèle à payer ses contributions. C'est aussi un de ceux où le nom de BONAPARTE est le plus en vénération. Il en a donné des preuves à votre digne Épouse, lors du funeste accident qui mit ses jours en danger. Tout le Département en fut alarmé, et s'empressa de célébrer sa convalescence par une fête où les noms de BONAPARTE et de son Épouse excitèrent le plus vif enthousiasme. C'étoit l'époque de la prise de Malte, et ce succès de vos armes sur le nouveau théâtre de votre gloire redoubla encore l'allégresse des Vosgiens, et leur ardent amour pour le Héros de l'Italie et de l'Orient.

La commune de Plombières, CITOYEN PREMIER CONSUL, est bien digne d'attirer vos regards. Elle n'a de ressource pour subsister que ses eaux minérales, et depuis douze ans cette ressource a été bien peu de chose, parce que la guerre, tant intérieure qu'extérieure, a empêché les Français et les étrangers de venir faire usage de ces eaux.

Si le Département des Vosges a bien mérité de la patrie, il est digne que la patrie fasse quelque chose pour lui. Toujours les Chefs des anciens Gouvernemens auxquels ce pays a été soumis, ont donné des marques de leur bienfaisance à Plombières, soit en y faisant construire de nouveaux édifices, soit en réparant ceux que le tems, ou les malheurs des guerres, ou les inondations, ou les incendies, avoient détériorés ou détruits.

Que ne devons-nous pas espérer de vous, CITOYEN PREMIER CONSUL, qui, inaccessible à la crainte et à la vengeance, ami des sciences et des arts, protecteur et restaurateur des établissemens utiles, grand, inimitable dans la guerre, êtes devenu plus grand encore en donnant la paix à l'Europe, et en consolidant le bonheur et la prospérité de la France! Oui, BONAPARTE se ressouviendra du Département des Vosges, et il deviendra *le bienfaiteur de Plombières, qui a servi et sert encore tous les jours au soulagement des défenseurs de la patrie.*

Salut et respect,

MARTINET,
Médecin-Inspecteur des eaux de Plombières.

AVERTISSEMENT.

Depuis douze ans que je m'occupe de l'étude des effets des eaux de Plombières, dans un grand nombre de maladies chroniques, je n'ai pu manquer d'observer bien des faits intéressans qui constatent leur utilité : je les ai publiés en partie, tous les ans, dans un recueil périodique. Mon expérience particulière s'est trouvée en outre corroborée de celle de mon digne et respectable prédécesseur, le docteur Degnerre, qui, pendant cinquante ans, a dirigé l'usage des eaux de Plombières, avec autant de zèle et d'honnêteté que de gloire et de succès. Son amitié pour moi l'a porté à me faire part de quantité d'observations qui prouvent et l'efficacité du remède, et la sagacité de l'observateur (1).

Muni d'une masse de faits assez considérable, et qu'une expérience plus longue

(1) La bonne réputation du docteur Degnerre survivra à-coup-sûr aux misérables rapsodies dans lesquelles on a cherché à la ternir.

et plus réfléchie m'a permis de mieux ana-
lyser, j'ai cru devoir réunir en un faisceau
mes observations et mes réflexions, et les
offrir au public, sur-tout aux médecins qui
n'étant point à même de juger un remède
qu'ils n'ont point vu agir sous leurs yeux,
sont bien aise d'avoir des données sûres,
fondées sur l'expérience, pour apprécier
les cas dans lesquels ils pourront en conseiller l'usage à leurs malades.

J'ai joint à ce travail une Topographie
médicale du Département des Vosges dans
lequel Plombières est situé, ainsi qu'une
notice des différens ouvrages qui ont paru
jusqu'à présent sur les eaux de Plombières.
J'ai cru que cette addition ne seroit point
un hors-d'œuvre, et qu'elle pourroit faire
plaisir à quelques lecteurs.

Chargé de l'inspection de ces sources
salutaires et célèbres depuis plusieurs siècles, j'ai fait tout mon possible pour obtenir qu'elles fussent bien entretenues. Le
Gouvernement est trop sage pour ne point
surveiller attentivement des établissemens

publics aussi précieux, et je ne doute point qu'il ne seconde puissamment les vues qui tendront à leur amélioration, malgré que la jalousie et les intrigues cherchent à y mettre obstacle. Un Gouvernement bien organisé, qui a à sa tête des hommes amis de l'humanité ainsi que des sciences et des arts, s'occupera toujours sérieusement et immédiatement des sources minérales, qui sont un objet d'utilité et de prospérité publiques : et la paix étant rendue à l'Europe, il y a tout lieu de croire que ce même Gouvernement pourra donner des marques de sa bienfaisance à celles de ces eaux minérales salutaires qui en auront besoin; et certes Plombières sera du nombre.

DISCOURS

DISCOURS PRÉLIMINAIRE (1).

PREMIÈRE PARTIE.

Après la gloire de rendre la paix et la tranquillité à son pays, à un vaste empire en proie depuis plus de dix ans à tous les maux que peuvent enfanter la guerre, la famine, les épidémies, et les passions les plus violentes et les plus effrénées (gloire réservée au héros de la France), je n'en connois point de plus douce que celle qui a conduit le vieillard de Cos à l'im-

(1) L'auteur d'une petite brochure, intitulée *Essai, ou nouvel Essai sur les eaux de Plombières*, qui a paru en l'an 10, s'efforce d'insinuer à tout le monde, par les titres qu'il se donne et par ses discours, qu'il est aussi médecin des eaux de Plombières : il s'intitule, dans sa brochure, *l'un des médecins de Plombières*. C'est pour corriger cette qualification peu exacte, que je fais ici l'observation qu'il n'y a qu'un seul médecin des eaux minérales de Plombières, nommé par le Gouvernement, lequel est spécialement chargé de l'inspection et de l'administration desdites eaux minérales ; et que tout autre médecin, ou chirurgien, ou officier de santé, qui a résidé à Plombières, ne s'est jamais avisé de s'intituler *l'un des médecins de Plombières ;* mais seulement médecin, ou chirurgien, ou pharmacien à Plombières.

Le même auteur s'intitule aussi, dans son nouvel Essai, *Ancien médecin-inspecteur des eaux de Bussang* Cela n'est point exact non plus : il n'a jamais été que survivancier du médecin Courtois, dernier médecin-inspecteur des eaux de Bussang, et la place a été supprimée du vivant du médecin Courtois ou à sa mort : ainsi l'auteur n'a jamais pu être médecin en titre des eaux de Bussang.

b

mortalité. Qu'elle est belle en effet la tâche que s'impose le médecin ! qu'elles sont louables les fonctions qu'il a à remplir ! Quoi de plus beau, quoi de plus digne de l'estime et de la vénération des humains, que la vie d'un homme qui se voue tout entier à guérir, ou à soulager, ou à consoler ses semblables ! Dans quels travaux pénibles il faut qu'il passe sa jeunesse, pour acquérir les connoissances nécessaires à son état ! Les langues anciennes, la physique, l'histoire naturelle, la chimie, la botanique ne sont que les préliminaires de la vraie science médicale. Après les peines et les veilles qu'exige cette première partie de l'éducation du médecin, combien n'en demandent pas ensuite l'étude rebutante, quoiqu'intéressante, de l'anatomie et de la physiologie, ainsi que celle de la pathologie, de la thérapeutique, de l'hygiène et de la matière médicale ? Combien de volumes il lui faut parcourir, combien de nuits il doit passer, pour connoître l'histoire des maladies tant aiguës que chroniques, qui se sont manifestées, et qui ont été plus ou moins bien observées dans tous les siècles, dans les différens climats, dans les diverses constitutions, et qui ont affecté des nuances plus ou moins variées, suivant les saisons, les âges, les sexes, les tempéramens et les changemens politiques des gouvernemens ! Toutes ces études, toutes ces connoissances, si utiles et si difficiles à acquérir, ne sont presque rien encore en comparaison de celles que la pratique de l'art doit donner. C'est ici que commence vraiment le travail sérieux et important, les déboires, les soucis, les chagrins, sans parler du danger d'altérer sa santé et de perdre la vie. C'est alors qu'il faut se résoudre à ne plus voir que des êtres souffrans, tristes, sombres, mélancoliques, délirans, maniaques, mourans, le plus souvent entassés dans des galetas au milieu d'un air empesté, où tous les sens du médecin sont affectés désagréablement, où il ne lui reste, pour soutenir sa vie et aiguillonner son courage, que son amour pour son état et pour ses semblables, que la passion de s'instruire et d'être utile à l'humanité. Si ce sont des malades couchés sur la pourpre et sous des lambris dorés, les déboires et les désagrémens ne sont pas moindres. Que de questions importunes il faut entendre! que de conseils absurdes il faut écouter! Et, dans presque tous les cas, ce sont des parens, des époux, des amis qui entourent le malade, et dont l'inquiétude, la crainte, le désespoir, ou vous attristent, ou vous désolent.

Vous tous, mes chers Confrères, qui avez passé une partie de votre vie médicale à secourir, à soulager les soldats de la patrie, soit sur le champ de bataille, soit dans les hôpitaux, je vous prends à témoin, quelles n'ont pas été vos fatigues, vos inquiétudes et vos dangers, soit en voyant vos frères mutilés, sans qu'aucun moyen pût les sauver, soit en leur prodiguant les soins les plus assidus et les mieux dirigés, qui ne pouvoient leur être utiles au milieu d'une épidémie dévastatrice et d'une contagion indomptable ; soit, comme cela est arrivé, dans des tems malheureux, et qu'on voudroit oublier, en voyant manquer tous les moyens essentiels pour que l'on puisse seconder la nature ! Vous avez vu les hôpitaux manquant de médicamens, d'alimens sains, d'infirmiers ! Vous avez vu vos soins officieux dénoncés par des êtres aussi vils que féroces.

Mais les peines physiques ne sont pas les seules que le médecin ait à essuyer dans sa carrière ; il en est d'autres plus difficiles à supporter : ce sont les peines morales. Quelqu'accoutumé que l'on suppose le médecin à voir des malades, à entendre des plaintes, des gémissemens, des cris de douleur, on auroit tort d'appeler son sang-froid et son imperturbabilité de l'apathie ou de l'indifférence. Non, ce n'est point par dureté ni par insensibilité qu'il reste calme à la vue des souffrances de ses malades et des physionomies attristées de tout ce qui l'entoure. C'est par un effort de raison qu'il réprime les éclats de sa sensibilité ; c'est parce qu'il est tout occupé du soin de sauver ou de soulager son malade qu'il paroît si calme et si tranquille ; c'est parce qu'il veut relever le courage et la force du malade et de ceux qui l'entourent, qu'il conserve un air serein et une attitude rassurée ; c'est parce qu'il craint les effets nuisibles d'une sensibilité trop expressive, qu'il affecte beaucoup de sang-froid. Mais une fois hors de la vue de son malade, que son ame est déchirée, soit en pensant aux douleurs aiguës dont il vient d'être témoin, et qu'il n'a pu calmer ; soit en prévoyant l'issue fâcheuse que doit avoir la maladie ; soit en réfléchissant aux maux qui vont suivre une mort prématurée ; soit en s'accusant lui-même de n'avoir pas tenté d'autres moyens que ceux qu'il a employés inutilement. Que de réflexions tristes et affligeantes ne doit pas faire un médecin dans le cours d'une pratique un peu étendue ? Qui plus qu'un médecin est à même de connoître toutes les misères de l'humanité ? Le riche et le pauvre, l'ignorant et l'homme de génie, l'enfant, l'adolescent, l'homme fait et le vieillard, tous sont sujets aux maladies ; tous offrent, à chaque instant, au médecin l'occasion de sentir sa sensibilité émue ; tous lui donnent à chaque minute les moyens de connoître l'homme physique et moral. Car c'est dans les différentes périodes de ses maladies et de sa convalescence, qu'on a le loisir et la facilité de l'étudier à fond, en comparant l'homme d'alors avec ce qu'il est en santé.

Mais à travers ses travaux longs et difficiles, à travers ses affections morales, tristes et poignantes, il en est deux sur-tout que le médecin ne supporte qu'avec peine, c'est l'ingratitude de certains malades, et la légèreté et l'ineptie avec lesquelles il se voit jugé. En pareil cas, il doit s'efforcer d'oublier l'ingratitude et se rire des arrêts puérils de ces juges incompétens et passionnés.

Je n'ai parlé jusqu'ici que des peines physiques et morales qui sont inséparables des études
et de la pratique de la médecine. Si ce côté du
tableau, parfaitement ressemblant à la vérité,
est peu fait pour attirer des amateurs et des pro-
sélites à cet état, il en est un autre capable d'ins-
pirer à tous les jeunes candidats qui s'y destinent,
une ardeur et une espèce d'enthóusiasme pour
cet art sublime. Je me rappellerai toujours avec
plaisir que, dans le tems où j'hésitois encore
si je continuerois mes études en médecine, je
fus tout-à-coup vaincu dans ma répugnance, et
je me décidai à continuer mes travaux en voyant
la joie de toute une famille et les douces émo-
tions qu'éprouvoit le médecin (c'étoit le célèbre
Bouvard), qui venoit d'arracher à la mort et de
rendre un bon père à des enfans chéris, et un
excellent mari à une tendre épouse éplorée.
Cette scène, dont j'étois témoin, fit disparoître
à mes yeux tous les traits rebutans du tableau,
et laissa dans mon ame un grand désir d'éprouver un jour, à mon tour, ces sensations dé-
licieuses.

Quel est le médecin qui ne l'a pas senti ce
plaisir vif et doux qui accompagne la fuite du
danger, ou la guérison complète d'une maladie
grave ? Qu'il est plus sensible encore ce plaisir,
quand la maladie a été troublée par des crises
orageuses, qui ont successivement fait naître
ou évanouir les espérances !

Outre la satisfaction que procure au médecin

la guérison d'une maladie grave, quel doux ra-
vissement son esprit n'éprouve-t-il pas, quand,
après bien des observations, des réflexions et
des méditations, il parvient à découvrir quelque
nouveau moyen de guérison ; quand la cause et
le siége d'une maladie deviennent plus manifestes pour lui ; quand la structure d'un organe,
et son action, et ses rapports, se dévoilent plus
clairement à sa pensée ! Le célèbre Winslow
s'extasioit à la vue du mécanisme admirable,
qui préside à tous les différens mouvemens des
doigts de la main et de chacune de leurs pha-
langes. Que Haller dut être ravi et enchanté,
quand il fit la belle découverte du développement de la vie, dans le poulet, durant l'incu-
bation ! Que Spallanzani dut goûter de plaisir
dans le succès des belles expériences qu'il a
faites, relativement à la digestion, à la génération et au mouvement du sang ! Combien ne
dut pas jouir Harvé, quand il démontra la circulation du sang ! « Il est une manière, dit
» Bordeu (1), d'étudier et de méditer la méde-
» cine, qui ne laisse pas d'être très-piquante et
» fort instructive, et par conséquent très-inté-
» ressante, c'est de se laisser conduire par une
» sorte de curiosité philosophique qui se plaît à
» la contemplation de la nature, celle des lois
» de l'économie animale, du choc des opinions
» diverses sur ces objets, de l'étendue et des

---

(1) *Mal. chron.* page 78.

» ressources de la médecine, de ses droits sur
» chaque pays, chaque ménage, chaque indi-
» vidu, des tournures diverses que cet art prend
» dans chaque siècle, dans chaque pays. Ce
» tableau, à-coup-sur, doit récréer infiniment
» l'esprit du médecin philosophe ».

Mais cet art sublime et consolateur a trouvé
aussi ses détracteurs parmi plusieurs grands
hommes de l'antiquité et parmi les modernes.
Écoutons encore Bordeu à ce sujet. « Platon le
» divin, et le sage Caton, se sont un peu livrés
» à leurs préjugés contre les médecins, qui ap-
» paremment évaluoient et contenoient le docte
» et sage orgueil de ces philosophes. Il y a à
» gager que la petite bouderie de ces derniers
» n'étoit qu'un rendu. Jamais les philosophes
» n'ont pu en imposer aux médecins qui vont
» droit aux causes. Hippocrate fut appelé par
» les Abdéritains pour juger de quelques traits
» de singularité trop marqués dans la conduite
» et les propos de Démocrite. Ce fut la médecine
» qui jugea la philosophie : les philosophes au-
» roient tort de l'oublier ».

En effet, tout préjugé à part, l'homme im-
partial estimera que les services rendus à la
société et à l'humanité par les Hippocrate, les
Celse, les Sydenham, les Baillou, les Ambroise
Paré, les Boerhave, les Morgagni, les Hoffmann, les Dumoulin, les Petit, les Bouvard,
les Bordeu, les Louis, les Dessaut, etc. sont
bien aussi grands, aussi essentiels que ceux

rendus par le petit nombre de détracteurs de l'art qu'ont cultivé ces grands hommes.

Et quel est l'art, quelle est la science qui n'a pas été en but à la bouderie et aux sarcasmes de quelque mélancolique, qui a cru devoir critiquer la science et ceux qui la cultivent, parce qu'il aura eu à se plaindre de quelqu'un de ces derniers ?

Si quelque chose paroît propre à discréditer la médecine aux yeux de quelques gens sensés, ce sont les querelles et les dissensions qui se sont élevées dans tous les siècles entre quelques médecins. Mais ces querelles et ces animosités sont ici, comme en toute autre occasion et entre les hommes de tout autre état, les effets de l'intérêt ou de l'amour-propre ; et quelquefois aussi les suites d'une erreur combattue avec aigreur, ou d'une vérité nouvelle mal sentie ou mal présentée. Les astronomes, les physiciens, les chimistes, les politiques, les législateurs, les savans de toutes les classes, ont eu et ont encore tous les jours des querelles et des disputes sur la science qu'ils cultivent, et par les mêmes raisons qui enfantent la discorde parmi les médecins. Dans toutes ces circonstances, on reconnoît toujours le cachet des passions, et les connoissances humaines, après cette lutte et ces chocs, finissent presque toujours par s'accroître et se perfectionner.

Si le médecin se rend utile à ses semblables en les soulageant, en les guérissant, il sait

encore s'élever quelquefois au-dessus des détails mécaniques de son art, comme le demande
Bacon, qui dit à ce sujet : *Medici toti non sint
in curarum sordibus.* Il sait saisir les rapports
qu'il peut avoir avec les objets les plus relevés,
tels que la législation et la morale. Combien de
fois n'a-t-on point vu les gouvernemens consulter avec utilité les médecins sur des objets
de la plus grande importance, et qui intéres-
soient le salut public, ainsi que l'honneur et la
vie des citoyens? Combien de fois ne les a-t-on
pas vus se précipiter pour le salut de leurs semblables, comme autant de Curtius, dans le
gouffre des contagions pestilentielles et épidé-
miques? Combien n'ont pas été victimes de leur
attachement aux devoirs de leur état, dans le
cours de la guerre actuelle? Un très-grand
nombre a péri, et presque tous ont été atteints
de ces fièvres redoutables qui ont moissonné
leurs collègues. Combien de fois les juges ne se
permettent point de porter de jugement, soit
dans les affaires civiles, soit dans les affaires
criminelles, avant d'avoir consulté les médecins, qui seuls, en pareils cas, peuvent éclairer
leurs décisions? Combien de fois l'administration n'a-t-elle pas recours à leurs lumières,
avant d'établir de nouvelles institutions, ou de
corriger les anciennes, sur tout ce qui concerne
la vie et la santé des hommes? Qui a pu perfectionner davantage la police médicale ou l'hygiène publique que les médecins? N'est-ce pas

à l'aide de leurs connoissances que les gouvernemens et leurs principaux agens ont rendu plus salubres et plus utiles les établissemens des nourrices, des hôpitaux, des lazarets, et qu'ils ont pris des mesures plus sages et plus avantageuses sur tout ce qui regarde les épidémies et les contagions, la salubrité de l'air et des eaux, et la bonne qualité des vivres et des médicamens ? N'est-ce pas à leurs discours et à leurs écrits que l'on doit ce que la police a fait de mieux concernant l'établissement des manufactures, la propreté des rues, le nettoiement, les égouts, les voieries, les cimetières et les inondations ?

Je finirai ce tableau par les expressions du docteur Cabanis (1) : « Peut-être n'est-il point » d'état dans la société dont les obligations soient » plus variées, plus délicates, plus imposantes, » où l'on ait plus besoin de se tracer d'avance » à soi-même un plan invariable de conduite ; » de soumettre en quelque sorte au calcul toutes » les circonstances dans lesquelles on peut se » trouver ; de diriger toutes ses démarches d'a- » près des règles sûres, auxquelles on puisse en » rapporter tous les détails..... Le médecin a » des devoirs par rapport à la science, par rap- » port à ses malades, par rapport à la société » toute entière. Il doit à la science tous ses

______

(1) *Du Degré de certitude de la médecine*, imprimé en l'an 6, chez Didot.

» efforts pour l'acquérir et la perfectionner. Son
» amour pour la vérité doit être non pas seule-
» ment un penchant, une habitude, mais une
» véritable passion. Il doit à ses malades tous
» les soins, toutes les consolations. . . . Il doit
» pour cela réunir à beaucoup de sagacité, beau-
» coup de discrétion et de tact. Il doit à la so-
» ciété une communication franche et généreuse
» de toutes ses découvertes, l'emploi sage et
» patriotique de ses talens et de tous les moyens
» d'influence que sa profession lui donne.....

» Plus les médecins sont dignes de la recon-
» noissance publique, mieux ils savent s'en
» passer, en faisant ce qu'il faut pour l'obtenir.
» Ils établissent leur bonheur sur des fondemens
» plus solides; et, si j'ose le dire, ils doivent
» s'habituer à la dédaigner, puisqu'il est sou-
» vent de leur devoir de braver l'opinion qui la
» dispense. Ils aiment leurs semblables, mais
» ils ne sont pas révoltés de leur ingratitude.
» Ils aiment à les servir, parce qu'ils savent se
» créer une existence intérieure indépendante
» du blâme injuste et des vains applaudisse-
» mens.

DEUXIÈME PARTIE.

APRÈS ce tableau succinct de l'utilité de la science médicale et des grands travaux auxquels doivent se livrer ceux qui la cultivent, je vais dire un mot des différens systèmes ou doctrines qui ont partagé les médecins dans tous les siècles.

La médecine doit sa naissance et son perfectionnement à l'esprit d'observation des hommes de génie, qui ont su épier et reconnoître la marche de la nature dans les maladies. Les autres parties accessoires de la science ont contribué aussi sans doute à ses progrès. L'anatomie et la chimie ont éclairé la médecine. L'ouverture plus fréquente des cadavres a donné des notions plus exactes sur la nature et le siége des maladies, témoin l'ouvrage immortel de Morgagni (*De sedibus et causis morborum*). La chimie a infiniment contribué à la réforme de plusieurs médicamens, et nous a procuré des remèdes plus simples, plus sûrs et plus actifs. Que ne peut-on pas espérer de la nouvelle chimie pneumatique ? Mais c'est à l'expérience sur-tout et à l'observation que nous devrons la certitude des progrès qu'elle promet à la pratique. La raison en est que, quelque découverte qu'ait fait la chimie ancienne et moderne, quelque simple que soit le résultat de ses plus ingénieuses opérations, il reste toujours l'ignorance absolue de la nature de cet élément obtenu en dernière analyse, et celle de son mode d'action sur le corps; car nous ne connoissons point la nature de l'hydrogène, de l'oxigène, de l'azote, du carbone, du calorique, pas plus que nous ne connoissions jadis la nature du feu, du phlogistique, d'une goutte d'eau, d'une fibrille, et nous ne sommes pas plus initiés dans la manière d'agir de ces nouveaux principes, que nous ne l'étions dans celle des anciens principes chimiques.

Tous les différens systèmes en médecine ont été imaginés ou par des hommes dont la tête ardente et fougueuse vouloit absolument créer des lois à l'économie animale, parce qu'ils ne pouvoient s'astreindre à étudier lentement les véritables, ou par des hommes ambitieux qui vouloient à tout prix se faire une réputation de génie ou d'originalité; ou bien encore par des hommes qui désireux de perfectionner la science, voyant qu'ils expliquoient à merveille quelques phénomènes d'après quelques principes, ont imaginé qu'ils devoient faire cadrer avec ces mêmes principes tous les autres phénomènes, même ceux qui sembloient se prêter le moins à ces explications hasardées.

Mais tout ce qu'il y a eu d'hommes vraiment sages et passionnés pour la vérité, a constamment pensé que le vrai système en médecine étoit celui d'Hippocrate, c'est-à-dire, celui de l'observation et de l'expérience. En passant en revue rapidement les différens systèmes tant anciens que modernes, nous verrons cependant qu'ils contiennent des vérités, et que le défaut principal de chacun est de prétendre à une prééminence exclusive.

1°. Les empiriques ont eu tort de vouloir bannir tout raisonnement de leur pratique; mais ils ont eu raison de vouloir qu'on observât ce qui étoit utile ou nuisible aux malades. Combien de médecins se servent tous les jours de médicamens avec succès, parce que l'expérience leur a précisé les cas où ils conviennent, sans qu'ils sachent comment ils agissent, soit physiquement, soit chimiquement. Ils n'en raisonnent pas moins les effets d'après l'observation, quoique ce ne soit point d'après la connoissance de la nature du mal ni du remède. Qui pourroit détailler les lois de composition ou de décomposition que subissent dans le corps humain la thériaque et l'opium, et préciser tous les effets qui en résultent sur les solides et les fluides, et cependant il est hors de doute que tous les jours les médecins emploient avec utilité ces médicamens, et en raisonnent d'après l'observation.

2°. La secte des rationnels, dont on peut dire qu'Hippocrate étoit le chef, observoit et raisonnoit, et l'on peut dire que cette secte est vraiment raisonnable. Mais à cette époque elle n'avoit pas toutes les connoissances que l'on a pu acquérir depuis, tant sur la nature et la marche de certaines maladies, que sur différens remèdes inconnus alors, et sur les effets que l'expérience a dévoilés de la part de remèdes déjà connus.

Les Mé-
thodistes.

3°. La troisième secte est celle des méthodistes, qui eut pour auteurs Thémison et Thessallus Trallianus. Elle n'admettoit que trois indications à remplir, et par conséquent trois causes de maladies; savoir, le *resserrement* (*strictum*), le *relâchement* (*laxum*), et l'*état mixte* (*mixtum*).

Cette secte avoit raison et tort en même tems; car, à coup sûr, les solides péchent ou par resserrement, ou par relâchement, ou par un état mitoyen; mais il ne s'ensuit pas de là que ce soit là les trois seules causes des maladies. La pathologie humorale joue aussi son rôle, et non pas toujours secondairement, mais encore souvent primitivement, comme l'expérience le prouve. Les maladies contagieuses, celles de la dégénérescence de certaines humeurs en sont de sûrs garans. Quoi qu'en disent beaucoup de modernes, l'état morbide primitif ne vient pas toujours des solides; et bien des fois, quoiqu'il en dérive, les fluides altérés secondairement n'en méritent pas moins l'attention spéciale du médecin.

Galénisme.

4°. Galien, qui parut vers l'an 140 de l'ère chrétienne, ressuscita la doctrine d'Hippocrate,

et

et malgré son verbiage prolixe , malgré ses erreurs et ses futiles efforts pour amalgamer à la médecine la physique d'Aristote , il n'en a pas moins rendu des services signalés à l'art de guérir , en développant la doctrine des crises et du pouvoir de la nature. Le galénisme, plus ou moins modifié, a été suivi jusqu'au seizième siècle par les médecins de presque toutes les nations, Arabes, Grecs, Latins, Italiens, Espagnols, Allemands et Français.

5°. Deux têtes fougueuses qui se succédèrent, Paracelse et Vanhelmont, (le premier parut à la fin du seizième siècle, et le second au dix-septième), s'acharnèrent à renverser le galénisme et à crier contre toutes les écoles. Ces ardens alchimistes vantèrent beaucoup l'efficacité de leurs préparations chimiques, dont quelques-unes nous sont encore restées. Vanhelmont, malgré ses paradoxes, ses extravagances, et ses injures contre les anciens , nous a laissé des idées sur le principe vital , qui, depuis, ont été plus méditées et mieux développées par Bordeu et plusieurs autres modernes.

6°. Dans le dix-huitième siècle parurent différens médecins - chimistes , géomètres , physiciens, mécaniciens, qui publièrent différentes idées, tendantes à expliquer d'une manière plus ou moins satisfaisante les fonctions de l'économie animale, la naissance des maladies, les vices des humeurs, la nature des remèdes, leur manière d'agir; et dans ce siècle on peut compter un grand nombre de partisans de la pathologie humorale, les Sennert, les Takenius, les Sylvius, qui parloient beaucoup de l'acide et de l'alkali des humeurs, ainsi que de la pituite et de l'acrimonie de la bile : les Bontekoe, les Regina, les Blancard, les Waldschmidius, qui vouloient faire reconnoître pour causes universelles des maladies l'acide, le gluant, les obstructions, et qui ne vouloient pour remèdes que ce qui peut conserver le sang fluide et le faire circuler, et qui rejetoient la pléthore, et par conséquent les saignées et les purgatifs. Tous ces médecins ont eu tort sans doute de vouloir faire adopter leurs idées exclusivement à toutes autres ; mais ils avoient raison dans plusieurs points de leur doctrine ; l'acide existe souvent dans les humeurs, sur-tout dans les premières voies. Les obstructions ont lieu bien souvent ; mais en conservant le sang fluide, il n'en est pas moins vrai qu'il est souvent nécessaire de l'évacuer, et que souvent la saignée et les purgatifs sauvent la vie des malades.

7°. Trois hommes vraiment dignes de la célébrité, et qui ont bien mérité de la médecine, des sciences et de l'humanité, parurent aussi dans le même tems, à peu de distance l'un de l'autre, Staahl, Boerhaave et Hoffmann.

Staahl, ou Animistes.

Staahl, grand chimiste de son tems, prend une route toute différente de celle des médecins-chimistes ses prédécesseurs. Selon lui, c'est l'âme qui préside à tous les mouvemens vitaux,

et tout va bien quand elle ne perd point de vue
le but où elle doit tendre; mais vient-elle à être
troublée par quelque passion, elle tient mal le
gouvernail, et les fonctions se font mal. Aussi a-
t-on appelé ce système, celui des animistes. Il
a eu des disciples, qui ont tiré de sa doctrine
des corollaires, des conséquences plus hardies
que les siennes. Il aimoit beaucoup à provoquer
le flux hémorroïdal, qu'il regardoit, non pas
sans raison, comme un grand moyen prophi-
lactique et curatif.

Boerhaave, homme d'un génie créateur, imbu
de toutes les connoissances de son siècle, entre-
prend de rallier toutes les sectes. On l'accuse
d'avoir trop donné aux lois de la mécanique,
et de n'avoir pas fait assez d'attention au principe vital qui anime nos différens organes. Mais
on s'aperçoit facilement que dans les reproches
qu'on lui fait, il y a souvent de la partialité et
de la mauvaise humeur; et quoi qu'on en dise,
Boerhaave étoit un grand homme, qui a rendu
à la médecine les services les plus signalés,
tant par ses leçons, qui sont souvent la vraie ex-
pression des lois de la nature, que par le grand
nombre d'élèves fameux qu'il a formés; et en
effet, quelque raisonnables et saines que soient
bien des idées des animistes et des fauteurs du
principe vital et de la sensibilité, il n'en est pas
moins vrai que les loïs de la chimie, de la physique et de la mécanique sont exécutées en partie dans celles de l'économie animale, et que

Boerhaave suivoit beaucoup la doctrine d'Hippocrate, et ne comptoit pas pour rien les phénomènes de la sensibilité.

Hoffmann. Quant à Hoffmann, il a tenu un milieu raisonnable entre les mécaniciens et les animistes. Il n'entend point que toutes les opérations de l'économie animale sont l'effet de la volonté de l'ame ; mais il soutient qu'elle agit sur les corps, et qu'indépendamment de l'activité de l'ame, il existe dans la nature des substances douées de la propriété d'agir sur d'autres, et de résister à une action d'après des lois établies par l'auteur de là nature.

Les corps inanimés, inorganiques, insensibles, agissent les uns sur les autres d'après des lois constantes, et dont plusieurs sont connues. Ces mêmes corps inorganiques agissent aussi sur le corps animé de l'homme, mais d'une manière qui n'est pas la même que sur les corps inanimés et insensibles, parce que le corps humain est doué d'une sensibilité et vivifié par une ame, qui sont causes des modifications que les lois physiques et chimiques éprouvent dans les phénomènes qui ont lieu chez l'homme. C'est l'étude de la différence de ces effets qui convient sur-tout au médecin, et qui le caractérise, et qui fera toujours que sa science sera distincte de celle du physicien et du chimiste, parce que ces derniers ne s'occupent que des lois des corps inanimés et insensibles. Hoffmann a donc cultivé la médecine de la manière la plus raison-

nable, en adoptant dans tous les systèmes ce
ce qui lui paroissoit le plus démontré.

8°. Il nous reste à examiner d'autres doctrines
plus modernes, et qui ne sont en quelque manière qu'un nouveau développement d'autres
doctrines antérieures. Telle est celle de Cullen,
médecin célèbre d'Édimbourg, qui ne fait que
donner à la théorie de Hoffmann un nouvel aspect. Il admet la force médicatrice de la nature,
sous le titre de réaction du système. Nosologiste
exact et clair, il a sagement mis à la place de
définitions souvent fautives, des descriptions
parfaitement bien tracées.

A peu près dans le même tems, deux célèbres
disciples de Boerhaave, Haen et Stoll, s'occu-
poient en Allemagne de ramener la médecine
à l'observation et à la doctrine d'Hippocrate.
Tous deux néanmoins ont adopté un peu trop
exclusivement la pathologie humorale, et dans
l'explication des phénomènes de la santé et des
maladies, ils ont sans doute trop donné aux lois
physiques et mécaniques, et trop peu à la théorie du principe vital et des mouvemens organiques. Mais l'art ne leur en a pas moins la plus
grande obligation. Ils ont beaucoup simplifié la
matière médicale, qui n'étoit que trop diffuse
dans leur pays ; et Stoll sur-tout a parfaitement
bien fait sentir l'influence des constitutions ré-
gnantes, sur la naissance et la reproduction des
fièvres.

Les médecins Français, à la même époque,

cultivoient aussi la médecine hippocratique. Les écoles de Paris et de Montpellier sentoient le vice et l'insuffisance d'une doctrine toute physique, et la nécessité d'admettre un principe conservateur et réparateur. Les Dumoulins, les Bordeu, les Tronchin, les Bouvard, les Petit, perfectionnoient leur art et suivoient la médecine d'Hippocrate, et méritoient le nom de vrais médecins éclectiques.

La révolution françoise, que l'on peut comparer à une fièvre ardente qui a failli détruire ce grand corps politique et dévorer tous les arts et tous les artistes, a causé un moment d'interruption dans la culture et l'enseignement de la médecine ; mais graces au courage, aux talens et au génie de BONAPARTE, la France est restée debout, les sciences, les arts sont sortis de la léthargie, et la médecine a retrouvé dans l'école de Paris un foyer de lumière, qui a rendu à l'enseignement théorique et pratique un lustre plus éclatant que jamais.

Deux théories nouvelles occupent maintenant les esprits et tendent à donner à la science médicale une nouvelle tournure ; je veux parler de la théorie de Brown, et de celle de la chimie moderne appliquée à la pathologie et à la thérapeutique.

Brown.   La première est née en Angleterre, où elle s'est répandue depuis quelques années, et de la en Allemagne, et ensuite en Italie et en France. La seconde est née des travaux admirables des chimistes Bertholet, Fourcroy, Chaptal, Parmentier, Deyeux, Vauquelin, dont les belles expériences ont servi de fondement à cette théorie chimique nouvelle de Baumes, Girtanner et Rollo.

La théorie de Brown, quoique toute nouvelle en apparence, ne fait cependant que réunir au fond l'irritabilité et la sensibilité, propriétés de l'être vivant, et qui ont été si bien décrites par Haller et Desèze. Mais il faut avouer que Brown a donné à sa doctrine une physionomie extrêmement séduisante, en simplifiant les maladies et leur traitement, et en repoussant loin des malades toute méthode curative, fatigante et douloureuse ; et en effet, dans la théorie de Brown il n'y a que deux genres de maladies, deux genres de traitement, deux genres de médicamens. Selon lui, l'irritabilité est la propriété qui caractérise la vie. C'est une propriété inhérente à tout être animé, qui le rend susceptible de recevoir des impressions de la part de tous les agens, tant intérieurs qu'extérieurs. Tout être organisé vient au monde avec une portion d'excitabilité plus ou moins grande.... Cette excitabilité peut s'épuiser ou s'accumuler. Les agens qui ont prise sur l'excitabilité s'appellent *excitans, stimulans*. Ils peuvent être trop forts, ou trop foibles, ou conserver un juste milieu. Leur action sur l'excitabilité s'appelle *excitement*. Si l'*excitement* est modéré, il en résulte l'état le plus favorable à l'économie animale, la santé. Si l'*excitement* est trop fort, il en résulte les maladies que Brown appelle *sthéniques*, c'est-à-dire, qui tiennent à une trop grande force ; telles sont, par exemple, les maladies inflammatoires, et alors il faut que la médecine soit *débilitante*, ou qu'elle tende à diminuer l'*excitement*. Si cet *excitement* est trop foible, il en résulte ce que Brown appelle *maladies asthéniques*, c'est-à-dire, qui tiennent à un état de foiblesse, et alors il faut que la médecine soit excitante, stimulante, ou qu'elle tende à augmenter l'*excitement*.

Voilà la base de la théorie de Brown, qui, comme on le voit, simplifie en effet beaucoup la théorie et la pratique de la médecine. Il établit encore, pour complément de son système, deux distinctions pathologiques qu'il est bon de faire connoître. 1°. Il distingue deux sortes de foiblesse ; une qu'il appelle *foiblesse directe*, et une autre qu'il appelle *foiblesse indirecte*. La *foiblesse directe* est celle qui a lieu dans le cas d'un trop foible *excitement;* c'est l'apanage de l'enfance. Dans ce cas, l'*excitabilité* est accumulée, le corps est plus irritable, plus sensible. Le manque de nourriture, le sommeil trop long-tems prolongé, l'inertie de corps et d'esprit amènent cet état de foiblesse. Pour corriger cette foiblesse directe, Brown dit qu'il ne faut employer d'abord que des excitans légers, dont on augmente peu à peu l'intensité. La foiblesse indirecte est celle qui a lieu dans le cas de l'épuisement de l'excitabilité : c'est l'effet triste et trop ordinaire de la débauche et de l'abus des passions. On prévient cet état de foiblesse indirecte, en employant des *excitans* ou *stimulans* modérés, afin qu'il y ait un moindre épuisement de l'excitabilité ; et, quand elle existe, il faut, pour conserver la vie et rétablir la santé, substituer à des excitans trop forts des excitans plus foibles que l'on diminue insensiblement jusqu'au degré convenable.

L'autre distinction ou division que Brown admet, consiste à diviser les maladies en maladies *universelles* et maladies *locales*. Les maladies *universelles* affectent tout le système, et demandent des remèdes généraux. Les maladies *locales* affectent une partie, ou un petit nombre de parties de tout le système, et qui n'offrent que des indications particulières à remplir.

Quoiqu'on cherche à cette théorie de Brown une source dans la doctrine de l'irritabilité et de la sensibilité, que Haller et d'autres médecins ont publiée, il faut avouer cependant que Brown lui a donné un développement bien plus étendu, et qu'il en a tiré des conséquences pratiques bien plus importantes que les autres médecins ses prédécesseurs. D'abord l'excitabilité de Brown n'est point l'irritabilité de Haller, puisque l'irritabilité de Haller ne réside que dans la fibre musculaire, et que l'excitabilité de Brown existe dans toutes les parties du corps,

« L'excitabilité, dit Franck, cette propriété de
» la fibre animale, n'étoit point inconnue avant
» Brown ; mais il n'est pas moins certain que
» personne avant Brown n'avoit songé à en
» faire dériver, comme d'une source unique,
» tous les différens états, toutes les diverses
» modifications du système animal, sain ou
» malade, tous les secours de la médecine contre
» les déviations de l'état naturel. La théorie de
» Brown étudiée avec attention, et méditée avec
» soin, sur-tout dans la partie des maladies qu'il
» appelle *sthéniques*, ne peut que donner des
» idées vraiment lumineuses et dévoiler des vé-
» rités importantes. Sa distinction de la foiblesse
» en *directe* et *indirecte*, ne peut que faire faire
» des réflexions utiles au praticien, et ce qu'il
» dit sur la vertu des remèdes tant stimulans
» que débilitans, trouve tous les jours une ap-
» plication heureuse dans la clinique ».

Mais faut-il pour cela admettre en tout point
sa doctrine, et regarder comme incontestables
toutes les propositions qu'il avance ? Non sans
doute.

Je conçois que les substances tant solides que
fluides, introduites dans l'estomac, stimulent
et excitent nos organes ; mais je ne conçois point
que cette action stimulante puisse nourrir et
réparer des organes détruits. Je ne comprends
pas non plus comment ce principe explique
que la chaleur animale se maintient, au même
degré, dans les températures de l'atmosphère

les plus opposées, ni pourquoi les humeurs af-
fluent de partout vers un point irrité. L'excitabilité peut bien être regardée comme une propriété du principe vital, mais elle n'est pas la
seule à coup-sûr, et elle ne suffit pas pour expliquer tous les phénomènes de l'économie animale.

Quand Brown dit que la foiblesse directe et
indirecte peuvent exister ensemble dans le même
individu, et que le sommeil peut être à-la-fois
le résultat de l'une et de l'autre, il dit assurément une chose tout-à-fait inintelligible.

Brown ne veut point admettre de remèdes sé-
datifs, proprement dits ; il prétend que les médicamens, ainsi désignés, ne calment les douleurs que par une propriété stimulante. Mais
comment admettre qu'un grain d'opium, par
exemple, qui endort en peu d'instants un homme
bien portant, a commencé par exciter chez lui
une affection sthénique, assez considérable
pour occasionner rapidement un état de foiblesse indirecte. Cette explication de Brown
est visiblement forcée, et il étoit bien plus naturel d'admettre que l'opium, indépendamment d'une qualité stimulante, en possède une
autre, par laquelle il amortit, jusqu'à un certain point, le principe vital, et apaise la douleur en diminuant la sensibilité. Ce qu'il y a de
certain, c'est que souvent l'opium produit un effet sédatif et calmant, sans qu'il paroisse aucun
signe d'excitement plus fort dans la machine,

puisqu'on voit, dans ces cas, la chaleur diminuer, et le pouls moins fréquent.

Brown semble ne faire entrer pour rien les
fluides dans la formation des maladies qu'il rapporte toutes aux vices des solides. Sur ce point,
on peut lui faire les mêmes objections qu'aux
partisans des autres théories anti-humorales; et
Franck lui-même, son partisan, croit que les
solides et les fluides qui composent le corps
animé, sont trop intimément unis pour qu'on
puisse refuser d'admettre entre eux une grande
réciprocité d'affection.

Brown tombe aussi dans des erreurs sensibles, en parlant du traitement de plusieurs maladies. Au sujet de l'apoplexie, par exemple,
il veut que l'on n'emploie qu'un traitement stimulant, prétendant que l'apoplexie est une
maladie asthénique, c'est-à-dire, venant de foiblesse. Tout praticien un peu consommé, a reconnu, dans sa pratique, que Brown avoit
commis une erreur en généralisant trop son
opinion à ce sujet; car, dans mille circonstances, on a vu les accidens de l'apoplexie se dissiper par les évacuations naturelles ou artificielles, soit sanguines, soit humorales.

On en peut dire autant de l'opinion de Brown,
sur les maladies convulsives qui, selon lui,
sont toutes du genre asthénique; cependant
elles se guérissent souvent par des évacuans et
des débilitans, quoique souvent les fortifians
les guérissent aussi.

Il tombe visiblement dans la même erreur, au sujet des hémorragies, qu'il fait toutes venir de foiblesse. Quoi qu'il en dise, il y a des pertes de sang qui viennent de l'action trop vive des solides, et qui doivent être traitées par les évacuans et les débilitans, comme l'expérience le prouve.

La dyssenterie n'est pas toujours non plus asthénique. Dans combien de cas n'est-elle pas au contraire vraiment sthénique et inflammatoire ? Alors, au lieu de fortifians et de stimulans, ce sont des évacuans et des débilitans qu'il faut employer, et qui guérissent.

Quant à ce que Brown dit des fièvres intermittentes, qu'il range indistinctement dans la classe des maladies asthéniques, et pour lesquelles il ne veut qu'un traitement fortifiant, j'ai déjà dit, dans un de mes journaux, que cette loi générale étoit fausse, et que ce n'étoit qu'après les évacuations humorales qu'on voyoit réussir les fortifians, le quinquina, etc. ; au moins, dans le cours de ma pratique, les choses se sont montrées telles, et bien des fois j'ai reconnu l'abus des fortifians employés avant les évacuans. Que de maladies chroniques viennent de cette erreur !

C'est dommage que Brown n'ait pas vécu assez long-tems ; une pratique plus longue lui auroit sûrement fait corriger bien des choses dans sa théorie.

Les défauts que je viens de reprendre dans

la doctrine de Brown , ne sont pas encore tout ce qu'il y a à y redire , et je n'ai parlé que d'une partie des vices qu'y a trouvé lui-même le docteur Franck , qui est un de ses plus chauds partisans.

Nouvelle théorie de la chimie moderne , appliquée à la méde-cine.

Quant à la théorie nouvelle de l'application de la chimie moderne, à la pathologie et à la thérapeutique , en voici quelques principes (1).

Il se fait pendant la vie , et par l'acte même de la vitalité , une succession non interrompue de changemens de fluides en solides, et de so-lides en fluides , et de fluides entre eux. Or , ces conversions ne peuvent s'opérer dans les substances qui entrent dans la composition de l'être vivant , sans altération de l'état constitu-tif des matériaux élémentaires de toutes ces substances. Il en résulte que l'*oxigène*, l'*hydro-gène*, le *carbone*, le *phosphore*, le *soufre*, l'*a-zote* et la *chaux*, sont livrés à chaque instant de la santé , et des maladies, à des combinai-sons nouvelles qui peuvent servir à déterminer la cause matérielle , ou la nature des affec-tions pathologiques ; ainsi , les maladies inflam-matoires de Stoll, ou ce qui est la même chose, les maladies *sthéniques* de Brown, ne sont dans la théorie de Girtanner, Rollo et de Baumes , qu'une vraie suroxigénation du système vi-vant, une combustion vive accompagnée de ses phénomènes sensibles , le dégagement du calo-

____

(1) Extrait d'un ouvrage du docteur Gilbert.

rique , la production d'une chaleur animale très - intense , et l'énergie augmentée du système vasculaire artériel.

Ainsi , dit le docteur Gilbert, les maladies scorbutiques qui , dans la doctrine de Stoll , ne présentent que l'altération septique des liqueurs animales , qui , suivant Brown , ne sont que le produit d'une asthénie au plus haut degré , sont , dans le langage de la chimie moderne , une désoxigénation plus ou moins complète des sucs albumineux.

Si la portion d'*oxigène* , nécessaire à l'entretien de la vie , diminue, si ce principe de l'irritabilité s'affoiblit , soudain de nouvelles combinaisons dans les matériaux élémentaires du corps vivant , mettent l'*hydrogène* et le *carbone* en surabondance. Les élémens de la bile prédominent alors dans le sang ; les fièvres bilieuses se déclarent toujours accompagnées de cette espèce de chaleur âcre , qui décèle la présence de l'hydrogène carboné. Telle est la théorie nouvelle des maladies putrides.

Dans d'autres états pathologiques , c'est la *phosphorisation* qui joue un rôle puissant. On reconnoit cet agent dans la génération de certaines maladies osseuses ou arthritiques , dont l'étiologie avoit été inconnue jusqu'à présent.

La thérapeutique aussi est soumise à cette théorie chimique. Il ne faut plus reconnoître , dans les substances médicamenteuses , que les *suroxigénans*, les *désoxigénans*, les *hydrogé-nans*, les *azotisans*, les *phosphorisans*, etc. etc.

Ce système, sans doute, renferme beaucoup de vérités utiles, et nous donne des aperçus qui pourront un jour conduire la pratique à des découvertes intéressantes. Il faut bien que les différentes substances, qui entrent dans le corps humain, soit comme alimens, soit comme médicamens, sous forme solide, ou fluide, ou gaseuse, y forment des combinaisons, y subissent des décompositions, desquelles résulte soit la continuation des phénomènes de la vie et de la santé, soit leur altération, soit leur rétablissement. On peut adapter à ces combinaisons les nouvelles découvertes de la chimie, quand elles semblent donner une connoissance plus parfaite du mécanisme et du travail de la nature. L'on ne sauroit disconvenir que les analyses de la chimie moderne n'aient pénétré plus intimement dans la composition des substances animales, qui forment nos organes, et qui constituent les liqueurs du corps humain, ainsi que dans la composition des substances dont sont composés les remèdes les plus usités en médecine. Quelque influence qu'ait le principe vital, et la volonté, sur le jeu de nos organes et dans la confection des liqueurs animales, et leurs dégénérations, il n'en est pas moins vrai que ces organes et ces liqueurs sont sujets aux lois de la chimie, qui, sans doute, ne sont pas tout-à-fait les mêmes que celles qu'on ob-

serve

serve dans les laboratoires et les creusets inanimés, insensibles et inorganiques, mais qui peuvent être étudiées, pour le perfectionnement de
l'art de guérir, indépendamment de l'étude de
l'action du principe vital et de la volonté. C'est
au patricien sage et éclairé à mettre à profit
toutes les nouvelles découvertes, dans tous les
genres, sans enthousiasme et sans prévention.

Tels sont les différens systèmes qui ont été
imaginés pour rendre compte des divers phénomènes que présente l'économie animale, tant
dans l'état de maladie que dans l'état de santé.

Chaque praticien se fait en outre un système
particulier du mélange de toutes ces diverses
doctrines, suivant qu'elles lui paroissent s'a-
dapter plus ou moins bien aux idées qu'il s'est
formées de la manière d'agir des causes physiques et morales, tant dans la formation des
maladies, que dans l'action des remèdes sur le
corps humain.

Naturae morborum medicatrices : La nature
guérit les maladies. Il n'y a point de médecin
qui n'ait été à même de reconnoître la vérité de
cette sentence d'Hippocrate Mais cela ne veut
pas dire que la nature n'a jamais besoin de l'art
pour guérir, l'expérience journalière prouve
le contraire; cela veut dire que la nature guérit
souvent seule les maladies, et qu'elle y contribue encore pour sa bonne part, lors même
qu'elle ne peut le faire sans le secours de l'art.

Je termine ce Discours préliminaire par l'exposition d'une maladie bien connue et grave en elle-même, mais qui se guérit quelquefois sans remède, et qui souvent en nécessite l'usage, et je tâcherai d'y faire l'application des principaux systèmes dont j'ai parlé.

Il s'agit d'un homme de quarante-deux ans, d'une constitution physique assez robuste, d'un tempérament bilioso-sanguin, qui a été fort sujet dans son enfance et sa première jeunesse aux hémorragies nasales, et qui ensuite est devenu hémorroïdaire. Cet homme en voyageant, dans un tems humide et un peu frais, est saisi tout-à-coup d'un frisson universel avec douleur de tête. A ce frisson succède une chaleur assez grande; il y a lassitude générale, gêne dans la respiration, douleur tantôt pongitive, tantôt gravative à l'un des côtés de la poitrine; toux sèche et incommode, pouls dur, élevé et fréquent, la langue est d'un blanc sale; il y a inappétence complète.

C'est bien là la maladie connue sous les noms de *fluxion de poitrine*, *péripneumonie*, *phlegmasie du poumon*.

Cette maladie est grave assurément, puisque l'on en meurt et avec et sans le secours de l'art. Cependant on ne peut nier qu'elle ait été plusieurs fois guérie sans l'application d'aucun remède proprement dit. J'en ai vu se tirer de là en n'ayant bu qu'un peu d'eau panée, ou tout au plus une tisane faite avec le chiendent et la racine de réglisse, et tantôt la crise s'est faite naturellement par des sueurs abondantes ou une expectoration copieuse.

Mais dans la circonstance présente un médecin est appelé. Quelle est la cause, quel est le siége de la maladie? Il connoît les symptômes et le tempérament. Sera-t-il solidiste, humoriste, Boerhaavien, animiste, Brownien, ou partisan de la nouvelle pathologie chimique?

Si ce médecin étoit un jeune homme encore, et dont la tête fût toute pleine de ces différens systèmes, et peu consommé dans la pratique, assurément il pourroit se trouver embarrassé, à moins qu'il ne fût un de ces esprits tranchans qui ne savent pas douter. Mais si c'est un praticien qui a pu apprécier toutes ces diverses doctrines par son expérience, il agira d'après le système raisonné qu'il s'est formé par sa pratique et ses méditations; il verra dans le cas dont il s'agit par le pouls, par la connoissance du tempérament, par la gêne de la poitrine, qu'il y a *resserrement, strictum* dans les solides, et sur-tout dans ceux du poumon; qu'il y a obstacle à la libre circulation des fluides dans cet organe, où il y a pléthore réelle alors; qu'il y a *excitement* trop fort; que le principe vital agit trop énergiquement, et qu'il y a excès de calorique. Il recourra incontinent au moyen qu'il sait obvier efficacement à tous ces désordres. Il fera faire une bonne saignée du bras. Cette évacuation détend les solides, en diminuant la pléthore, rend la circulation plus libre, affoiblit l'excitement et l'énergie du principe vital et *dé-calorise*. Il ordonne un second moyen qu'il fait aussi tendre au même but; c'est un lavement qui, en débarrassant le ventre des excrémens, opère aussi de la détente, rend la circulation plus libre, et par-là diminue aussi l'excitement et la chaleur. Il ordonne une simple boisson délayante, et interdit tout ce qui peut contrarier les effets susdits, comme alimens, mouvement, et recommande le silence et la tranquillité autour du malade : il le rassure lui-même par son air calme et serein, et ne le fatigue point par un verbiage scientifique hors de propos. Souvent la maladie cède à cette seule saignée, et les fonctions rentrent dans l'ordre après quelques jours : la résolution a été opérée. Mais souvent aussi elle ne se termine ni si promptement, ni si facilement. Trois ou quatre heures après cette première saignée, après le premier lavement, il convient de revoir le malade; et si les symptômes susdits, après s'être calmés, revenoient avec la même vigueur, sur-tout la dureté du pouls, l'oppression, et du sang dans les crachats; le médecin, fidèle à ses principes, fera réitérer la saignée, soit du bras, soit des veines hémorroïdales par les sangsues. S'il y a gonflement à ces vaisseaux, le sujet étant hémorroïdaire, soit par l'application des ventouses sur la poitrine, s'il y a douleur manifeste et fixe à quelque point du thorax. Ces moyens sont souvent d'une efficacité prompte et admirable, et valent mieux quelquefois que la saignée du

bras , quand le sujet sur-tout est un peu affoibli , et s'il ne l'est point , on peut avec sécurité
les ajouter à la saignée.

Après vingt-quatre heures, la fièvre n'a point
cédé ; l'oppression existe encore , les crachats
muqueux sont encore sanguinolens , la peau est
encore sèche et les urines crues ; mais aucun
symptôme nerveux , ni aucune trace de contagion n'existent. Les organes gastriques semblent regorger de sabures ; la langue est couverte d'un limon épais et jaunâtre. Quelle conduite doit tenir le médecin ? Sera-ce des débilitans ou des stimulans qu'il faudra employer,
pour parler le langage des Browniens? Est - ce
sur les solides ou sur les humeurs qu'il faut
agir ? Le principe vital doit - il être excité ou
affoibli ? Les désoxigénans , les décalorisans ,
doivent-ils mériter la préférence ? Le médecin
remplira ici l'indication qui se montre d elle-
même ; il évacuera l'estomac qui est surchargé
de bile et de matière muqueuse , et qui , par
cela même , est devenu un foyer d'irritation ,
qui gène les fonctions de la poitrine , les fonctions épigastriques et celles de tout le système.
Il agira donc par un vomitif sur les solides et
sur les humeurs , et en obtenant une évacuation abondante de bile et de mucus , il dimi-
nuera la cause de l'irritation ; il réveillera les
fonctions de l'organe cutané ; il sollicitera l'action du principe vital ; et après un désordre
momentané , excité à dessein , il disposera tout
pour la coction et une crise heureuse.

La pléthore humorale et sanguine étant diminuée, le principe vital étant contenu dans de justes bornes, ou ce qui est la même chose, l'excitement n'étant ni trop fort, ni trop foible, le ministre de la nature attendra le *Quo vergit* d'Hippocrate, en surveillant attentivement son malade et la maladie ; le pouls, la respiration, la nature et la facilité de l'expectoration, l'état de la peau, de la langue, des urines, du ventre, tout lui annoncera l'état des lésions organiques, et lui décélera la nature des moyens à ajouter au traitement.

L'expectoration commence à avoir lieu au quatrième jour. Il continue les boissons délayantes, adoucissantes, un peu diaphorétiques, telle que la tisane d'orge avec l'esprit de mindère, ou l'infusion de fleurs de bourrache avec le sirop de violette ; il a soin que l'atmosphère de la chambre du malade ne soit ni trop chaude, ni trop froide. Il sera modérément couvert dans son lit, de manière à exciter une douce diaphorèse. Cette excrétion, et celle des crachats qui deviennent plus faciles, moins crus, annoncent la fuite du danger, et le retour de la santé.

Au septième jour, tous les symptômes sont mitigés : la peau est moite, le pouls est plus souple, mais encore un peu fréquent ; la respiration est plus libre, les crachats sont cuits, les urines sont citrines, et ne déposent point encore : la langue est humide et toujours saburrale.

Le principe vital seul doit alors achever la cure. Il n'a besoin que d'être un peu soutenu par une nourriture légère , comme bouillon seul , ou avec un peu de gruau d'avoine , ou un peu de crême de riz. La cure est complétement terminée le quatorzième jour , et tout est rentré dans l'ordre après l'évacuation d'une humeur cuite par les crachats , et d'un sédiment dans les urines , et d'une moiteur par la peau.

Le solidiste aura tort de dire qu'ici les fluides ou humeurs n'ont joué aucun rôle ; elles existoient avant la maladie , mais il falloit une cause déterminante pour les rendre principe d'irritation et de pléthore nuisible. Cette cause déterminante a été la fatigue du voyage , l'excès de mouvement , et l'interception de la transpiration : ces causes ont produit l'irritation et augmenté la pléthore. De ces deux vices , des solides et des liquides , sont résultés tous les symptômes de la maladie.

Le partisan de la pathologie humorale , ne nie point l'influence de l'irritation des solides dans la procréation de la maladie en question. Le Brownien , en disant que l'affection sthénique a été occasionnée par un excitement trop fort , et qu'il a fallu la guérir par des débilitans , ne dira rien de plus que ce que dit le Praticien qui vient de la guérir , en diminuant l'irritation par les saignées et le vomitif , et les lavemens et les boissons délayantes et adoucissantes. Le partisan de la pathologie chimique moderne, ne voit pas mieux la maladie et les moyens curatifs en se servant des expressions de suroxigénation, de calorisation ; il est possible que les changemens opérés dans la masse des humeurs durant la maladie, soient ceux que désigne le médecin chimiste ; mais ils ne sont pas aussi faciles à saisir et à reconnoître que le sont les vices de pléthore et d'irritation, qui sont manifestes, et qui offrent des indications curatives plus évidentes. Quelquefois la maladie, dont je viens de parler, n'offre pas une marche aussi simple, ni une curation aussi facile ; elle prend souvent une tournure plus fâcheuse, soit à cause du mauvais tempérament du malade, soit à cause d'une contagion régnante qui en exaspère le caractère. Alors, la nature des symptômes qui tiennent plus ou moins à la dégénérescence des humeurs, à l'atonie des solides, aux désordres du système nerveux, fournit au médecin des idées de traitement plus ou moins variées. Tantôt, il a recours aux stimulans, aux toniques, aux calmans, aux altérans spécifiques ; mais toujours il a égard à l'état des solides, à l'état des fluides, à l'état du principe vital : telles sont les trois bases sur lesquelles la pathologie et la thérapeutique doivent s'appuyer, et qui renferment tout ce qu'il y a d'essentiel dans tous les systèmes de la médecine.

SECTION

SECTION PREMIÈRE.

CHAPITRE I.

DES DIFFÉRENS AUTEURS ET OUVRAGES QUI ONT PARLÉ DES EAUX DE PLOMBIÈRES.

JE commencerai par le livre de Dom Calmet, abbé de Senones, imprimé à Nancy chez le Seure, en 1748, et qui est intitulé, *Traité historique des eaux et bains de Plombières, Bourbonne, Luxeuil et Bains.*

Dom Calmet n'étoit point médecin, mais il avoit une grande érudition, et il étoit très-versé dans la connoissance de l'histoire, des chartes et des vieilles chroniques de la Lorraine.

Selon lui, le nom de Plombières ne se trouve ni dans les anciens géographes, ni dans les anciens monumens du pays, ni dans ceux du moyen âge ; mais ce lieu y est désigné, partout, par les noms de *Plumiers* ou *Plumaires.* De là les diverses étymologies qu'on a essayé de donner au mot de *Plombières.* Ce qui me paroît le plus certain, c'est qu'aujourd'hui encore les habitans du pays, et leurs plus près voisins, nomment Plombières, dans leur patois, *Piomères ;* et ils appellent, dans le même langage, une plume *en pième.* De là on peut conclure, avec beaucoup de vraisemblance, que le nom de Plombières vient de *plumer,* parce qu'autrefois, comme aujourd'hui pour plumer la volaille, on la plongeoit dans la source la plus chaude.

A

Antiquité.   L'on ne sait rien, dit Dom Calmet, de bien précis sur la vraie époque de la fondation de Plombières et de ses bains. Plusieurs histoires du pays rapportent la formation des bains de Plombières à un patrice des Gaules, nommé Ætius. Elles disent aussi que Jules-César y fit travailler ses soldats : mais aucun monument existant n'atteste la vérité de ces faits. On présume cependant que les Romains ont connu les eaux de Plombières, ayant connu celles de Luxeuil, qui n'en est éloigné que de 4 lieues (2 myr.), comme il conste par les ruines d'un vieux château, bâti par eux près de Luxeuil; ruines qu'on voyoit encore à la fin du sixième siècle, au rapport de St.-Colomban. Mais il est à croire que ces pays ayant été ensuite conquis par les Francs, et autres peuples de de-là le Rhin, ces derniers, moins amateurs des bains et des eaux thermales que les Romains, négligèrent celles de Luxeuil et celles de Plombières, et qu'elles furent long-tems sans être fréquentées, ni entretenues.

Ce qui vient d'arriver de nos jours est bien fait pour persuader que les eaux de Plombières, après avoir été fréquentées, ont pu être abandonnées, et les établissemens ruinés par l'effet des guerres; car, pendant les cinq à six premières années de la révolution, ces mêmes eaux ont été peu suivies à cause des troubles, des arrestations, du défaut d'argent et de pain; et pour peu que ces tems malheureux eussent été prolongés, à-coup sûr les bains, les édifices publics et particuliers seroient tombés en ruine. Des inondations considérables, comme on en a vu en 1770, ont pu aussi concourir, dans les tems reculés, à la destruction de ces établissemens, qui ne se seroient point relevés du désastre de 1770 sans les secours du gouvernement d'alors, qui restaura ce qui avoit été abîmé, et fit construire à ses frais le bain neuf.

Mais sans remonter à une aussi haute antiquité que celle des Romains, l'histoire atteste d'une manière moins obscure que, vers l'an 600, St.-Romaric ayant bâti le monastère d'*Habende*, nommé depuis *Remiremont*, sur la montagne appelée aujourd'hui le *St.-Mont* (à 3 lieues de Plombières), ces contrées commencèrent à se peupler, et que les bains de Plombières devinrent plus fréquentés.

La chronique des Dominicains de Colmar, sous l'an 1292, affirme que le duc Ferri II fit bâtir un château au-dessus du bourg de *Plumières* (Plombières) pour la sûreté des baigneurs. Il ne reste plus de vestiges de ce château, que la tradition dit avoir existé à mi-côte à gauche de la route de Luxeuil, au sortir de Plombières. Mais une autre chronique (*Biblioth.*, Seguier, vol. *Remiremont*) atteste l'existence du bain dit *de la reine*, jadis, et maintenant appelé *le bain des dames*, dès l'an 1295.

Parmi les autorités moins anciennes, mais plus certaines, de la célébrité des eaux de Plombières, Dom Calmet cite Joachim Camerarius, écrivain du seizième siècle, qui vint à Plombières, en 1540, pour se faire traiter d'une chûte de cheval, et y composa une description des eaux de Plombières, en vers latins.

Le médecin Allemand Fucksius, dit qu'on voyoit à Plombières des gens de presque toutes les parties du monde.

Lebon, médecin du duc de Guise, écrivoit en 1576 sur les eaux de Plombières, qui étoient en grande réputation.

A 2

Le fameux Michel Montaigne, qui vivoit en 1550, et qui se vante d'avoir vu presque tous les bains de l'Europe, préfère ceux où il y a *plus d'aménité de lieu, commodité de logis, de vivres et de compagnie, comme sont, dit-il, en France, les bains de Bannières et ceux de Plombières, frontière d'Allemagne et de Lorraine, etc. (Essais de Montaigne, liv. 2, chap. 37.)*

Dubartas, poëte qui écrivoit en 1580, loue aussi les bains de Plombières, et dit que les étrangers y arrivoient de tout côté.

Baccius, médecin Romain, dit, au rapport de Berthemin, que les bains de Plombières sont en grande réputation, non - seulement en Allemagne et en France, mais aussi chez les nations éloignées ; *qu'on y porte les boiteux, les impotens, les travaillés de longues maladies ; qu'ils y descendent et y reçoivent la guérison comme dans la piscine probatique.*

Parmi d'autres témoignages de l'ancienne réputation des eaux de Plombières, Dom Calmet cite encore les suivans.

Le duc François Ier., fils du duc Antoine, mourut à Remiremont, en 1545, comme il alloit à Plombières y prendre les eaux.

Le duc Henri II commença à fréquenter les eaux de Plombières en 1614 ; et comme il se sentoit incommodé de l'estomac, il voulut en faire usage en boisson, et il y vint tous les ans le reste de sa vie.

Le duc François II vint aussi à Plombières en 1632.

Berthemin, médecin du bon duc Henri, remarque qu'avant ce tems on venoit à Plombières principalement pour se baigner, et qu'on se contentoit de boire quelques verres d'eau chaude.

On peut dire que depuis ce tems-là les eaux de Plombières n'ont point cessé d'être très-fréquentées. On y a vu pendant tout le dix-huitième siècle, beaucoup de monde de tous les pays, beaucoup de François, des Parisiens sur-tout, des Anglois, des Allemands, des Russes, des Suisses. Les médecins les plus célèbres de France et des pays étrangers y envoyoient et y envoient encore leurs malades. Petit, Bordeu, Bouvard, Tissot, y envoyoient tous les ans des malades.

Dom Calmet parle, dans son cinquième Chapitre, des travaux souterrains qui ont été faits à Plombières pour détourner les eaux froides, et les empêcher de se mêler aux eaux chaudes. Il attribue ces ouvrages aux Romains, fondé sur ce qu'ils sont faits solidement. Il règne, dit-il, dans toute l'étendue de Plombières, un fond solide qui est une couche fort haute de cailloutage, de tuileaux, et autres matières dures jetées à bain de ciment, que l'on a toujours trouvé dans tous les endroits où l'on a travaillé. Cet ouvrage est si solide qu'on a peine à en arracher quelques parcelles. D'autres vestiges des anciens ouvrages faits à Plombières sont encore les bordages de la rivière, qui sont faits de gros blocs de pierre dure taillés, posés les uns sur les autres en forme de degrés, et dont les joints sont presque imperceptibles. Plusieurs de ces carreaux sont chargés de lettres capitales qui marquent sûrement l'exactitude et le soin qu'on a mis dans l'appareil de cette construction. Ces bordages portent sur un fond pavé de grandes pierres, la plupart de dix pieds de longueur sur beaucoup de largeur, et deux pieds d'épaisseur ou hauteur.

Quelques habitans anciens du lieu qui ont vu travailler en différens endroits de la rivière, disent que sous ce pavé apparent on a trouvé une couche de ciment fort épaisse, au-dessous de laquelle il y avoit d'autres pavés, sans découvrir encore le fond naturel. Ces ouvrages servent à retenir les eaux froides, et les empêcher de communiquer avec les eaux chaudes.

Rouvroi, apothicaire de Plombières, et qui (c'est toujours D. Calmet qui parle) a écrit quelque chose sur les eaux chaudes du lieu, dit qu'en travaillant à des réparations des bains, ordonnées par le duc Léopold de Lorraine, on a trouvé dans la rivière et dans d'autres endroits de Plombières des plaques de cuivre avec des inscriptions. Il rapporte entre autres celle-ci :

DEAEO-NEPTVN.

IOVSTISSIA.

VESTINA.

V. S. L. M.

Ce qui sans doute, dit Dom Calmet, ne veut dire autre chose sinon qu'une Dame nommée *Justissia Vestina* rend ses vœux à Neptune en reconnoissance de la santé qu'elle a recouvrée à Plombières.

Le même Rouvroy dit avoir eu occasion de voir beaucoup de choses qui se trouvent sous terre, et qu'il a découvert des restes de grandes constructions qui sont couvertes par les maisons; que le grand bain étoit beaucoup plus spacieux qu'il ne l'est maintenant; qu'il y en avoit encore d'autres dont il avoit commencé la vuidange, mais qu'il a été contraint de combler de nouveau par ordre de la Cour, pour épargner les maisons qui se trouvoient bâties dessus, et parce que le nombre des bains alors étoit suffisant. La couche de ciment, dont nous avons parlé ci-dessus, qui s'étend sur toute la longueur de Plombières, ou au moins sur la plus grande partie, a environ six cents pieds de longueur. Il s'y trouve des conduits taillés dans de gros blocs de pierre dure qui règnent le long du pied de la montagne septentrionale, avec des ramifications qui retournent d'espace en espace vers la rivière, pour y porter les eaux froides et pluviales.

Dom Calmet parle encore dans ce Chapitre des dimensions qu'avoit autrefois le canal de la rivière; mais elles ont été augmentées depuis l'inondation de 1770, de manière qu'on n'a plus à redouter les mêmes désastres. Ce qu'il dit dans les Chapitres VI, VII et VIII, n'a rien d'intéressant.

Il revient dans son neuvième Chapitre sur les auteurs qui ont travaillé sur les eaux de Plombières.

Le premier qu'il cite est Jean Lebon, natif de Bassigny, qui fit imprimer, en 1576, *un Abrégé de la propriété des bains de Plombières, extrait des trois livres latins de Jean Lebon, médecin du Roi et de Mgr. le cardinal de Guise;* dédié à la Reine, et imprimé à Paris, chez Charles Macey, *in-8°.* Le père Lelong parle d'une autre édition de 1616.

Je n'ai pas plus lu cet écrit que Dom Calmet, n'ayant pu me le procurer; c'est pourquoi je n'en dirai rien.

Il cite ensuite l'ouvrage de Berthemin, médecin du bon Duc Henri de Lorraine, imprimé en 1615, intitulé : *Le Discours des eaux chaudes et bains de Plombières, par D. Berthemin, médecin ordinaire du bon duc Henri de Lorraine.* A Nanci, en 1615, *in-12.*, et réimprimé à Mirecourt, en 1738, avec des changemens et retranchemens, et quelques additions d'assez petite conséquence.

L'ouvrage de Berthemin se ressent un peu de l'état de la physique et de la chimie d'alors; car, en parlant des substances minérales, dont il dit que les eaux de Plombières participent, il cite le soufre, le bitume, l'alun, le plomb, le nitre, qui ne s'y trouvent nullement. Quant à la manière de se servir des bains, Berthemin dit que, de son tems, on y restoit tout le jour. On y *grenouilloit*, dit-il, et l'on s'y faisoit même apporter la soupe. Cette manière n'est plus en vogue. Ce n'est pas qu'il n'y ait des malades qui en auroient besoin, et qui pourroient le supporter; mais ce n'est pas le grand nombre. Quant à la cause que Berthemin donne à la chaleur des eaux, elle consiste à admettre l'existence de feux souterrains: feux qu'il est assez naturel d'imaginer, mais qu'il sera toujours difficile de prouver, ainsi que d'assigner leur naissance, leur nature et leur entretien.

Dom Calmet cite ensuite l'ouvrage de Rouvroi, intitulé : *Petit Traité enseignant la vraie et assurée méthode pour boire les eaux chaudes et minérales de Plombières*, imprimé à Épinal, *in-8°*., en 1696.

Rouvroi, dans cet ouvrage, donne plusieurs bons préceptes pour prendre avec utilité les eaux de Plombières. Il recommande la sobriété, d'éviter le serein, de se purger avant de prendre les eaux et après les avoir prises; d'aller par gradation en buvant et en se baignant; de boire les eaux à la fontaine, si ce n'est, quand il fait mauvais tems, de se les faire apporter chez soi dans un vase clos. On boit maintenant au bain assez communément. Quoique la méthode de boire à la fontaine soit bonne, cela n'empêche pas que celle de boire au bain ne réussisse aussi fort bien; et j'ai même vu beaucoup de malades qui les digéroient mieux dans le bain qu'en se promenant. C'est toujours l'expérience qu'il faut consulter. Il dit qu'il faut aller à douche après le bain, et il recommande de se faire frotter et masser pendant la douche, excepté, dit-il, dans les paralysies, dans les rhumatismes, parce que cela affoiblit les parties, et y attire les fluxions. Ce précepte est assez inutile, parce que la douche elle-même fait l'office de frictions; et d'ailleurs il n'est point vrai que des frictions affoibliroient les parties, parce qu'au contraire elles stimulent les solides, raniment la circulation, et augmentent les oscillations des fibres.

En général, les préceptes de conduite que Rouvroi donne aux malades sont sages. Il veut qu'on se fasse bien essuyer après le bain, qu'on se mette dans un lit chaud, qu'on y transpire pendant une heure, qu'on se promène, qu'on vive frugalement, qu'on prenne des lavemens au moins chaque deux jours, qu'on se fasse saigner quand le médecin l'ordonne, qu'on prenne les eaux autant que la maladie l'exige. Il dissuade l'usage des eaux chaudes dans les maladies aiguës, de poitrine sur-tout, dans les hémorragies, aux tempéramens chauds et secs, dans les cas de phlegmons, d'érysipèle et d'abcès des viscères. Dans tous ces cas, en effet, l'eau chaude de Plombières est un stimulant trop actif, et qui ne peut que devenir nuisible. Il conseille en place les eaux savonneuses, qui peuvent, à la vérité, suffire quelquefois, mais qui souvent ont besoin d'auxiliaires. Rouvroi termine par dire que les sources minérales sont si parfaitement séparées de toute autre eau, que, quelque temps qu'il fasse en hiver comme en été, elles sont toujours également abondantes et chaudes : ce que j'ai toujours vu, en effet, depuis douze ans. Et le tremblement de terre qui eut lieu dans les Vosges, en 1682, ne fit éprouver aucune altération à ces sources.

Dom Calmet cite aussi Pierre Abraham Titot, qui a donné une thèse, en 1686, sur la nature et l'usage des eaux de Plombières. Je ne la connois point.

Camille Richardot, médecin ordinaire de Léopold premier, duc de Lorraine, qui fit imprimer à Nanci, en 1722, un ouvrage intitulé : *Système des eaux chaudes de Plombières et de l'eau froide* dite *savonneuse, etc.* Ce système de Richardot consiste tout bonnement à dire que les eaux chaudes de Plombières sont chaudes naturellement, comme d'autres eaux sont froides naturellement, parce que Dieu les a créées ainsi.

Dieu a créé l'eau avec la susceptibilité d'être chaude ou froide, comme il l'a créée avec la susceptibilité d'être liquide ou solide. Il n'est pas étonnant que les hommes aient tant de peine à deviner la cause qui échauffe l'eau dans les entrailles de la terre, puisqu'ils ont tant de peine à deviner celle qui la rend solide ou glace, quoique ce dernier phénomène se passe sous leurs yeux.

René Charles, docteur et professeur en médecine à Besançon, fit imprimer en 1733 plusieurs thèses sur les sources de Plombières. Charles dit avoir trouvé dans l'eau chaude de la fontaine du *Chéne,* aujourd'hui du *Crucifix,* du sel alkali à la dose de

quatre grains par livre d'eau. Il est à croire que le
docteur Charles n'avoit pas bien séparé cet alkali
de toute matière hétérogène ; car il ne s'y trouve
ordinairement qu'à la dose d'un grain un quart par
livre. Charles pense que les eaux s'échauffent dans
les entrailles de la terre en se filtrant à travers des
pierres à fusil, ou à travers, dit-il, de ces pierres
de feu mollasses dont le terrein de Plombières est
rempli. Il admet aussi quelques particules de fer
dans les eaux chaudes. Nous reviendrons sur ces
pierres de feu mollasses quand nous parlerons de
l'ouvrage du chimiste Nicolas.

Théodore Zuinger, médecin et professeur à Bâle,
a fait soutenir une thèse sur les eaux minérales de
Plombières, où il avance, qu'après avoir bien examiné les eaux savonneuses, il les croit peu différentes des eaux chaudes refroidies ; ce qui est d'accord avec l'analyse chimique. En effet, les eaux
savonneuses donnent les mêmes principes que les
eaux chaudes, mais en moindre quantité. Cela peut
très-bien venir de ce que ce sont des eaux primitivement chaudes, et qui en circulant sous terre se
mêlent avec des eaux froides qui tempèrent leur
chaleur et étendent les principes minéraux. Quoi
qu'il en soit, ces eaux savonneuses sont moins fondantes, moins stimulantes que les eaux chaudes,
et je pense qu'on ne doit attribuer sur-tout leur
moindre activité qu'au défaut du calorique libre (1).

____

(1) Quand j'ai dit quelque part que les eaux savonneuses ne dif-
féroient presque des eaux chaudes que par l'absence du calorique,
je n'imaginois pas qu'on m'objecteroit puérilement que ces eaux savonneuses contenoient du calorique aussi. Oui, sans doute, elles

Jean - Baptiste Alliot, premier médecin du duc Léopold Ier., est le premier qui a mis les eaux savonneuses en vogue.

Les Chap. X, XI, XII, XIII, XIV, XV, XVI de Dom Calmet donnent la description des différens bains de Plombières, des diverses sources, des étuves : mais comme il y a eu des changemens faits depuis ce tems, j'en donnerai la description en terminant la topographie de Plombières.

Dans le Chap. XVII, Dom Calmet rend compte du système des physiciens d'alors, qui regardoient l'eau comme un élément fluide, liquide, glissant, composé de parties oblongues, coulantes, souples, mêlées avec des parties plus subtiles, plus fines, plus légères, qui sont de la nature de l'air, et qui aident et entretiennent le mouvement des parties fluides et glissantes de l'eau, et qui en s'évaporant laissent l'eau sans action, sans mouvement et roide, comme on la voit quand elle est glacée. Ces mêmes parties subtiles peuvent aussi s'évaporer, se séparer des plus grossières, et s'élever en vapeurs par l'action du feu ou du soleil, ou de l'air et du vent; et par la même action, les parties aqueuses s'évaporent aussi, et se résolvent en vapeurs qui forment les nues, la neige, la grêle, la rosée, la pluie, et retournent ainsi à leur nature, et retombent en eau sur la terre, qui les reçoit dans son sein, puis les rend par les sources : en sorte que, par une circulation perpétuelle, les eaux s'élèvent en vapeurs,

---

en contiennent comme les autres corps froids de la nature ; mais le calorique n'y est point en liberté, n'y est point en abondance, ni n'agit point comme dans les eaux chaudes.

se forment en nues, retombent en pluie, et reparoissent en eau dans les sources, qui forment les
fontaines, les ruisseaux, les rivières, les fleuves,
qui vont tomber dans la mer pour remonter ensuite
en vapeurs, etc.

Tel est, dit Dom Calmet, le système suivi de son
tems par tous les physiciens qui pensent que toute
la diversité que l'on remarque dans les eaux, ne
vient que de la terre, du sable, des rochers, des
pierres et minéraux, à travers lesquels les eaux
passent et se filtrent ; car il y a dans les entrailles
de la terre une diversité infinie de substances, telles
que du soufre, du nitre, du sel, de l'alun, du fer, du
cuivre, du plomb, etc. : d'où vient cette variété dans
les eaux, dont les unes sont chaudes, les autres
tièdes, les autres froides ; celles-ci douces, celles-là
amères, celles-là salées ; d'autres grasses, ou ferrugineuses, ou aigrelettes ; quelques-unes fades, savonneuses ; quelques autres d'une froideur mortelle,
d'un goût âcre, d'une odeur bourbeuse ; d'autres qui
pétrifient. On pourroit faire, dit-il, un gros livre de
toutes les différentes sortes d'eau qui se trouvent en
différens pays ; mais toutes étant, de leur nature,
douces et froides, ne prennent leur odeur, leur saveur, leur goût et leur température, que de la nature du terrein par où elles passent.

Dom Calmet conclut de là qu'il n'est point du
tout facile de bien reconnoître tous les différens
principes qui peuvent entrer dans la composition
des différentes eaux, sur-tout les principes volatils ;
cependant, comme depuis Dom Calmet jusqu'à nos
jours, la physique et la chimie ont fait beaucoup de
progrès, on est parvenu à distinguer assez parfai-

tement les différens principes qui entrent dans la composition des eaux, et leurs quantités respectives.

Voici l'idée que la physique et la chimie, au tems où j'écris, nous donnent de l'eau.

L'eau a été long-tems regardée comme un principe élémentaire; mais des expériences exactes ont prouvé qu'elle est composée de dix-sept parties (mesurant par le poids) de la base de l'air pur, appelée *oxygène*, et de trois parties de la base du gaz hydrogène ou inflammable, qu'on a, pour cette raison, appelée *hydrogène*, c'est-à-dire, *générateur de l'eau*.

L'eau est contenue en plus ou moins grande quantité dans les corps de la nature (1), et on peut l'y considérer sous deux états; elle y est, ou dans l'état d'un simple mélange, ou dans un état de combinaison : dans le premier cas, elle rend les corps humides, elle est sensible à l'œil, et peut être dégagée avec facilité : dans le second, elle ne présente aucun caractère qui annonce qu'elle y est à l'état de mélange; elle est sous cette forme dans les cristaux, les sels, les plantes, les animaux, etc.

L'eau combinée dans les corps concourt à leur donner de la dureté et de la transparence : les sels et la plupart des cristaux pierreux perdent leur diaphanéité et leur consistance en perdant leur eau de cristallisation.

Quelques corps doivent à l'eau leur fixité : les acides, par exemple, n'acquièrent de fixité qu'en se combinant avec l'eau.

____

(1) Ce que je dis de l'eau est extrait des ouvrages de Brisson et Chaptal.

Sous ces divers points de vue, l'eau peut être considérée comme le ciment général de la nature : les pierres et les sels qui en sont privés, deviennent pulvérulens; et l'eau facilite le rapprochement, la réunion et la consistance des débris de pierres, de sels, du gluten, etc., comme nous le voyons dans les opérations qu'on fait sur les plâtres, les luts, les mortiers, etc.

L'eau dégagée de ses combinaisons et mise dans un état de liberté absolue, joue un des premiers rôles dans les opérations de ce globe : elle concourt à la formation et à la décomposition de tous les corps du règne minéral; elle est nécessaire à la végétation et au libre exercice du plus grand nombre des fonctions du corps animal, et elle en hâte et facilite la destruction dès que ces êtres ne sont plus animés du principe de vie. (*Chaptal.*)

L'eau se présente à nous dans trois états différens, sous lesquels il faut la considérer : 1°. comme liqueur; 2°. comme vapeur ou gaz; 3°. comme solide ou glace. Ces trois manières d'être, qui ne changent rien à son essence, la rendent propre à produire des effets différens. (*Brisson.*)

La glace. La glace est l'état naturel de l'eau, puisqu'elle y est dépourvue d'une portion du calorique avec lequel elle est combinée lorsqu'elle se présente sous forme liquide ou gazeuse.

La conversion de l'eau en glace nous offre quelques phénomènes assez constans.

1°. Le premier de tous, et en même-temps le plus extraordinaire, c'est une production sensible de chaleur dans le moment que l'eau passe à l'état solide;

de sorte que l'eau est plus froide au moment qu'elle se gèle que la glace elle-même.

2°. L'eau glacée occupe plus de volume que l'eau fluide, comme l'ont prouvé les expériences de l'Académie *del Cimento*; et cela tient, dit Brisson, à l'air qui, étant sorti des pores de l'eau par le rapprochement de ses particules, se ramasse en bulles, qui, ne pouvant sortir de la masse, parce que la surface est communément la première gelée, se répandent dans cette masse, et y occupent de nouvelles places que cet air n'occupoit pas quand il étoit disséminé dans les pores.

5°. En passant de l'état solide à l'état liquide, il se produit du froid par l'absorption d'une portion de calorique; ce qui est confirmé par les belles expériences de *Wilke*.

La grêle et la neige ne sont que des modifications de la glace.

L'eau à l'état liquide. L'eau dans l'état de liqueur est un fluide insipide, visible, transparent, sans couleur, sans odeur, presque totalement incompressible, très-peu élastique, qui adhère à la surface de la plupart des corps, qui en dissout un grand nombre, qui en pénètre un nombre plus grand encore, et qui est capable d'éteindre les matières enflammées qu'on y plonge, ou sur lesquelles on en jette en assez grande quantité. (*Brisson.*) Cette définition ne convient en entier qu'à l'eau parfaitement pure : ainsi, si elle est opaque, colorée, odorante, ou qu'elle ait quelque goût, elle est certainement mêlée avec quelque matière étrangère.

La liquidité de l'eau vient de ce qu'elle est combinée

avec

avec une assez grande quantité de la matière de
la chaleur, pour entretenir entre ses parties cette
mobilité respective qui leur permet de rouler les unes
sur les autres, et d'obéir à leur poids, de manière
que celles de la surface supérieure se placent toutes
dans le même plan horizontal. Sitôt que cette combinaison est rompue, les parties se rapprochent, se
touchent de plus près, et par ce contact adhèrent
ensemble au point de former un corps solide. Toutes
les autres substances susceptibles de devenir liquides
le deviennent par la même cause. (*Brisson.*)

L'état liquide rend la force d'agrégation de l'eau
moins puissante, et elle sé combine plus facilement
sous cette forme. (*Chaptal.*)

L'eau nous est fournie de deux manières : elle
nous vient, 1º. de l'atmosphère, par les pluies, la
neige, la grèle, etc.; 2°. du sein de la terre, par les
sources et les fontaines, qui forment ensuite les rivières et les fleuves, lesquels transportent toutes
leurs eaux à la mer. Les eaux de pluie sont originairement fournies par toutes celles qui s'évaporent et
qui s'élèvent des terres, des lacs et des mers, lesquelles, en retombant, fournissent à l'entretien des
sources et des fontaines. La preuve que les sources
sont entretenues par les eaux qui tombent de l'atmosphère, c'est qu'un grand nombre de ces sources
tarit souvent, ou du moins diminue considérablement après une longue sécheresse, et qu'elles recom-
mencent à couler avec abondance après de nouvelles
pluies ou à la fonte des neiges.

D'après un calcul non exagéré, il se trouve que
l'eau fournie chaque jour par l'évaporation des eaux
de la mer est de 20, 302, 535, 177, 834 pieds cubes;

ce qui fait, comme l'on voit, plus de vingt millions de millions de pieds cubes, masse énorme et beaucoup plus que suffisante pour fournir à l'écoulement de tous les fleuves. (*Brisson.*)

L'eau qui coule sur la surface de notre globe n'est jamais pure : l'eau de pluie est même rarement exempte de quelque mélange, comme il paroît par la belle suite d'expériences du célèbre Margraff. Je me suis assuré, dit Chaptal, que l'eau des pluies d'orage à Montpellier étoit plus mélangée que celle d'une pluie douce ; que l'eau qui tombe la première est moins pure que celle qui vient après quelques heures ou quelques jours de pluie ; que l'eau qui tombe par le vent du sud contient du sel marin, tandis que celle qui est produite par le vent du nord n'en contient pas un atome. (*Chaptal.*)

De tous les moyens connus pour purifier l'eau, le plus usité est la filtration, et le plus efficace est la distillation. La filtration ne purge l'eau que des matières grossières, et tout ce qui s'y trouve dissous, comme les sels, les sucs pierreux, etc. passe avec l'eau au travers du filtre. C'est ce qui forme les stalactites qu'on trouve dans les grottes souterraines, comme aux caves de l'Observatoire, aux grottes d'Arcy en Bourgogne, etc.; au lieu que la distillation purge l'eau de tout ce qui est fixe ; et les substances volatiles qui passent avec elle dans le récipient, se volatilisent promptement de nouveau, et la laissent dans toute sa pureté. Aussi est-ce le seul moyen efficace pour rendre l'eau de la mer potable.

Il se fait partout à la surface de notre globe, dit Chaptal, une véritable distillation. La chaleur du soleil élève l'eau en vapeurs : celles-ci séjournent

pendant quelque tems dans l'atmosphère, et retombent ensuite par le seul refroidissement, pour
former ce qu'on appelle *serein*. Cette ascension et
cette chûte qui se succèdent, lavent et purgent
l'atmosphère de tous les germes qui, par leur cor-
ruption ou leur développement, la rendroient in-
fecte; et c'est peut-être cette combinaison de divers
miasmes avec l'eau qui rend le serein si malfaisant.

C'est à une semblable distillation naturelle que
nous devons rapporter le passage alternatif de l'eau
de l'état liquide à l'état de vapeurs, ce qui forme
les nuages, et par ce moyen porte les eaux du sein
des mers sur le sommet des montagnes, d'où elles se
précipitent en torrens pour se rendre dans le lit
commun.

L'eau est le dissolvant d'un grand nombre de corps,
mais les sels sont les substances qui s'y dissolvent,
ou en plus grande quantité, ou plus vîte : cependant elle n'en dissout pas la même quantité de toutes
les espèces, les unes y sont plus solubles que les autres; et de chaque espèce, l'eau en dissout une quantité d'autant plus grande qu'elle est plus chaude; car
si l'on rassasie d'un sel de l'eau bouillante, et qu'ensuite
on la fasse refroidir, on verra qu'il se précipite une
portion de ce sel qui ne peut plus y être tenue en
dissolution. Brisson s'est assuré, par l'expérience,
de la quantité de chaque sel que peut dissoudre l'eau la
plus froide. Une livre d'eau très-froide dissout 6 onces
de muriate de soude ou sel marin; 4 onces 2 gros 54
grains de muriate d'ammoniaque; 4 onces de carbonate
de potasse, ou de sulfate de magnésie, ou de sulfate
de soude, ou de tartrite de soude; 3 onces de soude;
2 onces de nitre, ou d'acétite de plomb, ou de sulfate

de fer, ou de sulfate de cuivre, ou de sulfate de zinc; une once de sel acide boracique.

La dissolution est plus prompte et plus abondante dans l'eau chaude, parce que la chaleur augmente la fluidité de l'eau, la capacité de ses pores et de ceux du sel; et si le froid rétrécit ces pores, une portion du sel en est chassée, et se précipite au fond du vase.

Celui de tous les sels qui est le plus propre à refroidir l'eau en s'y dissolvant, est le muriate d'ammoniaque; sans doute parce qu'étant très soluble, il rend l'opération plus prompte, et par-là le refroidissement plus sensible. Aussi est-il très propre à suppléer la glace pour rafraîchir les liqueurs. La raison de ce refroidissement (qui ne dure pas très-long-temps) est qu'une portion de la matière de la chaleur, en état de liberté, que contiennent ces substances, est chassée par la pénétration réciproque de l'eau et du sel dans les pores l'un de l'autre. Le muriate de soude et le sel acide boracique ne refroidissent l'eau que d'un degré; la soude et le nitre la refroidissent de 5 degrés; le tartrite de soude, de 5 degrés et un quart; le sulfate de soude, de 5 degrés et demi; et le muriate d'ammoniaque, de 10 degrés et demi.

L'eau pure, pour être saine, a besoin d'être agitée et de se combiner avec l'air de l'atmosphère : de là vient sans doute que l'eau provenant immédiatement de la fonte des neiges est mauvaise pour la boisson.

Les caractères des eaux potables sont les suivans :

1°. Une saveur vive, fraîche et agréable.

2°. La propriété de bouillir facilement et de bien cuire les légumes.

5°. La vertu de dissoudre le savon sans grumeaux.

L'eau en état de vapeur ou de gaz. Lorsque l'eau est plus chaude que l'air qui la touche, la matière de la chaleur, qui tend toujours à se répandre uniformément, en sortant de l'eau, en emporte les parties les plus subtiles et les moins adhérentes à la masse, et, en se combinant avec elles, réduit cette portion de l'eau à l'état de vapeur, ou fluide élastique.

Plusieurs substances sont naturellement dans l'état de fluide aériforme au degré de température de l'atmosphère : telles sont, l'acide carbonique et le gaz oxygène, hydrogène et nitrogène.

D'autres substances s'évaporent à un degré de chaleur très-voisin de celui dans lequel nous vivons. L'éther et l'alkool sont dans ce cas.

Plusieurs phénomènes avoient porté à croire que l'eau pouvoit se convertir en air; le procédé des verriers pour souffler les ballons, l'orgue hydraulique de *Kircher,* les phénomènes de l'éolipile, les expériences de *Priestley* et de *Kirwan,* la manière d'attiser le feu en répandant sur les charbons une petite quantité d'eau, tout cela paroissoit annoncer la conversion de l'eau en air; mais on étoit loin de penser que la plupart de ces phénomènes fussent produits par la décomposition de ce fluide, et il a fallu le génie de *Lavoisier* pour porter ce point de doctrine au degré de certitude et de précision où il est parvenu. (*Chaptal.*)

La combinaison du calorique avec les particules aqueuses, qui forme la vapeur, les raréfie au point que, dans cet état de fluide élastique, elles occupent un volume 12 ou 1400 fois plus grand que celui qu'elles avoient dans l'état de liqueur ; ce qui leur donne une légèreté respective suffisante pour s'élever dans l'air, et vaincre les frottemens qu'elles éprouvent dans leur passage. C'est le même effet que celui que produit le calorique sur les bases de tous les fluides élastiques permanens.

Lorsque la vapeur est exposée à un grand degré de chaleur, elle augmente considérablement de volume. La chaleur de l'eau bouillante, qui ne raréfie l'eau que d'un vingt-sixieme, raréfie la vapeur au point de lui faire occuper un volume 13 ou 14000 fois plus grand que celui de l'eau qui l'a formée.

Telles sont les connoissances positives que la physique et la chimie modernes nous donnent de l'eau.

Dom Calmet parle, dans son Chapitre XVIII, de plusieurs fontaines intermittentes qui, durant certains tems de l'année, ne coulent pas, et reviennent ensuite, ou qui sont tantôt chaudes et tantôt froides. On ne remarque point cette vicissitude à Plombières ; les eaux thermales coulent toujours en hiver comme en été.

Dans son Chapitre XIX, il examine les différens systèmes qui ont été imaginés pour expliquer la cause de la chaleur des eaux thermales. Il ne croit point admissible le système qui attribue la cause de cette chaleur à des feux souterrains, tels que sont ceux de l'Etna ou du Vésuve. Il en donne pour raison, que ces feux auroient dû, depuis long-tems qu'ils existent, se créer des soupiraux, et faire des explosions comme le Vésuve et l'Etna. En second lieu, comment imaginer, dit-il, une matière si égale, si uniforme, et qui dure si long-tems sans s'épuiser? En troisième lieu, d'où viendroit l'air nécessaire pour l'entretien du feu? Ce qui prouve encore, dit Dom Calmet, que cette chaleur ne vient point d'un feu ordinaire, *c'est que les eaux chaudes de Plombières ne bouillent pas plus vite sur le feu que de l'eau froide ordinaire.* Dom Calmet avoit adopté ce préjugé, mais c'est une erreur démontrée par l'expérience ; car les eaux chaudes bouillent plus vite que l'eau froide, comme le chimiste Nicolas l'a démontré, et comme je l'ai expérimenté. Rejetant de même le principe d'un feu central que rien ne prouve, il penche pour l'admission du système de la fermentation des matières sulfureuses, ferrugineuses, qui, à l'aide de l'humidité ou de l'eau, engendre la chaleur. Mais, dit-il, comme on voit à Plombières des sources froides sourdre à côté de sources chaudes, il est présumable que les matières qui occasionnent la chaleur ne sont point universellement répandues, mais seulement en certains endroits.

Les Chapitres XXI, XXII, XXIII, traitent des opinions de Berthemin, de Richardot et de Charles, sur le même sujet. En ayant parlé, nous n'y reviendrons pas. Quoique tout ce que l'on a imaginé jusqu'à présent sur la cause des feux volcaniques et de la chaleur des eaux thermales ne soit pas bien démontré et bien satisfaisant, j'essayerai cependant d'émettre une opinion, après que j'aurai examiné celles de tous les auteurs qui s'en sont occupés.

Dom Calmet finit par dire, plus d'après l'expérience que d'après la connoissance chimique des eaux de Plombières, qu'elles sont salutaires dans une infinité de maladies.

Il parle aussi des saisons propres à faire usage de ces eaux, et il indique le printems et l'automne;

mais maintenant l'été est la saison durant laquelle elles sont plus fréquentées. C'est celle, en effet, qui est la plus favorable, parce que l'atmosphère est moins humide et moins froide, et que les malades peuvent se promener davantage, et courent moins de risque de se refroidir.

Quant à la manière de prendre la douche détaillée par Dom Calmet, elle n'est plus la même, et nous en parlerons ailleurs, ainsi que de l'étuve, qui, quoi qu'en dise Dom Calmet, doit se prendre sans vêtement : les malades peuvent en outre y être seuls, et l'on peut y aller le matin ou le soir, pourvu que la digestion soit faite.

Voici l'énumération des maladies dans lesquelles Dom Calmet dit que les eaux de Plombières sont salutaires.

Elles agissent, dit-il, *par les sueurs, les urines, les voies salivaires, et rarement par les selles.* Cela est vrai.

Elles purifient le sang et le rendent plus fluide. A force de faire pénétrer de l'eau dans le corps par les bains et la boisson, et d'exciter l'action des organes excrétoires de la peau et voies urinaires, il est naturel que le sang et les autres humeurs se purifient.

Elles soulagent les fluxions de la tête, la surdité, la mémoire affoiblie, les vertiges. Elles peuvent produire ces effets quand ces affections dépendent de défaut de transpiration, d'humeur répercutée, du vice des digestions, de la suppression d'excrétions habituelles, et quand elles sont prises convenablement et pendant un tems suffisant. Mais la pléthore sanguine, les vices organiques, ne céderoient point à l'usage de ces eaux.

Elles chassent l'engourdissement des membres et leur tremblement. Très-fréquemment elles produisent ces heureux effets à l'aide des bains, des douches, des étuves, employés convenablement, suivant la cause du mal et le tempérament du malade.

Elles détruisent l'humeur mélancolique, les coliques néphrétiques, venteuses et humorales. Elles opèrent en effet la coction de l'atrabile, et en préparent l'évacuation, qu'il faut cependant aider quelquefois par des moyens pharmaceutiques. Les coliques néphrétiques, occasionnées par des calculs, peuvent être et ont été soulagées plusieurs fois par l'emploi des eaux de Plombières, qui ont favorisé la sortie des ces calculs, quand ils ne sont pas trop volumineux. Les coliques venteuses sont corrigées par le rétablissement des digestions, effet que produit souvent la boisson de l'eau thermale de Plombières. Quant aux coliques humorales, à l'usage des eaux qui préparent l'évacuation de l'humeur, il faut joindre les évacuans et un bon régime.

Elles guérissent les flux séreux, bilieux, lientriques, récens, les indigestions. Elles produisent souvent ces effets en rétablissant la transpiration, ou en corrigeant la nature viciée des sucs gastriques.

Elles guérissent les vieux ulcères et les maladies de la peau. Les vices psoriques et dartreux s'y guérissent en effet souvent, et les ulcères qui en dépendent.

Elles sont utiles dans les maladies des reins et de la vessie, sur-tout quand ces maladies dépendent d'une humeur glaireuse, que ces eaux divisent et font évacuer.

Elles conviennent dans toutes les maladies chro-niques qui viennent d'humeurs séreuses, parce que ces eaux, en vertu de leur chaleur et de leur principe alkalin, opèrent la coction et l'élimination de ces humeurs.

Elles font mourir les vers. Ce qu'il y a de certain, c'est que déjà plusieurs fois j'ai vu des personnes rendre, en les buvant, des portions assez considérables de ténia : elles en buvoient beaucoup, à la vérité, vingt ou trente gobelets dans la matinée.

Elles rendent aux femmes la fécondité, et em-pêchent l'avortement. Elles ont produit souvent ces effets, soit en rétablissant la menstruation, soit en détruisant ou diminuant les fleurs blanches, soit en rendant le ton convenable aux fibres du système uterin.

Elles raffermissent les vaisseaux spermatiques, et par-là font souvent cesser les écoulemens provenans de foiblesse.

Elles sont utiles contre les vapeurs et la passion histérique, quand ces maladies ne dépendent point de passions de l'ame, mais bien quand elles viennent d'un vice humoral, d'un défaut de circulation ou de transpiration, ou d'un trop grand érétisme des nerfs ; et dans ces cas, il faut bien observer les effets des eaux, pour discerner si elles doivent être employées ou chaudes, ou tièdes, ou froides.

Elles guérissent les rhumatismes et les sciatiques, ce qui se voit tous les jours par le rétablissement de la transpiration.

Mais toutes ces maladies ne se guérissent pas aussi facilement ni aussi promptement les unes que les autres : cela tient à leur ancienneté, à la constitution du malade, aux précautions qu'il prend pendant l'usage des eaux.

Elles guérissent aussi les fièvres invétérées, l'hydropisie naissante, où il n'y a point de dureté squirreuse. Elles réussissent dans ces cas en rétablissant les digestions et la transpiration, deux fonctions bien essentielles pour la conservation de la santé et son rétablissement.

Dom Calmet n'a voulu parler jusqu'ici que des vertus des eaux chaudes : quant aux eaux savonneuses, il dit qu'elles sont vantées :

Dans les maladies des reins et de la vessie, on les substitue aux eaux thermales, quand celles-ci sont trop stimulantes, quand il y a phlogose et inflammation.

Dans les inflammations d'entrailles, pour les mêmes raisons.

Dans les maladies de poitrine causées par irritation, par une humeur âcre. Dans les cas de délicatesse des vaisseaux du poumon, il faut craindre les eaux thermales, dont le calorique stimule trop, et peut provoquer le déchirement des vaisseaux et amener les suppurations.

Les eaux savonneuses servent à humecter, à rafraîchir, à adoucir, à dessaler, à absorber; elles enlevent les fleurs blanches et autres écoulemens. Ici les eaux chaudes m'ont paru plus efficaces que les savonneuses, parce qu'elles sont plus stomachiques, favorisent mieux la transpiration, et sont plus toniques.

Elles modèrent les sueurs excessives et calment les coliques. Ces expressions sont vagues et insignifiantes.

Dom Calmet cite ensuite les maladies dans lesquelles les eaux de Plombières sont nuisibles.

Telles sont : *le crachement de sang, la phthisie pulmonaire, les chaleurs d'entrailles, les hemorragies, les maladies aiguës, les squirres, les abcès des viscères, l'hydropisie formée, l'épilepsie idiopathique.* Dans tous ces cas effectivement elles sont nuisibles, parce qu'elles stimulent trop, échauffent trop, et font tourner la maladie à un état pire. Mais Dom Calmet a tort de dire que les eaux de Plombières (il est ici question des eaux chaudes) sont généralement nuisibles dans la jaunisse, dans l'asthme humide. J'ai vu cette année encore de très-belles cures de jaunisse opérées par les eaux thermales de Plombières, en boisson, bain et douche; elles ont dégorgé le foie, rétabli la transpiration, fait uriner beaucoup, et ont guéri les maladies.

Quant à l'asthme humide, il peut très-bien être soulagé par la boisson de l'eau thermale, quand il est occasionné par une humeur glaireuse qui embarrasse les poumons, et pourvu que le sujet ne soit point d'un tempérament sec, ardent et trop sanguin.

L'ouvrage du docteur Lemaire, ancien médecin à Remiremont, est imprimé dans celui de D. Calmet : je vais en donner une analyse succinte.

Lemaire dit d'abord que les eaux de Plombières, comme toutes les eaux minérales en général, agissent principalement par l'eau, et qu'il ne faut point attribuer toutes leurs vertus aux seules substances qui les minéralisent. Il examine l'eau physiquement, et ne dit rien de mieux que ce qu'en ont dit les physiciens de nos jours.

Il parle de l'analyse qu'il a faite des eaux de Plombières en 1715; il en a fait évaporer, dit-il, à plusieurs reprises, et voici ce qu'il a constamment observé :

« Lorsque ces eaux sont réduites à la quinzième
» partie de leur volume, il commence à paroître à
» la superficie une pellicule, comme dans les évapo-
» rations que l'on fait pour la cristallisation des sels.
» En continuant l'évaporation, cette pellicule s'épais-
» sit de plus en plus, ensorte que l'on peut en enlever
» quelques morceaux, lorsque l'on a fait évaporer une
» grande quantité d'eau, comme quarante ou cin-
» quante livres. Ces morceaux ainsi enlevés ressem-
» blent, par leur couleur, à un talc fort mince : mais
» je n'ai jamais vu cette pellicule, dit Lemaire, de-
» venir assez épaisse et assez forte pour se soutenir
» sans se rompre en morceaux, lorsque l'eau ne la sou-
» tient plus. Sous cette pellicule est une matière gri-
» sâtre, ou des espèces de flocons couleur de cendre.
» Le peu d'eau dans laquelle ils nagent a une saveur
» urineuse qui excite la nausée, et le dégoût quand
» on l'avale. L'eau étant entièrement évaporée jus-
» qu'à siccité, la matière qui formoit la pellicule n'a
» aucune odeur ni saveur distincte : mise sur des
» charbons ardens, elle ne fume point, ne jette point
» de flamme ni d'étincelle, ne pétille point, ne ré-
» pand aucune odeur, et ne se dissipe point ; elle
» devient seulement un peu plus blanche et plus
» friable : elle ne fermente ni avec les acides, ni
» avec les alkalis, et n'occasionne aucun change-
» ment dans le mélange (1).

» Il n'en est pas de même de la masse restante
» sous la pellicule : mise sur la langue, elle y excite
» une impression de sel assez forte, et excite le dé-

______

(1) Cette pellicule n'est que de la poussière du laboratoire, comme
s'en est assuré Nicolas.

» goût et la nausée, et l'arrière-goût en est urineux ;
» mise sur les charbons ardens , elle n'y subit pas
» de changement sensible : mêlée aux acides, soit
» végétaux, soit minéraux, il s'excite une fermen-
» tation avec bruit, gonflement de la matière ; il se
» fait une vraie effervescence. Le vinaigre qui a été
» versé sur cette matière prend une couleur brune,
» une saveur stiptique : ensorte que cette expérience
» seule, dit Lemaire, prouve la nature alkaline de
» ce résidu.

» Toute la différence que j'ai pu remarquer, dit-il,
» entre la matière qui reste après l'évaporation des
» eaux prises dans différentes sources, consiste en
» ce que les eaux les plus chaudes laissent par livre
» d'eau un grain et demi de matière de plus que
» celles qui sont moins chaudes.

» Lemaire ayant ramassé de la matière qui se dé-
» pose au fond du bassin du grand bain, et l'ayant
» fait bien sécher, il en a approché un aimant, et il
» a vu s'y attacher de petites particules brunes,
» parmi lesquelles il en a distingué qui étoient vrai-
» ment du fer.

» Lemaire parle aussi d'une concrétion blanchâtre
» qu'on rencontre au côté des bains, particulière-
» ment du grand bain, et que les uns ont prise pour
» du soufre, d'autres pour du tartre : mais cette
» matière est absolument insipide, sans odeur, et
» mise sur des charbons ardens , elle ne jette ni
» flamme, ni fumée, ne pétille point, et n'éprouve
» aucun changement , si ce n'est qu'elle devient un
» peu friable.

» On trouve encore dans le voisinage des fontaines
» minérales de Plombières une espèce de pyrites d'un

» blanc tirant sur le vert, qui, étant mises sur un
» fer rougi ou sur les charbons ardens, donnent une
» flamme bleue. Cette pierre se casse facilement, et
» se divise en grains anguleux et irréguliers.

» Quoique les eaux savonneuses de Plombières
» passent pour être tout-à-fait différentes des eaux
» chaudes, parce qu'on trouve à leurs sources une
» espèce de savon qui n'est qu'une terre argileuse,
» parce que ces eaux paroissent plus onctueuses au
» toucher que les chaudes, parce qu'elles sont plus
» fades au goût, et parce qu'on s'est aperçu qu'elles
» ne nuisoient point dans certains cas où les chaudes
» sont nuisibles. Il n'en est pas moins vrai qu'elles
» sont de même nature que les chaudes. J'en ai fait
» évaporer, dit Lemaire, une assez grande quantité,
» et la masse qui m'est restée après l'évaporation,
» étoit si ressemblante à celle que donnent les eaux
» chaudes évaporées avec les mêmes précautions,
» que je n'ai pu y remarquer la moindre différence.
» Cette matière se comportoit parfaitement de même
» étant soumise aux mêmes épreuves que celle tirée
» des chaudes.

» Mais voulant m'en assurer encore davantage,
» dit Lemaire, je fis creuser une source savonneuse :
» à peine eûmes-nous creusé cinq à six pouces, que,
» voulant amasser de cette terre, il me parut qu'il
» y avoit une chaleur sensible. Ayant invité celui
» qui travailloit avec moi à y porter la main, il
» assura qu'il y sentoit la même chose ; et comme
» j'avois un thermomètre avec moi, il monta de
» plusieurs degrés : j'eus lieu d'observer d'ailleurs
» que le rocher, qui, dans l'endroit où se trouvent
» les eaux minérales, est d'un gris brun, changeoit

» de couleur dans la veine même, et commençoit à
» rougir dans le voisinage de cette terre ; que cette
» couleur rouge devenoit plus forte en approchant
» de ce qui paroît être le centre de la veine, et res-
» sembloit au safran de Mars. Dans le milieu de la
» veine, ce n'étoit plus un rocher, c'étoit une boue
» rouge mêlée de gros grains de sable ou molécules
» du rocher, dont la plupart étoit savon, ou dans
» leur milieu, ou dans l'une de leurs extrémités. Ces
» morceaux, moitié savon, moitié rocher, étoient
» rougeâtres. Nous trouvâmes ensuite un savon pur
» appliqué contre la surface verticale du rocher.
» Cette surface nous parut fort dure et dans une
» situation à-peu-près perpendiculaire à l'horizon. Ce
» savon avoit environ cinq à six lignes d'épaisseur.

» Cette observation, dit Lemaire, nous découvre
» que les eaux savonneuses ne sont que des eaux moins
» chaudes que les autres, et nous donne en outre des
» indices non suspects d'une fermentation souterraine.

» D'ailleurs, ce savon que l'on trouve dans les
» sources savonneuses, ne prouve pas que leur na-
» ture soit différente de celles des chaudes, puis-
» qu'il s'en trouve dans les sources chaudes que l'on
» a pu examiner ».

L'on voit encore aujourd'hui, derrière la maison
de la veuve Parisot, n°. 7, près le grand bain, un
rocher considérable, d'où l'on a extrait une grande
quantité de ce savon, et duquel suinte une eau tiède.

Toutes ces raisons prouvent que les eaux savonneuses et les eaux chaudes de Plombières sont de
même nature, et ne diffèrent dans leurs effets que
par le plus ou moins de matière du feu qu'elles contiennent.

Les

Les réactifs employés par Lemaire ont été seulement la noix de galle, le sirop violat, la teinture de roses rouges, celle des fleurs de mauve : mêlées avec les eaux, soit chaudes, soit savonneuses, très-réduites, ces substances les ont fait verdir, les eaux chaudes plus vite, et d'une manière plus marquée. Mais ces eaux, pures à la source, ne subissent aucun changement sensible mêlées aux substances ci-dessus; ce qui prouve, dit Lemaire, qu'elles contiennent un alkali fixe, mais en petite quantité, les eaux chaudes cependant plus que les savonneuses.

Les eaux chaudes de Plombières sont aussi transparentes que l'eau de roche la plus limpide (les savonneuses le paroissent un peu moins); elles ne laissent point de dépôt dans les bouteilles où on les conserve.

Lemaire parle aussi de l'inégalité de la chaleur des eaux de Plombières ; inégalité qui existe d'abord constamment entre les différentes sources ; car, sur près de vingt sources différentes, il n'y en a pas deux qui aient précisément le même degré de chaleur; inégalité en outre dans la chaleur de la même source, qu'il prétend avoir observée plusieurs fois. Selon lui, la même source est plus chaude à l'approche de la pluie, et moins chaude à l'approche du beau tems; mais cette différence, qui n'existe point au thermomètre, n'est que l'effet des variations de température de l'atmosphère, qui rendent plus ou moins sensibles, plus ou moins abondantes, les vapeurs qui s'exhalent des sources et bassins, et qui les font trouver plus ou moins chaudes.

Lemaire pense que la chaleur des eaux thermales peut bien n'être pas toujours engendrée par la même cause. Il est probable, dit-il, que celles qui sont dans le voisinage des volcans reçoivent leur chaleur des feux souterrains de ces volcans : mais celles qui se trouvent dans des lieux où il n'y a aucun indice de volcan, comme celles de Bourbonne, de Luxeuil et de Plombières, sont sans doute échauffées d'une autre manière. Il admet la fermentation comme la cause la plus probable de la chaleur des eaux de Plombières. Elle peut se passer, dit-il, dans le silence et sans tumulte ; et voici les raisons qu'il donne pour étayer son opinion. « J'ai remarqué, dit-il, des vestiges peu douteux d'une fermentation dans la veine savonneuse que je fis creuser en 1719 (et dont nous avons parlé ci-devant). J'ai aussi eu lieu d'observer la même chose dans les veines d'eau tiède que l'on découvrit en coupant la montagne qui est au nord de Plombières, pour faire la chaussée d'Épinal. J'ai vu des traces d'une fermentation parfaitement semblable aux précédentes, dans le rocher d'où sort l'ancienne fontaine savonneuse, lorsqu'on coupa ce rocher en faisant la route de Luxeuil. Cette altération du rocher, que j'appelle un indice de fermentation, ne se remarque que dans les veines d'eau minérale, ou fort près d'elles. Le rocher d'où sortent ces eaux est différent de ceux qui sont dans le voisinage, par sa couleur, son grain et sa dureté. Toutes ces raisons me portent à penser que ces eaux sont échauffées par une fermentation.

J'avouerai, continue Lemaire, avec sa candeur ordinaire, que je ne me crois pas pour cela fort avancé dans la connoissance de la nature des eaux de Plombières, ni dans la manière particulière dont se fait cette fermentation ; car quels sont les corps qui fermentent? Nous en connoissons plusieurs très-différens les uns des autres, qui sont capables d'exciter, d'entretenir une puissante fermentation; comme nous savons qu'il y a plusieurs espèces de corps qui peuvent entretenir le feu, en lui servant d'aliment. Ainsi il est difficile de déterminer quels sont ceux qui échauffent les eaux, soit en brûlant, soit en fermentant; et quand même nous connoîtrions bien ceux qui échauffent une source particulière, nous n'en pourrions pas conclure avec sûreté quels seroient ceux qui échaufferoient une autre source fort distante de la première, sur-tout si on remarquoit de la différence dans les matières qui restent après l'évaporation. C'est pourquoi je pense que toutes les eaux chaudes ne doivent pas leur chaleur à des mêmes causes; car les produits que donnent les différentes eaux ne sont point du tout les mêmes. Les produits de celles de Plombières diffèrent des produits de celles de Bourbonne, ou de Vichi, ou d'Aix-la-Chapelle, etc. En voulant bâtir un système, dit Lemaire, on pourroit dire que l'eau pénétrant certains rochers, certaines pierres, y excite une fermentation semblable à celle qu'elle excite en pénétrant la chaux, et que cette eau, par ce moyen, s'échauffera plus ou moins, suivant l'étendue ou la force de cette fermentation. Cette eau en s'écoulant entraînera la portion de ce rocher la plus dissoluble que la fermentation aura détachée, et formera ainsi une eau minérale chaude. Si ensuite on suppose des bassins sous terre qui servent de réservoir à l'eau, et qui ne la laissent écouler que par des ouvertures qui soient dans leurs fonds, elle ne pourra tarir que dans des cas extraordinaires, et coulera toujours également.

C 2

Qu'il y ait de ces réservoirs dans les montagnes qui environnent Plombières, cela paroît extrèmement probable, puisque ces eaux coulent en tout tems de la même force sans diminution ni augmentation; et que dans beaucoup d'endroits de ces montagnes on entend résonner la terre en la frappant, comme si on étoit sur une voute; et ces réservoirs peuvent être facilement entretenus par les pluies et les neiges qui tombent sur les plateaux de ces montagnes, lesquels sont assez étendus, et dont les eaux de pluie ne s'écoulant pas facilement, pénètrent les terres et se ramassent dans ces réservoirs.

Je n'ai voulu, au reste, continue Lemaire, bâtir aucun système, mais seulement rapporter avec sincérité et le plus d'exactitude possible, ce que le long séjour que j'ai fait à Plombières, et des recherches souvent réitérées, m'ont donné lieu de remarquer.

Si nous passons, dit ensuite le même auteur, aux conséquences qui découlent de la nature des eaux de Plombières, nous estimerons qu'elles doivent être utiles dans toutes les occasions où il est besoin de délayer, de laver, d'absorber, d'ouvrir, de désobstruer, de résoudre des humeurs coagulées, concrétées, et dans ceux où il s'agit de fortifier les parties et de redonner du ressort aux fibres relâchées. Les substances minérales y sont si parfaitement dissoutes, si intimement unies au principe aqueux, qu'on ne peut se refuser à croire qu'elles sont portées dans tout le système vasculaire, sans précipitation, et qu'elles se mêlent aux humeurs. Par le principe alkalin savonneux dont elles sont imprégnées, les eaux de Plombières deviennent miscibles aux sucs graisseux et résineux de la bile. Elles sont propres à s'insinuer

dans les vaisseaux les plus fins, les plus déliés, sanguins et lymphatiques, et dans les conduits des urines,
de la bile et des sueurs; et leur action ne peut qu'être
infiniment augmentée, si à la boisson on ajoute le
bain, la douche et l'étuve.

L'expérience a appris que ces eaux agissoient peu
par les selles, mais plutôt par les sueurs et les urines.
L'on ne doit pas être surpris de leur efficacité, quoiqu'elles contiennent peu de minéraux, puisqu'au
rapport de Fréderic Hoffmann, il y a des eaux minérales dans lesquelles il est impossible de découvrir
le moindre sel, et qui ne laissent pas de produire
des effets admirables, tant par leur légèreté et leur
subtilité, que par leur chaleur. On ne doit donc pas
s'étonner de la grande utilité des eaux de Plombières,
laquelle s'étend à presque toutes les maladies chroniques, ensorte qu'il est plus facile d'énumérer les
maladies auxquelles elles ne conviennent pas, que
celles où elles sont salutaires. L'on peut même assurer que la petite quantité de minéraux qu'elles contiennent, rend leur action trop foible en quelques
rencontres; et ce défaut (si pourtant c'en est un)
est libéralement compensé en une infinité d'autres,
dans lesquels une force plus active ne pourroit être
d'aucun usage, comme dans les complexions foibles
et délicates. Il se trouve beaucoup de malades qui
supportent bien les eaux de Plombières, et qui ne
le pourroient pas, si elles étoient plus actives. Leur
usage peut donc être conseillé aux complexions foibles, aux femmes nouvellement accouchées, aux
convalescens, aux enfans, aux vieillards. D'ailleurs
il est bien plus aisé d'augmenter leur action quand
elle se trouve trop foible, que de la modérer quand

elle est trop forte. Mais ici, comme ailleurs, il faut toujours consulter l'expérience.

Dans l'énumération des maladies qui trouvent dans les eaux de Plombières un remède efficace, Lemaire compte les affections stomacales, comme manque d'appétit, dégoût, gonflemens d'estomac, digestions tardives, viciées, les coliques humorales, venteuses, spasmodiques, la diarrhée, la dyssenterie sans fièvre, les flux hépatiques, la jaunisse, les pâles couleurs, les rhumatismes, la suppression, la diminution, la décoloration, l'irrégularité des mois, les fleurs blanches, la paralysie, les obstructions des viscères, la rétraction des tendons, les ankiloses, l'atrophie des membres, les suites de luxation, des fractures, les foulures, les tumeurs blanches des articulations, la dureté de l'ouïe, les bourdonnemens et douleurs d'oreilles.

Quant aux maladies dans lesquelles les eaux de Plombières sont réputées nuisibles, Lemaire entre dans des détails pour spécifier les cas où elles nuisent. Par exemple, dans les maladies de poitrine, il convient qu'il y a des circonstances où les eaux chaudes de Plombières peuvent nuire, comme les crachemens de sang chez les personnes d'un tempérament sec et chaud, irritable. Alors la boisson de l'eau chaude est dangereuse, ainsi que le bain et la douche. Mais dans d'autres circonstances de maladies de poitrine, comme certaines affections catharrales, même avec crachement de sang, elles peuvent être utiles, non en bain ni en douche, mais en boisson coupée avec les eaux savonneuses, et cela est vrai.

Quant à l'épilepsie, Lemaire avoue que pendant trente-six ans il n'a vu aucun bon effet de l'usage des eaux de Plombières dans cette maladie.

Pour l'hydropisie, il pense que les eaux de Plombières peuvent réussir quelquefois, quand il n'y a pas d'épanchement fait; mais que, quand il existe, elles ne peuvent que nuire.

Les vapeurs hystériques et l'affection hypocondriaque sont des maladies dans lesquelles l'utilité des eaux de Plombières n'est pas encore unanimement reconnue, suivant Lemaire. Et il pense, d'après l'expérience, que, pour que les eaux soient utiles dans ces maladies, il faut les administrer avec précaution; qu'il faut interdire à ces malades les bains chauds; ils ne doivent les prendre que tempérés, user souvent de lavemens, et se purger souvent avec des purgatifs doux. Il pense de même sur le traitement que l'on doit administrer aux personnes attaquées de vertiges, et dont la cause est dans les viscères abdominaux. Il faut des bains tempérés, et purger souvent et doucement, ainsi que dans les cas d'apoplexie et de mélancolie.

Dans les fièvres intermittentes, les eaux de Plombières y sont efficaces pour détruire le foyer humoral de la maladie. On boit, mais on ne doit pas se baigner ni doucher, dit-il; cela souffre exception.

Quant aux précautions que conseille Lemaire, pour prendre ces eaux avec utilité, il veut qu'on ne les prenne que d'après les conseils d'un médecin habitué à en diriger l'usage. Bien des malades abusent de ce remède en le prenant avec précipitation et avec excès, soit en buvant trop, soit en se baignant trop long-tems et trop chaud, soit, en un mot, en outrant tous les exercices. Il blâme sur-tout la trop grande chaleur du bain et de la douche. J'ai vu, dit-il, des cas où les malades ne guérissoient pas, parce qu'ils en faisoient trop. Il cite des exemples à l'appui de ce qu'il avance. Un remède, en effet, ne doit point user les forces ni épuiser; il faut, au contraire, qu'il lève les obstacles qui empêchent que le corps ne se fortifie.

Lemaire pense aussi que ces eaux ont besoin souvent de remèdes auxiliaires, parce que fréquemment les humeurs sont si tenaces, si visqueuses, qu'à moins que l'action de ces eaux ne soit aiguisée par quelque autre remède, on ne peut déraciner la cause de la maladie. Il blâme beaucoup l'usage de manger trop tôt après les avoir bues, ou de manger avant la douche ou l'étuve.

Il dit aussi qu'il y auroit bien des choses à réformer dans le régime que l'on garde pendant l'usage des eaux. Autrefois, dit-il, on ne servoit que des alimens convenables aux malades; mais actuellement on y sert tout ce que l'on a pu imaginer de plus propre à irriter le goût et à satisfaire la sensualité. Cependant le régime est un des points les plus essentiels du traitement. Le même vice se propage encore de nos jours.

CHAPITRE II.

L'ouvrage dans lequel le professeur Nicolas Nicolas. parle des eaux de Plombières, est intitulé : *Disser-tation chimique sur les eaux minérales de Lorraine; ouvrage qui a remporté le prix, au jugement de MM. de l'Académie des Sciences et Belles-Lettres de Nanci, le 9 mai 1778.* Imprimé à Nanci, même année, chez Thomas.

« Le terroir du pays (dit ce chimiste, en parlant
» de Plombières,) est de nature vitrifiable, c'est-à-
» dire, sablonneux. A plus de six lieues à la ronde,
» on auroit peine à découvrir une pierre calcaire.
» Les montagnes qui couvrent Plombières sont un
» assemblage de grès, de cailloux, de granites et de
» mica. On y trouve aussi un spath *phosphorique,*
» ainsi que différentes autres substances minérales.
» C'est du sein de ces montagnes que les différentes
» eaux prennent leurs sources : elles sont en assez
» grand nombre ; mais toutes, comme le démontre
» l'expérience, peuvent être réduites à trois espèces
» particulières : savoir, les eaux chaudes, les eaux
» dites savonneuses, et les eaux ferrugineuses.

» La diversité d'opinions des auteurs sur la cause Eaux
chaudes.
» de la chaleur des eaux thermales, est encore une
» de ces tristes preuves des bornes de l'esprit humain.
» Combien d'hypothèses ridicules, dit Nicolas, n'a-
» t-on pas faites pour prouver ce qu'on n'entendoit
» pas, comme s'il eût été plus humiliant de convenir
» de son ignorance là-dessus, que de proposer des

» absurdités? De toutes les opinions, celle qui a été
» le plus généralement adoptée par les chimistes et
» les naturalistes, est celle qui attribue la chaleur
» des eaux minérales à des volcans et à des masses
» de charbon de terre enflammées. Cela paroît assez
» probable, dit Nicolas; nous avons des exemples
» de ces embrasemens qui durent depuis des siècles :
» d'ailleurs, rien ne répugne à croire que l'eau qui
» circule dans l'intérieur de la terre, venant à pé-
» nétrer jusque dans ces volcans, en reçoit une cha-
» leur proportionnée à la proximité du foyer. Si l'eau
» vient à laver ces matières, ou à en recevoir les
» vapeurs, elle se chargera des parties dissolubles,
» ce qui produira les eaux thermales composées. Si
» dans son cours elle s'éloigne assez du foyer, pour
» n'en recevoir que la chaleur, sans toucher à ces
» matières, elle fournira une source d'eau thermale
» très-pure.

   » Il y a plusieurs sources d'eaux chaudes à Plom-
» bières qui ne diffèrent entre elles que de quelques
» degrés de chaleur de plus ou de moins. Elles don-
» nent au thermomètre de Réaumur, dit Nicolas,
» depuis 28 degrés jusqu'à 49. (Quant à moi, je les
» ai trouvées depuis le 26ᵉ. degré jusqu'au 52ᵉ.)

   » C'est gratuitement qu'on a avancé, dit Nicolas,
» que les eaux chaudes de Plombières renfermées
» dans des vases, et exposées au plus grand froid,
» ne geloient jamais; que ces eaux ne se refroidis-
» soient que dans un laps de tems considérable, et
» que ces mêmes eaux exposées au feu n'entroient
» pas en ébullition plutôt que l'eau commune, sou-
» mise au même degré de chaleur : c'est une erreur
» démontrée par l'expérience. J'ai renfermé , dit

» Nicolas, dans des bouteilles, des eaux chaudes,
» de l'eau savonneuse, de l'eau ferrugineuse et de
» l'eau de fontaine commune. Après avoir bouché
» exactement les bouteilles, et avoir laissé refroidir
» les eaux qui étoient chaudes, je les ai exposées à
» la gelée, dans un tems où l'atmosphère marquoit
» au thermomètre de Réaumur deux degrés et demi
» au-dessous de la congellation. Toutes ces eaux se
» sont gelées à-peu-près dans le même intervalle
» de tems.

» Ayant fait chauffer de l'eau commune, je l'ai
» versée dans un vase de fer-blanc qui pouvoit en
» contenir une livre; j'ai mis dans un autre vase de
» fer-blanc, de même forme et capacité que le pre-
» mier, de l'eau chaude prise au goulot. Après m'être
» assuré par un thermomètre bien sensible, que ces
» deux eaux étoient au même degré de chaleur, je
» les ai exposées à l'air libre; elles se sont refroidies
» dans le même tems.

» J'ai exposé sur un réchaud à l'esprit-de-vin,
» dans un vase de fer-blanc, de l'eau chaude de
» Plombières donnant 24 degrés; elle est entrée en
» ébullition au bout de 11 min. 27 sec.

» La même quantité d'eau froide commune, mar-
» quant au thermomètre 10 degrés au-dessus de la
» glace, renfermée dans ce vase de fer-blanc, et
» exposée à la chaleur sur le même réchaud, n'est
» entrée en ébullition qu'après 21 min. 13 sec. Ces
» expériences démontrent donc la fausseté des bruits
» populaires à ce sujet ».

Nicolas entre ensuite dans les détails de l'analyse
chimique qu'il a faite des eaux de Plombières. Il a

analysé les thermales, les savonneuses et l'eau ferrugineuse de la grande promenade.

L'analyse par laquelle il débute, est celle de l'eau
thermale sortant du goulot du grand bain. Cette eau,
dit-il, n'est point désagréable à boire, et a très-peu
de saveur. Elle est très-limpide, et ne donne point
de sédiment sensible par son séjour dans des vases
bien bouchés, lorsqu'on a eu la précaution de la fil-
trer à travers un papier gris.

Cette eau ramenée par le refroidissement à dix
degrés au-dessus de la glace, donne au pèse-liqueur
un quart de degré au-dessous de zéro, c'est-à-dire,
du terme de l'eau distillée; ce qui dénote qu'elle est
presque pure.

Deux livres de cette eau sortant de la source, ont
été soumises à la distillation dans une cornue de
verre, au bec de laquelle on avoit luté un récipient
qui contenoit de l'eau de chaux très-limpide. Le feu
a été poussé très-modérément : on n'a observé aucun
changement sensible dans l'eau de chaux. Elle est
constamment restée limpide ; ce qui prouve que cette
eau n'est point gazeuse (1).

« L'eau chaude mêlée avec le sirop de violette
» n'en altère pas sensiblement la couleur, dit Nicolas;
» cependant y ayant jeté des fleurs de mauve, qui
» sont d'un beau bleu, cette eau a pris en peu de
» tems une teinte verte ; ce qui décèle la présence
» d'un alkali ».

Ceci est d'accord avec les expériences du célèbre
Vauquelin, comme nous le verrons ci-après.

____

(1) On a dit cependant, je ne sais d'après quelles expériences,
qu'elles contiennent 3 grains un quart de gaz acide carbonique par
pinte.

« La décoction de noix de galle versée dans cette
» eau ne décèle aucunement la présence du fer ».

Cela m'a réussi souvent de même, ainsi qu'à Vauquelin, qui, outre la noix de galle, a employé aussi
le prussiate de potasse.

« Les alkalis fixes et volatils n'occasionnent à l'eau
» chaude aucune décomposition, lors même qu'elle
» est rapprochée par l'évaporation, et n'altèrent point
» sa transparence.

» Les acides n'ont paru faire aucune effervescence
» dans cette eau prise au sortir de la source; mais
» ils produisent un mouvement sensible quand on
» verse de l'acide sur cette eau concentrée par l'éva-
» poration.

» Cette eau dissout parfaitement le savon, lors
» même qu'elle est très-concentrée. Nicolas s'est servi
» d'une dissolution de savon bien faite dans l'eau dis-
» tillée, et animée d'un peu d'esprit-de-vin.

» L'eau de chaux fait prendre à cette eau un coup-
» d'œil louche, blanchâtre; ce qui est encore plus
» sensible, si on emploie de cette eau rapprochée
» par l'évaporation.

» La dissolution de sel de Saturne (acétite de
» plomb), versée dans cette eau, la blanchit dans
» l'instant, et occasionne un précipité qui acquiert
» peu-à-peu une couleur grise ».

Vauquelin a trouvé le même résultat.

« La dissolution de nitre lunaire (nitrate d'argent)
» dans l'eau distillée, versée dans cette eau ther-
» male, occasionne un précipité blanc pulvérulent,
» qui peu après devient d'un gris sale ».

Vauquelin annonce dans ce cas un précipité jaune-
brun.

« Le nitre mercuriel (nitrate de mercure) dis-
» sous dans cette eau, donne un précipité qui ac-
» quiert assez promptement une belle couleur jaune-
» citrine ».

Nicolas a passé de l'usage des réactifs à l'évaporation. Il a fait évaporer vingt pintes de cette eau
thermale dans une terrine de grès, qu'il a placée
sur un bain de sable foiblement échauffé. La liqueur
ne s'y est point troublée pendant l'évaporation, et il
ne s'est fait aucun précipité. Lorsqu'il y a eu à-peu-
près les deux tiers d'évaporé, la surface de la liqueur
s'est couverte d'une pellicule sale. Il a filtré à travers
un papier *joseph*, et après s'être assuré, par le moyen
des réactifs et de la combustion, que cette pellicule
n'étoit autre chose que de la poussière du laboratoire,
il a continué l'évaporation dans une capsule de verre.
Lorsque la liqueur a été rapprochée, c'est-à-dire, près
de sa dessication, elle a pris une consistance sirupeuse,
sans perdre de sa transparence.

Il s'élevoit de tems en tems des cloches semblables
à celles qu'on aperçoit sur la fin de l'évaporation
des liqueurs chargées de quelques substances salines.
L'évaporation achevée, il est resté dans la capsule un
résidu d'un blanc un peu sale, pesant 115 grains, ce
qui fait 5 grains trois quarts par pinte d'eau. Il a exposé
ce résidu à l'air libre pendant 48 heures, et il n'a pas
remarqué qu'il en eût attiré sensiblement l'humidité ;
cependant le poids étoit augmenté de 2 grains ; ce qui
prouve cependant qu'il l'attiroit.

Nicolas a pesé 50 grains de ce résidu, sur lequel il a
jeté, peu à peu, environ 2 gros de vinaigre distillé; il s'est
fait une vive effervescence. Lorsqu'elle a été passée,
et qu'on a vu que le vinaigre n'avoit plus d'action sur

la matière, on a étendu la liqueur avec 2 gros d'eau distillée, on a filtré à travers un papier *joseph*, qu'on avoit pesé auparavant. La liqueur, exposée à l'évaporation insensible, dans un verre, a fourni des cristaux en aiguilles, semblables à la terre foliée et cristallisée, que l'on nomme aussi *sel acéteux marin* (acétite de soude); une partie de la liqueur a constamment refusé de donner des cristaux. Après avoir bien fait sécher ce filtre, et le résidu qu'il contenoit, on a pesé; il s'est trouvé qu'il pesoit environ 14 grains de moins qu'auparavant. Ce qui démontre que ce résidu contient un peu plus que moitié de substance dissoluble dans le vinaigre. Pour savoir de quelle nature étoit cette substance, on a eu recours à l'expérience suivante :

Nicolas a jeté 30 autres grains de ce résidu dans du vinaigre distillé, après avoir étendu la liqueur avec un peu d'eau pure, il l'a filtrée. Il a ensuite versé dans une partie de l'huile de tartre par défaillance (potasse mélangée de carbonate de potasse en déliquescence), et dans l'autre de l'alkali volatil fluor. Il s'est fait une légère décomposition et précipitation; ce qui prouve que ce résidu contient un peu de terre, sur laquelle l'acide végétal a action.

Nicolas a rassemblé ces deux résidus que le vinaigre n'avoit pu dissoudre; il a versé dessus de l'acide sulfurique, qui a encore occasionné un mouvement d'effervescence. La dissolution étendue dans un peu d'eau distillée a été filtrée; on y a versé ensuite un peu d'alkali fixe très-pur, en liqueur, ce qui a occasionné un précipité terreux assez blanc, sous la forme d'un magma, qui, étant examiné, s'est trouvé être de la nature de la terre alumineuse.

L'autre partie de ce résidu, absolument indissoluble par les acides même les plus forts, ayant été lavée, a été mise dans un creuset exposé à un feu violent, soutenu pendant deux heures. Ayant ensuite retiré le creuset du feu, pour examiner ce qu'il contenoit, Nicolas a trouvé que la matière s'étoit divisée en plusieurs morceaux, que ses parties s'étoient liées entre elles par une demi-fusion ; ce qui avoit produit une espèce de porcelaine assez dure pour donner des étincelles avec l'acier, et dont la cassure se rapprochoit assez, pour le coup-d'œil, de l'émail fondu : ce qui démontre, dit l'auteur, que la terre contenue dans les eaux chaudes de Plombières est de nature argileuse et vitrifiable.

Il restoit encore 55 grains du premier résidu ; j'en ai mis la moitié, dit Nicolas, dans un verre, et j'ai versé par-dessus de l'acide sulfurique bien pur : il s'est fait une violente effervescence. La saturation achevée, j'ai étendu la liqueur avec un peu d'eau distillée ; je l'ai ensuite filtrée et exposée à l'évaporation insensible. Elle a fourni des cristaux de sel de glauber (sulfate de soude), et d'autres en très-petites aiguilles minces. J'en ai séparé quelques-unes, et les ayant examinées, j'ai reconnu, par le moyen de l'eau de chaux, que c'étoit de la sélénite à base vitrifiable.

Les 27 autres grains et demi ayant été soumis à l'ébullition dans une once d'eau distillée , et la liqueur ayant été filtrée, je l'ai exposée à l'évaporation spontanée ; elle a donné des cristaux de *natrum*, qui, sans attirer sensiblement l'humidité de l'air, ne tomboient cependant point en efflorescence : ce qui m'a fait soupçonner que cet alkali étoit, dans les eaux minerales, dans un état particulier. Pour m'en assurer,
j'ai

versé de l'acide sulfurique sur ces cristaux, jusqu'au point de saturation; j'ai ajouté un peu d'eau à la dissolution et je l'ai filtrée; y ayant ensuite jeté quelques gouttes d'huile de tartre par défaillance, j'ai observé une légère décomposition, prouvée par la précipitation d'un peu de substance terro-gélatineuse, unie sans doute à cet alkali dans l'eau minérale, sur laquelle l'acide sulfurique a de l'action. C'est une substance terro-gélatineuse qui fait différer cet alkali de l'alkali minéral ordinaire.

Pour plus d'exactitude, dit Nicolas, et pour ne laisser aucun doute que les principes contenus dans cette eau n'aient point été produits ou altérés par le feu dans l'évaporation, j'en ai exposé cinq pintes à l'évaporation spontanée, c'est-à-dire, à la seule chaleur de l'atmosphère, dans une capsule de verre. Il est resté, après l'évaporation, une incrustation d'un blanc assez brillant, attachée aux parois du vaisseau. Cette incrustation étoit de même nature que le résidu obtenu par l'évaporation de ces eaux. J'ai répété les expériences ci-dessus détaillées, et elles ont donné les mêmes résultats.

Nicolas a examiné et analysé de la même manière l'eau chaude de la fontaine du Crucifix, qui est moins chaude de 10 degrés environ que celle du goulot du grand bain. Il a trouvé qu'elle n'étoit pas plus gazeuse que la première, et les réactifs et l'évaporation lui ont donné absolument les mêmes résultats, non-seulement pour l'eau du Crucifix, mais encore pour toutes les autres eaux chaudes de Plombières, qu'il a examinées les unes après les autres.

Il a observé cependant que l'eau la plus chaude donnoit un peu plus de résidu que celle qui avoit

D

moins de chaleur, ce qui lui a fait conjecturer que la cause des différens degrés de chaleur de ces eaux, pourroit bien être rapportée à un mélange qui se fait sous terre des eaux chaudes avec des eaux froides, en proportion différente.

Nicolas conclut de ses expériences, 1°. Que toutes les eaux chaudes ou tempérées de Plombières sont absolument de même nature ; 2°. Qu'elles ne tiennent en dissolution aucune substance métallique ni sels neutres ; 3°. Qu'elles contiennent depuis environ 2 grains jusqu'à deux grains et demi de natrum (soude) par pinte ; 4°. Qu'elles contiennent de la terre de différente nature ; savoir, de la terre de porcelaine, c'est-à-dire, vitrifiable en partie, en partie réfractaire ; de la terre calcaire et un peu de terre de magnésie ; 5°. Que les différentes espèces de terre contenues dans ces eaux pourroient fort bien n'être que le produit de la décomposition d'une matière spathique, sur laquelle l'eau a un peu d'action, et dont il parlera ci-après.

Tous les chimistes savent, dit Nicolas, que la terre vitrifiable peut changer de nature, et devenir calcaire en s'assimilant à la substance des animaux, par la voie de la végétation ; ce qui ne peut avoir lieu que par l'action d'un fluide très-actif, qui seul peut atténuer et diviser la terre vitrifiable, au point de la rendre propre à entrer dans la composition des végétaux comme principe constituant. Cet agent ne pourroit-il pas amener la terre vitrifiable à l'état calcaire par quelques autres procédés particuliers, etc. ? Ce seroit ici le lieu de parler de l'analyse des mêmes eaux chaudes de Plombières, que vient de faire sous mes yeux le célèbre Vauquelin ; mais je crois devoir continuer le travail de Nicolas, et donner ensuite celui du citoyen Vauquelin.

Après les eaux thermales, Nicolas a procédé à l'analyse de l'eau ferrugineuse, dont la source est située au milieu de la grande promenade.

Le bassin de cette fontaine a environ 7 pieds de profondeur, enfermé dans une espèce de grotte couverte de grosses pierres de grès.

Le 25 octobre 1778, le thermomètre exposé à l'air libre, au nord, marquoit 10 degrés au-dessus de la glace; exposé ensuite sous la voûte de la fontaine, il est descendu à 8 degrés; enfin, l'ayant plongé dans l'eau, il est remonté à 12 degrés.

Cette eau est assez abondante et recouverte, ainsi que toutes les eaux ferrugineuses, d'une pellicule ochreuse, reflétant les couleurs de l'iris. Cette pellicule est produite par une portion de fer, qui avoit été tenue en dissolution dans l'eau, par le moyen d'une substance que l'auteur fera connoître, laquelle, venant à abandonner le fer, le prive de la propriété d'être dissoluble dans l'eau; c'est ce qui force ce métal à s'en séparer, et de venir occuper la surface de l'eau sur laquelle elle se soutient à cause de son extrême division. La matière ochreuse que l'on aperçoit dans le fond du bassin provient du fer privé de l'intermède qui facilitoit sa dissolution. Ce sont les molécules ferrugineuses les moins divisées qui se sont précipitées. Cette eau est très-limpide et d'un goût minéral ferrugineux. Elle prend le coup-d'œil d'un rouge obscur, lorsqu'on la mêle à la noix de galle; versée, au sortir de la source, sur des fleurs de mauve, elle devient rougeâtre.

Les acides mêlés avec cette eau n'ont paru faire

aucune effervescence. Il s'est seulement élevé quelques bulles d'air, sous la forme de petites perles.

Les alkalis fixes ou volatils s'y sont mêlés, sans occasionner d'altération sensible.

Le prussiate de potasse a fait prendre à cette eau une couleur légèrement bleuâtre.

La dissolution d'acétite de plomb, versée dans cette eau, a occasionné un précipité noirâtre.

La dissolution de nitrate d'argent dans l'eau distillée, versée dans cette eau, n'a produit qu'un précipité extrémement rare.

Le nitrate de mercure, dissous dans cette eau, fournit un précipité de couleur jaune. L'eau de chaux, mêlée avec cette eau, devient légèrement laiteuse.

Nicolas a soumis ensuite seize pintes de cette eau à l'évaporation dans une terrine de grès, sur un bain de sable. Lorsqu'elle eut acquis un certain degré de chaleur, elle est devenue jaunâtre, et a laissé précipiter une matière ochreuse. Le précipité, mêlé avec un peu d'huile, a été exposé ensuite au feu dans un creuset. La flamme ayant cessé de paroître, on a retiré le creuset du feu; quand il a été refroidi, on a versé sur du papier ce qu'il contenoit, on lui a présenté le barreau aimanté qui a attiré presque le tout; ce qui démontre que ce précipité est une chaux ferrugineuse.

L'évaporation de cette eau étant continuée après la privation de sa partie ferrugineuse, et ayant été réduite à près de moitié, Nicolas en a pris une verrée sur laquelle il a fait les expériences suivantes:

Il a versé un peu de cette eau concentrée sur les fleurs de mauve, elle a pris sur le champ une couleur verte; unie à la noix de galle, elle ne déceloit point la présence du fer.

Une partie de cette eau concentrée, mêlée avec de l'eau de chaux, est devenue laiteuse.

La dissolution du nitrate d'argent y a occasionné un précipité de couleur grise, tirant un peu sur le jaune.

Le reste de l'eau ayant été soumis à l'évaporation jusqu'à siccité, a donné un résidu sale, d'un blanc jaunâtre, du poids de 17 grains environ; ce qui fait un grain et un seizième par pinte.

On a versé sur ce résidu du vinaigre distillé, qui a occasionné une vive effervescence. Lorsque la saturation a été achevée, on a étendu le tout dans un peu d'eau distillée, ensuite on a filtré la liqueur pour la débarrasser d'une portion du résidu que le vinaigre n'avoit pu dissoudre. Dans une partie de la dissolution on a versé de l'alkali fixe en liqueur, il a occasionné un précipité blanc qui a été recueilli par le moyen d'un filtre; ayant ensuite été exposé au feu, on a reconnu qu'il avoit pris le caractère de la chaux vive : il précipitoit en rouge briqueté la dissolution de mercure par l'acide muriatique, ce qui prouve la nature calcaire de ce précipité.

On a exposé à l'évaporation insensible l'autre partie de la dissolution du résidu salin, dans le vinaigre; elle a donné des cristaux de sel acéteux marin et calcaire : une partie de la liqueur a refusé de donner des cristaux.

On a versé ensuite de l'acide sulfurique sur cette portion du résidu sur lequel le vinaigre n'avoit aucune action. Il a occasionné un léger mouvement d'effervescence. La liqueur étant filtrée, on a versé un peu d'alkali fixe en liqueur, ce qui a occasionné encore une précipitation terreuse. Cette matière examinée, s'est trouvée de nature vitrifiable.

D 3

La dernière portion du résidu sur laquelle les acides n'avoient aucune action, ayant été soumise à un feu violent, s'est convertie en une matière vitreuse assez semblable à de l'émail.

Nicolas a aussi soumis deux pintes de cette eau à l'évaporation insensible, et elle a donné les mêmes produits; savoir, une terre ochreuse : ensuite, par l'entière dessiccation, elle a fourni une incrustation salino-terreuse blanche, sur laquelle, ayant procédé de même que sur le résidu de l'évaporation par le feu, elle a donné les mêmes résultats.

Cette eau se décompose même dans des bouteilles bien bouchées, si on les expose à la chaleur de l'atmosphère. L'acide particulier qui tient le fer en dissolution s'évapore, ce qui oblige le fer à se précipiter dans les bouteilles sous la forme d'ochre : ceci n'a pas lieu, si on a l'attention de n'exposer les bouteilles qu'à trois ou quatre degrés au-dessus de la glace; mais cela augmente considérablement l'embarras du transport de ces eaux.

Il résulte de ces expériences de Nicolas :

1°. Que l'eau ferrugineuse de la grande promenade est foiblement gazeuse;

2°. Qu'elle tient en dissolution environ un quart de grain de fer par pinte;

5°. Qu'elle contient des trois espèces de terre qui se trouvent dans les eaux thermales. La totalité de ces terres peut être évaluée à un demi-grain et un seizième de grain par pinte;

4°. Que cette eau tient en outre en dissolution environ un quart de grain de *natrum* par pinte.

Il résulte en outre des expériences de Nicolas, faites pour connoître la nature du gaz de l'eau ferrugineuse de Plombières, que c'est le gaz acide carbonique, lequel est l'intermède qui tient le fer en dissolution.

Nicolas a fait aussi l'analyse de l'eau de Plombières que l'on appelle *Savonneuse*. Qui ne croiroit, dit-il, à cette dénomination, que ces eaux tiennent effectivement du savon en dissolution ? Ce qui a occasionné cette erreur, c'est l'opinion de plusieurs anciens chimistes qui ont travaillé sur ces eaux, et qui ont cru y voir du savon, trompés par la ressemblance extérieure qu'a avec le savon une substance terreuse, douce au toucher, et de différentes couleurs, que ces eaux tiennent en dissolution, et que l'on trouve déposée dans les fentes des rochers d'où sortent ces eaux.

Cette eau est très-limpide, et d'une saveur légèrement astringente.

Si on en jette, au sortir de la source, sur des fleurs de mauve, elle prend un coup-d'œil rougeâtre. La noix de galle jetée dans cette eau, ne décèle nullement la présence du fer.

Les acides y sont mêlés sans effervescence, et les alkalis sans aucune altération sensible.

L'eau de chaux devient légèrement laiteuse étant mêlée avec cette eau savonneuse.

Le prussiate de potasse ne lui communique qu'une foible nuance verdâtre.

La dissolution de savon dans l'eau distillée, mêlée avec cette eau, n'en a pas paru sensiblement altérée.

La dissolution d'acétite de plomb dans l'eau distillée, versée dans cette eau, a été décomposée : il s'est fait un précipité blanc tirant sur le gris.

D 4

La dissolution de nitrate d'argent n'y produit point de changement sensible.

Le nitrate de mercure dissous dans cette eau, donne un précipité qui acquiert une belle couleur jaune.

Vingt pintes de cette eau ont été soumises à l'évaporation, dans une terrine de grès, sur un bain de sable. Il ne s'est rien précipité pendant l'évaporation. Ces vingt pintes d'eau ont laissé, après la dessiccation, un résidu de couleur blanche, du poids de 61 grains, ce qui fait 3 grains et un vingtième par pinte d'eau.

Ce résidu jeté dans une fiole, on a versé dessus une once d'eau distillée. On a placé la fiole un instant sur des cendres chaudes, pour faciliter la dissolution des parties dissolubles. On a filtré la liqueur, et on l'a exposée à l'évaporation spontanée : elle a produit des cristaux irréguliers de *natrum*.

Ce qui étoit resté sur le filtre a été séché et pesé. Il pesoit environ moitié du résidu, ce qui prouve que les eaux savonneuses tiennent en dissolution à-peu-près autant de substance saline que de matière terreuse.

On a versé du vinaigre distillé sur ce résidu, que l'eau n'avoit pu dissoudre ; il a occasionné une légère effervescence : lorsqu'elle a cessé, et que l'on a été assuré que cet acide n'avoit plus d'action sur cette substance, la liqueur a été filtrée ; puis on y a versé de l'alkali fixe très-pur en liqueur : il a occasionné un précipité blanc, qui, à l'examen, s'est trouvé être de nature calcaire et de la magnésie. On a versé de l'acide sulfurique sur l'autre partie de ce résidu, que l'eau et le vinaigre n'avoient pu dissoudre ; il y a encore eu un mouvement d'effervescence. La liqueur filtrée, évaporée et soumise à la cristallisation, a fourni des cristaux de sélénite à base vitrifiable.

Le résidu terreux sur lequel les acides n'avoient plus d'action, avoit une couleur jaunâtre. Pour savoir s'il ne contenoit pas un peu de fer, on en a pris une partie que l'on a mêlée avec un peu d'huile, et on a exposé le tout au feu. On en a approché le barreau aimanté, qui a attiré quelques parcelles de fer.

L'autre partie a été exposée à un feu violent dans un creuset, et après l'avoir bien lavée et fait sécher, elle s'est convertie en une espèce de porcelaine ou fritte de verre.

Les deux sources d'eau savonneuse ont absolument donné les mêmes résultats.

Toutes ces expériences démontrent que les eaux dites *savonneuses* de Plombières sont de même nature que les eaux thermales, puisqu'elles contiennent les mêmes principes; qu'elles n'en diffèrent que par le peu de gaz qu'elles contiennent, et par une quantité moindre de moitié environ d'alkali et de principe terreux, et parce qu'elles sont froides (cette dernière différence est la plus importante pour la pratique); car, quant au fer, elles en contiennent si peu que cela mérite à peine attention.

Le prétendu savon qui a fait nommer ces eaux *savonneuses*, se trouve également dans les rochers d'ou sortent les eaux chaudes. C'est une substance terreuse, qui happe à la langue, et qui est douce au toucher, comme la plupart de nos argiles. Cette matière est de diverses couleurs; tantôt parfaitement blanche, tantôt de couleur ochreuse, souvent noire, ou veinée de noir, à-peu-près comme le savon.

Les couleurs d'ochre et noire annonçoient la pre-
sence du fer; c'est pourquoi Nicolas a imaginé de
soumettre cette substance à des expériences, pour
s'en assurer. Il a pulvérisé une certaine quantité de
celle de couleur d'ochre; il l'a mêlée avec un peu
d'huile, et ensuite l'a soumise au feu dans un creuset.
La combustion de l'huile ayant eu lieu, il a présenté
à la matière un barreau aimanté, lequel a attiré
quelques paillettes de fer.

La matière veinée de noir, soumise à la même
épreuve, a donné le même résultat.

La noire calcinée a donné également quelques
paillettes de fer. Cette matière noire pulvérisée et
jetée dans l'acide sulfurique, y devient blanche,
parce que le fer qui colore cette substance est dissous
par cet acide.

Les acides minéraux versés sur ces substances ter-
reuses, y occasionnent une effervescence peu sensible. La matière se délaie peu-à-peu, et prend la
forme et la consistance d'un mucilage épais, lequel,
étant étendu dans un peu d'eau distillée, et la liqueur
filtrée ensuite avec de l'alkali fixe en liqueur, donne
un précipité terreux de nature calcaire, et de la
magnésie.

Ces différentes matières soumises à un coup de feu
violent, se convertissent en porcelaine un peu vitreuse, c'est-à-dire, qui au coup d'œil ressemble à
de l'émail fondu.

Il résulte, 1°. de toutes ces expériences, que le prétendu savon est une espèce de terre argileuse unie
à une terre vitrifiable.

2°. Que cette matière pourroit bien n'être que le
spath qui auroit été tenu en dissolution, dit Nico-

las , par l'intermède du fluide électrique, et ensuite déposé entre les fentes des rochers par l'abandon de ce principe.

3°. Que le peu de matière calcaire que l'on trouve dans cette substance n'est peut-être qu'un produit de la décomposition de la terre vitrifiable par le fluide électrique.

4°. Que les différentes couleurs de ce prétendu savon ne sont que le produit du mélange du fer sous différens états avec cette matière.

Nicolas, qui est un excellent chimiste, a traité son sujet comme tel, et n'a parlé que secondairement, et en passant, des vertus médicinales des eaux de Plombières. Elles agissent, dit-il, comme eaux très-legères et munies en outre de principes qui, quoiqu'en petite quantité, ne laissent pas que d'ajouter à leur vertu dissolvante, apéritive et désosbtruante. C'est pourquoi il n'est point étonnant qu'elles ayent opéré ce qu'elles opèrent encore tous les jours, tant de cures admirables.

CHAPITRE III.

Ayant à cœur de voir confirmer les expériences de Nicolas, sur-tout la chimie ayant fait des progrès marquans depuis 1778, et n'osant me fier à mes seules lumières dans cette partie, je priai l'hiver dernier, lorsque j'étois à Paris, le citoyen Vauquelin de vouloir bien s'occuper de cet objet avec toute l'attention qu'il met ordinairement à tout ce qu'il fait. Il accueillit ma prière avec cette honnêteté et cette modestie qui le caractèrisent si bien. Je lui procurai un résidu que j'avois obtenu moi-même par l'évaporation à Plombières, et de plus une certaine quantité de bouteilles d'eau thermale, que j'avois fait remplir sous mes yeux à la fontaine du Crucifix. J'ai été témoin des opérations analytiques du citoyen Vauquelin, et je crois rendre service à mes lecteurs, en rapportant ici les détails et le resultat de son travail.

ANALYSE DE L'EAU THERMALE DE PLOMBIÈRES, PAR LE CITOYEN VAUQUELIN.

Des propriétés physiques.

On entend par propriété physique des eaux, la couleur, la saveur, la température, l'odeur, le poids spécifique, la douceur au tact, etc. Comme ces qualités dépendent directement des substances qu'elles tiennent en dissolution, ou en suspension, il est important dans toute analyse de ce genre, de commencer par cet examen, pour se tracer une marche à suivre, et employer les moyens les plus convenables à cette sorte de travail.

Cet examen préalable peut apprendre à ceux qui ont les sens exercés, quelle est la nature de la plupart des corps contenus dans les eaux naturelles; il peut même donner des notions assez exactes sur les propriétés médicinales de ces eaux.

L'eau de Plombières n'a point de couleur; sa saveur est extremement foible; cependant à la longue elle produit une sensation salée et lixivielle. Son odeur est un peu fétide (1) et comme sulfureuse, quoique par aucun moyen on n'y puisse découvrir la présence du soufre. Son poids spécifique ne diffère pas sensiblement de celui de l'eau commune.

A ces recherches préliminaires doivent succéder les essais par les réactifs, desquels on tire des inductions plus sûres et plus exactes sur la nature des matières dissoutes dans ces eaux. Mais pour juger sainement de chaque espèce de corps que les eaux recèlent, il faut employer des agens bien purs, et avoir beaucoup l'habitude d'observer leurs effets; car ils sont souvent complexes, ou équivoques.

Essais par les réactifs.

1°. L'eau de Plombières versée sur de la teinture de violette, la verdit très-sensiblement.

2°. Le muriate de baryte, y forme un précipité blanc.

---

(1) Cela a pu paroître tel, les eaux ayant séjourné quelque tems dans les bouteilles; car à la source cela ne paroit point.

5°. Le nitrate d'argent, un précipité jaune-brun.

4°. L'acétite de plomb, un précipité blanc abondant.

5°. L'oxalate d'ammoniaque, un précipité blanc très-petit.

6°. L'eau de chaux, un nuage floconneux assez abondant.

7°. L'ammoniaque, un très-petit nuage blanc.

8°. L'hydrosulfure de potasse et l'acide nitrique n'y ont produit aucun effet sensible.

9°. L'infusion de noix de galle et le prussiate de potasse n'ont rien fait dans cette eau.

Inductions que l'on peut tirer des effets des réactifs sur l'eau de Plombières.

La couleur verte qu'a prise la teinture de violette, mélangée à l'eau de Plombières, prouve qu'elle contient une substance alkaline quelconque. Le précipité insoluble dans l'acide nitrique, formé par le muriate de baryte dans cette eau, démontre l'existence d'un sulfate alkalin; car tout autre en seroit exclu par l'alkali.

Le dépôt occasionné par l'oxalate d'ammoniaque, fait connoître qu'il y a dans cette eau du carbonate de chaux, puisque tout autre sel calcaire seroit décomposé par l'alkali. Le nuage floconneux qu'occasionne la chaux, et qui se dissout avec effervescence dans l'acide nitrique et muriatique, indique que l'alkali est uni, au moins en partie, avec l'acide carbonique.

Telles sont les substances dont on puisse être certain de l'existence dans l'eau de Plombières, par l'effet des réactifs employés ; mais il ne faudroit pas en conclure qu'elle n'en contienne pas d'autres ; car il en est beaucoup qu'on ne peut pas rendre sensibles par ces moyens. Il faut avoir recours , pour arriver à une connoissance parfaite de tout ce qui existe dans une eau minérale, à l'évaporation opérée par une chaleur douce.

Cette opération exige un grand ménagement pour donner un résultat certain. Si la chaleur étoit trop forte sur la fin de l'évaporation sur-tout , on risqueroit de volatiliser, ou de décomposer quelques-unes des substances contenues dans l'eau. Il n'est pas moins nécessaire d'employer pour ce travail des vases sur lesquels les principes de l'eau n'ayent pas d'action , sans cela le résidu seroit altéré.

Évaporation de l'eau , et phénomènes qu'elle a présentés pendant cette opération.

Douze pintes, mesure de Paris, de cette eau évaporée avec soin dans une bassine d'argent ont fourni 79 grains de résidu sec. On a remarqué que vers le milieu de l'évaporation , il s'est formé une grande quantité de flocons bruns et légers qui flottoient dans toute l'étendue de la liqueur. On a également observé que la couleur du résidu étoit noire, avant qu'il ne fût entièrement desséché, et qu'il prît une couleur grise foncée par la dessiccation parfaite. On s'est de même aperçu que ce résidu exhaloit, quand il étoit chaud , une odeur de colle-forte dissoute dans l'eau.

J'observe que l'évaporation de l'eau fut achevée dans une capsule de porcelaine, pour éviter qu'il n'arrivât quelque changement dans la nature des principes qui composoient le résidu.

Ce résidu avoit une saveur chaude, âcre et alkaline. Il attiroit sensiblement l'humidité de l'air, et reprenoit en même tems la couleur brune-noirâtre qu'il
avoit avant la dessiccation complète. Il produisoit
une vive effervescence avec l'acide muriatique, même
étendu d'eau.

Traitement de ce résidu par l'alkool, et examen des matières qu'il a dissoutes.

Ce résidu introduit dans un petit matras avec 3 ou
4 parties d'alcool, et exposé pendant quelques heures
à la chaleur d'un bain de sable fin, fut réduit par cette
opération à 70 grains. L'alcool avoit acquis une couleur jaune d'ambre; évaporé spontanément, il laissa
une petite quantité de muriate de soude, mêlé d'un
peu d'alkali caustique difficile à estimer. On n'a trouvé
dans ce résidu aucune trace de sels déliquescens terreux, ce qu'on auroit pu prévoir *à priori*, puisque
l'alkali n'auroit pu y coexister. La raison pour la-
qu'elle l'alkool a dissous ici le muriate de soude, c'est
qu'il contenoit une certaine quantité d'eau ; et je crois
qu'on pourroit employer cet agent à 34 ou 55 degrés
avec succès, pour séparer le muriate de soude des
résidus des eaux minérales, lorsqu'ils ne contien-
droient pas de sels déliquescens. L'alcool a donc
enlevé 7 à 8 grains de muriate de soude au résidu
des eaux de Plombières.

Traitement du résidu des eaux par l'eau froide.

Après avoir fait passer l'alcool sur le résidu dont
il est question, on l'a fait digérer, pendant quelque
tems, dans sept à huit parties d'eau distillée ; bientôt
celle-ci a pris une couleur rougeâtre : elle moussoit
par

par l'agitation, et exhaloit une odeur lixivielle très-
sensible. Cette lessive filtrée avec le résidu, fut soumise à l'évaporation; elle donna d'abord des cristaux
qui avoient toutes les propriétés du sulfate de soude;
elle fournit ensuite d'autres cristaux en aiguilles, qui
faisoient efferverscence avec les acides : c'étoit du carbonate de soude. Outre ces deux espèces de sels , la
liqueur contenoit encore quelque portion de muriate
de soude, que l'alcool n'avoit pas dissous. Comme il
est extrêmement difficile de séparer ces différens sels
par la cristallisation , sur-tout lorsqu'on opère sur une
petite quantité de matière, on a suivi une autre méthode pour en connoître les quantités. Pour trouver
celle du carbonate de soude, on a mêlé au résidu une
quantité suffisante d'acide nitrique pour le saturer ,
et ce point a été fixé par la cessation de l'effervescence; ensuite, on a cherché, par une expérience de
comparaison , combien la même quantité de cet acide
a pu saturer de carbonate de soude cristallisé; de là ,
il est résulté, que le résidu contenoit 26 grains de
cet alkali à l'état de cristallisation. On a obtenu la
quantité de sulfate de soude au moyen du muriate
de baryte qu'on a versé dans la solution du résidu,
jusqu'au point où il ne s'est plus formé de précipité.
Par le poids du depôt lavé et calciné, on a eu 28
grains et demi de sulfate de soude. Enfin , pour connoître la dose de muriate de soude que contenoit encore la liqueur, on y a mêlé une dissolution de nitrate d'argent, le poids du dépôt a indiqué 7 à 8
grains de muriate de soude; ainsi, cette quantité de
sel, et celle qui a été dissoute par l'alcool dans une
des opérations précédentes, en porte la quantité à
environ 15 ou 16 grains.

E

*Traitement du résidu par l'acide muriatique, et
examen des matières qu'il a dissoutes.*

La matière qui a été lavée successivement avec
l'alcool et l'eau, et qui a fourni les substances citées
plus haut, a été mise en digestion avec l'acide muriatique affoibli; il s'est produit une légère effervescence par ce mélange. Lorsque l'action de l'acide muriatique a été épuisée, on a étendu d'eau et filtré la
liqueur. Celle-ci, évaporée, a donné un sel déliques-
cent qui avoit toutes les propriétés du muriate de
chaux, lequel, décomposé par le carbonate de potasse, a fourni environ 7 grains de chaux carbona-
tée, parfaitement pure.

Il restoit encore une assez grande quantité de matière, que l'acide muriatique n'avoit point dissoute;
elle avoit une couleur grise, étoit douce sous les
doigts et très-légère : elle n'avoit aucune saveur.

*Examen de la matière insoluble dans les réactifs
précédens, sa nature, sa qualité.*

Les différentes épreuves, par lesquelles a passé le
résidu, dont il est question ici dans les opérations précédentes, avoit fait penser que c'étoit de la silice ;
en conséquence, on la fit fondre avec trois parties de
potasse caustique : on fit dissoudre le mélange dans
l'eau, et on le satura par l'acide muriatique. Cette dissolution évaporée s'est prise en gelée sur la fin de
l'évaporation ; et lorsqu'elle a été entièrement desséchée et lessivée avec l'eau, elle a laissé 16 à 17
grains d'une poudre blanche, qui avoit en effet tous
les caractères de la silice ; elle étoit extrèmement blan-

che. La liqueur d'où cette terre a été séparée, ne contenoit que du muriate de potasse, formé dans cette opération. L'eau de Plombières contient donc 1 grain et un tiers de silice par pinte.

Les différentes matières que nous avons indiquées dans les paragraphes ci-dessus, et qui constituent l'eau minérale de Plombières, sont accompagnées par une substance animale qui nous a paru avoir beaucoup d'analogie avec la gélatine, mais dont nous n'avons pu estimer exactement la quantité, que par approximation et par le déficit éprouvé.

Cette matière animale, dissoute dans l'eau sans doute à la faveur de l'alkali, se prenoit en gelée par le refroidissement de la liqueur suffisamment évaporée; elle avoit une couleur rougeâtre, une odeur de colle-forte fondue: ce qui nous a fait soupçonner que l'alkali contribuoit à sa solution dans l'eau, c'est que quand on a saturé l'alkali par l'acide nitrique, une grande partie de cette matière s'est séparée de la liqueur sous forme de flocons bruns.

Résumé, conclusion et réflexions sur l'état où sont les matières dans l'eau de Plombières.

Il résulte des expériences rapportées dans les différens paragraphes, que l'eau de Plombières contient six substances différentes; savoir:

1°. Du carbonate de soude, ou sel de soude;
2°. Du sulfate de soude, ou sel de glauber;
3°. Du muriate de soude, ou sel marin;
4°. De la silice, ou quartz;
5°. Du carbonate de chaux, ou terre calcaire;
6°. Enfin de la gélatine animale.

Les mêmes expériences font voir aussi que sur douze pintes d'eau, la quantité de la première de ces substances s'élève à 26 grains, la deuxième à 28 grains, la troisième à 15 grains, la quatrième à 16 grains, la cinquième à 7 grains, et la sixième à 13 grains, d'où l'on a pour chaque pinte :

1°. Carbonate de soude. . . . . . 2 grains $\frac{1}{6}$.
2°. Sulfate de soude. . . . . 2 $\frac{2}{3}$.
3°. Muriate de soude. . . . . . . 1 $\frac{1}{4}$.
4°. Silice. . . . . 1 $\frac{1}{3}$.
5°. Carbonate de chaux. . . . . . 0 $\frac{1}{2}$.
6°. Matière animale. . . . . 1 $\frac{1}{12}$.

Et pour chaque livre d'eau, environ

1°. Carbonate de soude. . . . . . 1 $\frac{1}{12}$.
2°. Sulfate de soude. . . . . . . 1 $\frac{2}{6}$.
3°. Muriate de soude. . . . . . . 0 $\frac{5}{12}$.
4°. Carbonate de chaux. . . . . . 0 $\frac{1}{4}$.
5°. Silice. . . . . 0 $\frac{2}{3}$.
6°. Matière animale. . . . . . . 0 $\frac{13}{24}$ ou $\frac{1}{2}$ g.

Il faut observer que dans l'estimation de ces différentes substances, on les a supposées à l'état de cristallisation, et non à l'état de siccité, parce que c'est ainsi que les gens de l'art les ordonnent en médecine. Les seules matières qui, dans l'eau de Plombières, paroissent avoir quelqu'action sur l'économie animale par l'usage intérieur, sont les carbonate, sulfate et muriate de soude ; car la silice et le carbonate de chaux, doivent être considérés comme des corps à peu-près inertes et de nulle valeur pour la guérison des maladies ; mais il est probable que la matière animale, dont la quantité est assez considérable dans l'eau de Plombières, produit de bons effets dans son emploi pour les bains : c'est elle qui sans doute communique à l'eau cette douceur , et cet état savonneux qui convient si bien pour donner de la souplesse à la peau, et guérir certaines maladies dont elle est quelquefois attaquée.

Déjà plusieurs chimistes avoient fait avant moi, dit Vauquelin, l'analyse des eaux de Plombières, et le Citoyen Nicolas, dont le travail sur cet objet est un des plus exacts, y a aussi trouvé de la silice ; et sachant que cette substance n'est pas soluble par elle-même dans l'eau simple, il a eu recours à l'acide fluorique pour expliquer sa présence à l'état de dissolution dans l'eau de Plombières ; mais il n'a pu démontrer l'existence de cet acide par aucun moyen , ce qui n'est pas étonnant, car il n'y en a véritablement point ; il seroit même difficile d'admettre cet acide, combiné à la silice, dans les eaux de Plombières, sans forcer, en quelque sorte, les lois de l'affinité, puisqu'il y a dans ces eaux une certaine quantité d'alkali libre. Il me paroît beaucoup plus naturel d'attribuer la dissolution de la silice dans l'eau de Plombières à l'alkali lui - même , dont une partie existe à l'état caustique, et qui, comme on sait, se combine facilement à cette terre et la rend soluble. Au reste, quelle qu'en soit la cause première , il est certain que cette matière y est intimément combinée et parfaitement dissoute ; car l'eau qui a fait le sujet de cette analyse, a été passée avant l'évaporation à travers un papier *Joseph* double, et l'état pulvérulent, floconneux et léger sous lequel s'est présentée la silice, dans le résidu de l'évaporation, est une preuve bien certaine qu'elle avoit été tenue en dissolution.

E 3

Il est assez commun de trouver de la silice dans les eaux naturelles, mais il est rare qu'elle s'y rencontre en si grande quantité, quand l'eau ne contient pas quelques substances propres à la dissoudre.

Les chimistes qui ont fait l'analyse des eaux de Plombières, y ont reconnu une matière qu'ils ont regardée comme un bitume, mais ils ont été dans l'erreur à cet égard; ce n'est point en effet un bitume, mais bien une substance animale qui m'a paru avoir beaucoup d'analogie avec l'albumine, ou la gélatine animale; car elle forme gelée par le refroidissement de sa dissolution, et elle produit à la distillation l'ammoniaque et l'huile empyreumatique et fétide. Il seroit difficile d'expliquer exactement l'origine de cette substance, car nous n'avons pour cela aucune donnée certaine, et il n'est permis en ce moment que de faire quelque supposition plus ou moins vraisemblable. L'on peut croire, par exemple, que les eaux qui sourdent à Plombières, passent, en parcourant l'intérieur de la terre, sur des substances qui ont appartenues autrefois à des corps organisés, et probablement à des animaux, dont les restes, quand ils sont exactement privés du contact de l'air, se conservent, comme on sait, pendant très-long-tems. C'est à la présence de cette matière, que l'on doit attribuer l'odeur et la saveur fétide que contractent les eaux de Plombières, quelque tems après qu'elles sont tirées de leur source, parce qu'elles se décomposent par le repos, et produisent un gaz hydrogène carboné, et peut-être azoté, fort semblable à un gaz putride qui se développe pendant la putréfaction des matières animales. Cette eau n'est pas la seule qui recèle des débris de corps organisés. J'ai eu occasion de la reconnoître, dit Vauquelin, dans les eaux de Dax et de Dussat : celles-ci en contiennent même une si grande quantité, qu'elles en déposent une partie dans les bassins par le repos, et à mesure qu'elles se refroidissent. Cette matière se présente sous la forme de nuages blancs demi-transparens, et gluans à peu-près comme du frai de grenouilles. Le médecin de ces eaux m'en a remis une assez grande quantité, qu'il avoit ramassée à l'aide d'un tamis fin, et qu'il avoit fait dessécher ensuite; elle m'a offert, à l'analyse, toutes les propriétés de la corne. C'est assurément une chose remarquable que la présence des matières animales, dans des eaux qui circulent dans l'intérieur de la terre, et notamment des montagnes primitives. Elle peut offrir d'amples sujets de méditation aux géologistes et aux zoologistes, pour expliquer les révolutions que peut avoir éprouvé notre globe.

Celle qui existe dans l'eau de Plombières, y est, à ce qu'il me paroît, dissoute par une partie de l'alkali; car, quand elle a été réduite sous un petit volume, par l'évaporation, et qu'on sature l'alkali au moyen d'un acide, elle se sépare sous la forme de flocons rougeâtres, qui ne sont plus solubles dans l'eau simple, ainsi qu'on l'a dit plus haut.

Je termine ce travail en observant que l'analyse de l'eau de Plombières a été recommencée deux fois sur des quantités égales, et que toutes deux ont fourni absolument les mêmes principes, et dans des proportions à très-peu près semblables.

Je m'abstiendrai de parler des propriétés médicinales que doit avoir l'eau de Plombières, dit Vauquelin; c'est aux gens de l'art, et sur-tout au mé-

E 4

decin qui l'administre depuis long-tems, à prononcer sur ses effets, d'après les données que leur offre cette analyse. Ils démèleront ce qui doit appartenir à chaque substance en particulier, ou au concours de leur réunion, en tenant compte toutefois de ce que l'on obtient de l'emploi de l'eau simple, élevée à la même température que celle de Plombières.

Ce nouveau travail du Citoyen Vauquelin, sur l'eau thermale de Plombières, en confirmant une partie des idées de Nicolas sur la même matière, rectifie cependant l'analyse de ce dernier chimiste, qui a fait la sienne il y a un peu plus de vingt ans, et qui sûrement, s'il la recommençoit de nos jours, se rapprocheroit de l'opinion de Vauquelin, attendu la grande masse de connoissances nouvelles que les chimistes ont acquise depuis vingt ans : peut-être que d'ici à vingt ou trente ans, l'analyse des eaux de Plombières acquerra encore un nouveau degré de perfection, sur-tout relativement à cette matière animale qu'elles contiennent, et au feu ou calorique qui les échauffe, et qui doit être compté pour beaucoup dans leurs effets médicinaux. Néanmoins, toutes les analyses faites jusqu'à ce jour des eaux de Plombières, s'accordent dans un point essentiel, qui est de reconnoître, dans ces eaux, une substance alkaline, à laquelle elles doivent leur vertu fondante; vertu évidemment prouvée par les faits de pratique les plus nombreux. Toutes les analyses prouvent de même leur qualité douce et onctueuse, que les uns ont attribuée à une terre savonneuse; les autres, à une matière animale de la nature de la gélatine. Cette qualité est sensible au toucher et sur la peau. D'après l'analyse de Vauquelin, le médecin praticien pourra expliquer la vertu fondante, incisive, dé-sobstruante de l'eau de Plombières par l'action du carbonate, du muriate et du sulfate de soude qu'elle contient, quoiqu'auparavant son expérience lui eût déjà fait connoître cette propriété dans l'eau de Plombières. Quant à leur vertu diaphorétique bien établie et bien constatée aussi par l'expérience, le praticien l'attribuera toujours à l'eau bien impré-gnée de calorique libre. Ainsi, les eaux de Plombières peuvent être regardées comme un médicament aussi bien connu qu'aucun autre, et par la théorie et par la pratique. C'est une eau très-légère, qui a quelque chose de doux et d'onctueux, qui contient différens sels à base de soude, et qui est imprégnée de beau-coup de calorique libre. C'est donc un excellent dé-layant, atténuant, fondant qui agit, et sur les soli-des et sur les fluides, soit qu'on l'applique intérieu-rement ou extérieurement, et qui excite sur-tout les excrétions des urines et de la transpiration, et pré-pare merveilleusement la coction et l'excrétion de l'humeur morbifique. La savonneuse est moins riche en principes que la thermale ci-dessus, sur-tout en calorique, et la ferrugineuse contient en outre un quart de grain de fer par pinte : telle est la nature des eaux de Plombières.

CHAPITRE IV.

IL ne nous reste plus à parler que de l'ouvrage de Didelot ; il est intitulé : *Avis aux personnes qui font usage des eaux de Plombières* ; ou *Traité des eaux minerales, dans lequel on expose les diverses manières d'user de ces eaux ; le régime qu'il convient de suivre, les différentes maladies pour lesquelles elles doivent être administrées ; avec plusieurs observations de pratique pour en constater les effets :* par M. Didelot, médecin-chirurgien associé et correspondant de plusieurs Académies et Sociétés littéraires, etc. Imprimé à Bruyères, chez la veuve Vivot, en 1782.

Cet ouvrage, dont j'ai déjà donné l'analyse dans mon *Journal* des eaux de Plombières, pour l'année 1796, ou an 4 de la République, ne contient rien de nouveau ni sur la physique, ni sur la chimie, ni sur la manière d'administrer les eaux de Plombières. L'auteur y donne quelques bons avis, qui cependant, pour la plupart, avoient été donnés déjà par le docteur Lemaire. Mais il a répandu çà et là dans cet ouvrage, plusieurs préceptes au moins inutiles, et plusieurs erreurs que j'ai cru devoir relever. Tout ceci n'ôte rien au mérite chirurgical de Didelot, ni ne doit m'empêcher de faire connoître les erreurs dans lesquelles il est tombé. Elles auroient pu être plus fréquentes encore, attendu que Didelot n'ayant jamais été médecin des eaux de Plombières, et n'y ayant fait que des séjours momentanés, ne devoit pas en connoître parfaitement l'usage et l'administration. Ceci est vrai, quoi qu'en dise un médecin du lieu, qui, pour de bonnes raisons à lui connues, a essayé de soutenir que tout médecin et chirurgien devoit connoître et savoir diriger l'usage et l'emploi des eaux de Plombières, tout au moins aussi-bien que le médecin qui en fait son étude habituelle.

Didelot, par exemple, défend *de couper les eaux savonneuses avec l'eau thermale, et de faire chauffer les premières, parce que*, dit-il, *le moindre degré de chaleur qu'éprouvent ces eaux les prive de leur gaz, et les ramene à la qualité d'eau thermale simple.*

1°. Le gaz des eaux savonneuses est si peu de chose, que jamais personne ne les a ordonnées pour ce gaz.

2°. Quand on fait chauffer ces eaux, soit au bain-marie, soit par l'addition d'un peu d'eau thermale, c'est que l'estomac du malade les digère mieux de cette manière qu'étant froides, et alors tout raisonnement doit céder à l'expérience : en outre, quand on les boit ainsi légèrement échauffées, elles ne sont pas pour cela privées de tout leur gaz, puisque tous les jours on boit des eaux de Bussang et de Selz, qui sont gazeuses, et qui, quoique chauffées au bain-marie, conservent encore leur saveur piquante, et que même, chauffées au vingtième degré, elles ne sont point sensiblement altérées, comme Nicolas l'a expérimenté sur les eaux de Bussang. On peut donc boire sans crainte les eaux savonneuses chauffées, soit au bain-marie, soit par l'intermède de l'eau thermale ; on doit même le faire, quand l'estomac ne peut les digérer froides.

Didelot se trompe quand il dit au commencement de l'article V de son livre : *Que les cures surpre-*

*nantes qu'on a obtenues souvent par l'eau à la glace,
sont plutôt dues à la vertu dissolvante de l'eau, à
sa pénétrabilité, et à sa qualité adoucissante, qu'au
froid qu'on lui a communiqué par la glace.*

Les vertus de l'eau à la glace sont bien constatées,
et le froid dont elle est frappée entre pour beaucoup
dans ses qualités médicamenteuses, parce qu'il la
rend tonique; et c'est une erreur d'imaginer que le
froid n'ajoute rien à son efficacité. Quand il faut un
remède d'une qualité plus tonique et plus stimulante
que celle dont jouit l'eau de Plombières, l'eau à la
glace lui est préférable. J'en ai vu plusieurs exemples
à Plombières; je n'en citerai qu'un. Une femme avoit
une rétention d'urine occasionnée par atonie de la
vessie : les bains de Plombières n'opérèrent aucun
changement; je fis appliquer sur le bas-ventre des
linges trempés dans de l'eau très-froide, et sur-le-
champ la malade urina abondamment.

Didelot, en parlant de la douche, dit qu'il ne faut
la prendre qu'après quatre ou cinq bains, afin que
les fibres soient rendues flexibles et souples. Ce conseil donné vaguement ne signifie rien, attendu que,
le plus souvent, quatre ou cinq bains ne sont rien
moins que suffisans pour mettre le malade en état
de recevoir la douche avec succès, ou sans danger.
Combien de fois j'ai vu, dans des cas d'obstructions,
d'engorgemens des viscères, accompagnés de douleur, de tension, d'érétisme, que ces malades avoient
besoin de prendre, 10, 15, 20, 30 bains avant de
pouvoir recevoir la douche.

Il dit aussi qu'il ne faut prendre la douche qu'au
sortir du bain. Cette méthode est bonne, c'est-à-dire,
qu'il faut prendre le bain avant d'aller à la douche,

pour les raisons énoncées tout-à-l'heure ; mais cela n'empêche pas de retourner une seconde fois au bain, après la douche ; pratique qui est quelquefois non-seulement utile, mais nécessaire, quand la douche a un peu fatigué, un peu irrité : alors un bain tempéré qui lui succède, calme et délasse.

Didelot prétend qu'on ne doit jamais recevoir la douche sur la tête, parce que, dit-il, il en résulte-roit des commotions violentes au cerveau, une trop grande raréfaction dans les liquides de ce viscère, et qu'on pourroit faire sortir un œil de son orbite.

J'ai vu et fait prendre souvent la douche sur la tête sans qu'il en soit résulté aucun des inconvéniens re-doutés par Didelot. Il est vrai qu'on ne doit la faire prendre sur la tête qu'avec les précautions requises, qui sont : de n'employer d'abord qu'une eau très-tempérée, comme au 26 ou 27e. degré ; de ne la faire tomber que d'une hauteur modérée, comme d'un pied ou deux ; de n'employer qu'un très-petit tuyau, et de ne la donner d'abord que pendant quatre ou cinq minutes : en outre, il est utile, dans ces cas, d'avoir les cheveux courts, afin qu'il soit plus aisé de bien ressuyer la tête après la douche. Avec ces précau-tions, on parvient à recevoir la douche d'une manière plus forte et plus longue sur cet organe, et cela non-seulement sans inconvénient, mais avec succès dans plusieurs affections morbifiques de la tête, et qui attaquent sur-tout les tégumens.

Didelot, qui recommande les frictions pendant ou après la douche, dans plusieurs affections, les défend dans la paralysie et les rhumatismes ; il dit qu'on en sent facilement la raison. Pour moi, j'avoue que, loin de la sentir, je ne la sens pas du tout, et qu'il

me semble que des frictions, qui ne peuvent que réveiller le jeu des nerfs, qui est gêné dans la paralysie, et souvent dans le rhumatisme, et qui sont
propres à favoriser la transpiration, ne peuvent être
nuisibles.

Il tombe dans une grande erreur, et qui démontre
son peu d'habitude d'administrer les eaux de Plombières, quand il dit qu'on ne doit prendre la douche
sur les viscères de l'abdomen qu'avec les précautions
qu'il indique, et qui sont, de faire en sorte que la
partie qu'on veut doucher soit couverte, ou d'un
pouce d'eau, ou d'une serviette pliée en plusieurs
doubles. Ces précautions seroient excellentes pour
rendre la douche inutile. Il ne faut doucher une
partie que quand elle est en état de recevoir cette
action de l'eau ; mais il faut que l'eau de la douche
tombe immédiatement sur la peau, afin qu'elle pénètre.

Didelot se récrie contre la méthode d'envoyer les
malades de l'hôpital au bain après qu'ils avoient mangé.
Il a raison, si cette méthode a existé ; mais je sais bien
que durant les années que j'ai suivi cet hôpital, les malades alloient au bain dès le matin, et avant d'avoir
mangé. Quant à la briéveté des saisons qu'on accordoit
à ces malheureux, j'ai toujours crié contre, et j'avois
demandé que chaque pauvre fît au moins une saison
d'un mois au lieu d'une de quinze jours, par la raison
qu'on ne pouvoit guère opérer de cure ni de soulagement sensible en quinze jours.

Quant à la précaution que recommande Didelot,
de se purger avant de boire, ou de se baigner, elle
est souvent bonne, mais point d'une nécessité absolue, à moins qu'il n'y ait une indication manifeste
de le faire.

La précaution de s'accoutumer insensiblement et par gradation à la boisson et à la durée du bain est fort bonne, et on a tort d'y manquer.

Didelot termine son ouvrage par recommander un régime convenable durant l'usage des eaux. Tout ce qu'il dit à ce sujet se réduit à des préceptes généraux desobriété et de tempérance, qui sont bons sans doute, mais qui malheureusement sont plus rebattus dans les livres de médecine qu'observés par les malades. Notre auteur se plaint, et ce n'est point à tort, que les hôtes de Plombières font faire trop bonne chère aux malades. Ce qu'il y a de certain, c'est que les belles cures que j'ai vu s'opérer à Plombières, sur-tout celles de maladies graves interessant les principaux viscères, n'ont eu lieu que chez des malades qui suivoient scrupuleusement les avis que le médecin leur donnoit sur le régime. On peut donner un précepte général qui convient à tout le monde, c'est de ne jamais manger trop. La trop grande diversité des alimens est cause que l'on péche souvent contre ce précepte. On ne mange guère de chaque chose, dit-on ; cela peut être, mais à force de les multiplier, il arrive que l'on mange toujours trop. Quant à l'assaisonnement, il doit être simple. Les viandes rôties, bouillies ou grillées, et quelques herbages ou bouillons, voilà la nourriture qui doit suffire. Quelque bon que soit un remède, il est impossible qu'il guérisse un malade, qui, tous les jours, énerve les forces de son estomac, et fait un sang de mauvaise qualité : j'en dirai autant des passions fortes qui pervertissent les fonctions du système nerveux, sans la régularité desquelles toutes les autres fonctions organiques sont bientôt bouleversées. La qualité des alimens n'est pas aussi susceptible d'une règle générale. Il y a tel aliment qui est absolument nuisible à tel malade, et qui peut convenir à un autre. C'est au malade à être de bonne foi et courageux, et à s'abstenir de tout ce qui lui fait mal. Les bons fruits mûrs ne sont point nuisibles de leur nature ; cependant il y a des estomacs qui ne peuvent les supporter ; alors il faut en faire le sacrifice. L'exercice convient à tout le monde, ou peu s'en faut, et l'on péche bien plus souvent en n'en faisant pas assez, qu'en en faisant trop. Il y a bien peu d'estomacs que la pâtisserie n'incommode, et il n'y en a point auquel elle soit nécessaire. Le vin trempé est souvent un remède efficace ; quelquefois il nuit, il nuit toujours, quand il cause des aigreurs. J'en dirai autant du café, qui est quelquefois un remède, et souvent un poison. Les liqueurs conviennent rarement. Le chocolat avec un peu de vanille réussit souvent.

Tels sont les Ouvrages connus qui ont parlé des eaux de Plombières.

SECTION

SECTION SECONDE.

CHAPITRE I.

TOPOGRAPHIE MÉDICALE DU DÉPARTEMENT DES VOSGES.

LES Vosges, qui faisoient partie de la ci-devant province de Lorraine, forment aujourd'hui un des départemens de la France. Ce département est placé entre les 47 et 48e. degrés de latitude, et entre les 24 et 25e. degrés de longitude. Les jours les plus longs y sont de 16 heures, et les plus courts de 8 heures.

Ce département a environ 218 lieues quarrées (62 miriares, 52 hectares, 10 ares, 81 mètres) et contient 303,695 habitans. Il est terminé au N. par les départemens du Bas-Rhin, de la Meurthe et de la Meuse : à l'E. par ceux du Haut et du Bas-Rhin : au S. par ceux du Haut-Rhin, de la Haute - Saône et de la Haute-Marne : à l'O. par ceux de la Haute-Marne et de la Meuse.

Le département des Vosges ne contient point de ville considérable. Epinal, qui en est le chef-lieu, ne compte qu'environ 8,000 habitans.

Le caractère des Vosgiens est généralement confiant, gai, franc, ouvert, généreux, hospitalier. De tout tems ils ont aimé le métier des armes et leur patrie. Aussi ce département vient-il de donner son nom à une des places de Paris pour récompense des son zèle à payer ses contributions et à fourni soldats aux armées.

On partage les Vosges en pays de plaine et pays de montagne. On appelle communément *la plaine*, ou *plat Pays*, la partie de ce département qui comprend les arrondissemens de Mirecourt, Neufchâteau, et une partie de l'arrondissement d'Épinal, celle du nord-ouest. Et on appelle *la montagne* les arrondissemens de St.-Diez, de Remiremont, et l'autre partie de l'arrondissement d'Epinal.

Lors de la première division des départemens en districts, celui des Vosges comprenoit dix districts, savoir : Epinal, Mirecourt, Neufchâteau, Lamarche, Darney, Remiremont, Bruyères, Ramberviller, St.-Diez et Senones.

Ces districts étoient sous-divisés en 68 cantons. Maintenant la division du département des Vosges est comprise dans cinq arrondissemens, qui sont Epinal, St.-Diez, Remiremont, Mirecourt et Neufchâteau.

Le Préfet fait sa résidence à Epinal. Il y a 4 Sous-Préfets qui résident à St.-Diez, Remiremont, Mirecourt et Neufchâteau.

Quoique ce département ne soit ni un des plus riches, ni un des plus étendus, ni un des plus populeux de la France, il ne laisse pas que d'être très-intéressant pour le voyageur qui veut le parcourir et l'étudier. Il n'a point la monotone uniformité des pays de plaine. On y trouve une extrème variété de sites plus agréables les uns que les autres. Le pays, en général, est très-boisé, et on y rencontre beaucoup de montagnes et de vallées, des lacs, des sources, des ruisseaux et des rivières, dont la principale est la Moselle qui y prend sa source et qui le traverse du sud-est au nord-ouest.

En parcourant ce département, le voyageur voit la scène se changer presque à chaque pas. La nature déploie à ses yeux une telle variété d'objets, qu'il n'a qu'à admirer et à jouir. Après avoir vu des plaines fertiles en blé et entourées, soit de bois, soit de côteaux de vignes, il arrive sur des montagnes qu'il trouve couvertes de forèts, et dont la pente offre un riche pâturage, arrosé d'une belle eau. Après avoir eu sous les yeux un horizon presque sans bornes, il se trouve en un instant dans une vallée profonde hérissée de masses énormes de rochers, tantôt secs et arides, tantôt distillant une eau limpide et couverts de verdure, ou servant de cascade à un torrent qui se précipite avec fracas.

La plaine y offre une culture régulière. Les territoires d'Epinal, de Mirecourt, de Neufchâteau, de Charmes, de Ramberviller, produisent des grains de toute espèce. Les navettes, les colsats, les vignes y couvrent aussi la terre et les côteaux. Les villages y sont multipliés, et les villes, quoique petites, sont proprement bâties.

La partie montagneuse des Vosges a aussi sa fertilité dans un autre genre, et qu'elle doit à l'industrie d'une population nombreuse et à la grande quantité d'eau de source qui y circule. Ici les villages sont moins fréquens que dans la plaine ; mais il y a une infinité de maisons éparses qui couvrent les montagnes et les vallées.

Les habitans, sentant bien qu'ils ne pouvoient profiter d'un tel sol qu'en le convertissant en pâturages, ont forcé les sources qui y abondent à serpenter de mille manières, pour fertiliser ce terrain naturellement ingrat. Presque toutes ces montagnes, à l'aide de la nature et de l'art, présentent un aspect riant et sur-tout très-varié. Là ce sont des sarrazins en fleurs, là sont des champs de pommes-de-terre, qui offrent à l'habitant une ressource inappréciable. Plus loin on aperçoit un tapis de verdure couvert de vaches nourricières, dont le lait procure d'excellens fromages ; et çà et là on découvre des arbres fruitiers qui entourent les habitations, ou des hêtres qui donnent la faîne, ou des sapins qui distillent la résine.

Les forges, les manufactures de papier, les verreries, les faïenceries, les scieries, les tanneries, se rencontrent à chaque pas dans l'étendue du département des Vosges ; et il y a près des bains (1) à 4 lieues d'Epinal, et à la même distance de Plombières, une manufacture de fer-blanc qui le dispute à toutes celles de la France. Il y a aussi des mines d'argent et de plomb près de Plaine et de Laveline, de cuivre près de Fraise : mais les frais d'exploitation les ont fait abandonner.

Le commerce le plus considérable du département des Vosges consiste en fils, toiles, verreries, fers, navettes, dentelles, bois de merrain, papiers, cuirs, résine, bestiaux, fromages, faïence, instrumens de musique, sur-tout en violons, qui se fabriquent dans la seule commune de Mirecourt.

C'est dans le sein des montagnes des Vosges que prennent naissance les rivières suivantes : la Vraine, la Verre, la Moselle, la Mortagne, la Meurthe, le Mouzon, le Semouse, l'Avière, le Durbion, le Madon, la Sarre, le Rabot-d'Eau, la Bruche, la Plaine, la Vologne et le Neuné. Ces deux dernières sont remar-

____

(1) 2 myriamètres.

quables sur-tout par les perles qu'on y pèche, et dont quelques-unes sont assez belles.

Au milieu de ces montagnes se trouvent aussi plusieurs lacs dont nous parlerons dans les détails, ainsi que différentes eaux minérales qui y prennent leur source, et dont les plus connues sont celles de Plombières, Bains, Bussang, Contrexeville.

Plusieurs points des Vosges offrent des sources très-voisines l'une de l'autre, et dont une va se décharger dans la Moselle, et de là dans l'Océan, et l'autre va gagner la Saône et de là la Méditerranée.

Les grandes routes sont assez multipliées dans le département des Vosges. Elles étoient n'aguère en assez mauvais état, ainsi que toutes celles de la France; mais graces aux soins vigilans et actifs du Cit. Lefaucheux, Préfet du département, et à la bonne volonté des Vosgiens, plusieurs de ces routes sont réparées, et sur-tout celle d'Epinal à Plombières. Il ne faut pas douter que le Gouvernement ne s'occupe sérieusement de cet objet important, quand les dépenses urgentes de l'État seront moindres.

Le fond du sol dans les deux différentes parties des Vosges, *la plaine* et *la montagne*, est aussi différent que les productions qui y croissent. La plaine abonde en pierre calcaire, et la montagne en grès, granite et sable.

Les arbres les plus communs sont le hêtre, le chêne et le sapin.

La manière de vivre des Vosgiens diffère un peu. Celle de la plaine n'est pas tout-à-fait la même que celle de la montagne, ni celle de la ville la même qu'au village. Le langage ou patois des gens de la campagne varie aussi sensiblement dans les divers arrondissemens.

F 3

On mange dans la montagne du pain fort rude fait avec le sarrazin, l'avoine et les pois. On s'y nourrit aussi beaucoup de pomme-de-terre, et de laitage et du lard. Dans la plaine on mange du pain de froment et de seigle, de la viande et des fruits.

On boit beaucoup de vin dans les Vosges, plus cependant dans la plaine que dans la montagne, où il n'y a pas de vigne. Le vin du département des Vosges est un peu acide et peu riche en esprit. On y cultive sur-tout la grosse race de raisin, parce qu'elle manque moins souvent et rapporte plus. Le pays étant un peu froid, le raisin y mûrit moins parfaitement. On y boit aussi beaucoup d'eau-de-vie de marc, qui a ordinairement l'odeur d'empireume, et de l'eau de cerise ou kirschewaser qui se fait à Fougerolles et à Fontenoi près de Bains.

L'habitant des villes, soit dans la plaine, soit dans la montagne, mange du pain de froment, du bœuf, du veau, du mouton, du lard, du gibier, de la volaille, des légumes et des fruits.

La manière d'élever les enfans est à-peu-près la même dans la plaine que dans la montagne. La plupart des mères alaitent leurs enfans et leur font en même-temps manger de la bouillie, de la soupe et de la panade. Ils ont encore la mauvaise habitude de les tenir au maillot, et après le sevrage ils les nourrissent beaucoup de laitage, de pomme-de-terre et de fruits crus, ce qui ne contribue pas peu à leur donner un gros ventre, à former des sabures glaireuses dans les premières voies, qui deviennent des nids à vers.

La manière de se vêtir dans les Vosges n'est pas fort différente de celles des autres départemens de la France. Les habitans de la campagne s'habillent d'étoffes de

laine qu'ils fabriquent chez eux : les femmes s'en vêtis-
sent aussi et de toile rayée.

Les jeux auxquels s'amusent le peuple sont ordinairement les cartes et les quilles.

Les foires et les marchés sont assez fréquens dans
les villes des Vosges, et il se consomme beaucoup
dans ces occasions et du vin et de la bierre. Cette dernière boisson est aussi devenue fort commune dans les
Vosges, depuis quelques années.

Les mœurs des Vosgiens sont assez douces, et l'on
peut dire que, durant la révolution, le département
des Vosges est un de ceux où la tranquillité a été le
moins troublée.

Les montagnes des Vosges font partie de cette
chaîne de montagnes qui traverse l'Espagne, la France
et la Suisse : l'air en général est humide dans les Vosges, et les pluies y sont assez fréquentes, aussi les vins
et les alimens y ont-ils des sucs peu exaltés. Le vent
du midi y est chaud et humide ; celui d'occident plu-
vieux. Le vent d'est est sec, l'automne y est en général assez beau. Les Vosgiens sont fort exposés aux
maladies dépendantes des variations de la transpiration. La nature semble avoir voulu remédier à ces
inconvéniens en leur donnant les eaux chaudes de
Plombières.

Après les généralités qu'on vient de lire sur le département des Vosges, il convient de donner des
détails plus circonstanciés sur chaque arrondissement.

F 4

CHAPITRE II.

Arrondissement d'Épinal.

Épinal.

ÉPINAL, chef-lieu du département des Vosges, est éloigné de 13 lieues (7 myriamètres environ) de Nancy, qui est au nord; de 5 lieues de Plombières, (environ 3 myr.); de 10 lieues (6 myr.) de Luxeuil, qui sont au midi; de 10 lieues (5 myr.) de Bourbonne-les-Bains, qui est à l'ouest; de 10 lieues (6 myr.) de St.-Diez; 28 lieues (14 myr.) de Strasbourg, qui sont à l'est et nord-est.

La position d'Epinal est un peu enfoncée; la ville est entourée de montagnes qui n'en sont pas fort éloignées, de manière que son bassin n'est pas très-large: c'est une vallée d'environ une demi-lieue de largeur, et qui s'étend du S. au N; les montagnes allant toujours en diminuant de hauteur depuis Bussang jusqu'à Epinal. Celles qui sont au midi sont couvertes de forêts de chêne et de hêtre; celles de l'E. et de l'O. après avoir été aussi anciennement couvertes de bois, sont maintenant cultivées : elles offrent des jardins, des vergers, des prés et des champs, où l'on récolte le seigle, la pomme-de-terre, l'avoine et la navette. Ce n'est guère qu'à une lieue d'Epinal, au N. et à l'O., que l'on commence à voir des champs de froment. Le sol de ces montagnes est généralement de sable, et rempli de rochers et de gros blocs de petro-silex : cependant, vers le N. et l'O., on trouve la pierre calcaire, et il y a près d'Épinal, de ces côtés, plusieurs fours à chaux.

Le vallon où est situé Epinal est arrosé par plusieurs ruisseaux, et sur-tout par la rivière de la Moselle qui traverse la ville du S. E. au N., et qui la divise en trois parties, de manière qu'une partie forme une isle; la plus considérable est sur la rive droite. Le cours de cette rivière est rapide, l'eau en est claire et limpide; son lit étant rempli de sable, de silex et de grés roulés. C'est à douze lieues (6 myr.) d'Epinal, à Bussang, que la Moselle prend sa source. Arrivée à Remiremont, (à 3 myr. d'Epinal), elle est déjà assez considérable, ayant été grossie par plusieurs ruisseaux, et entre Remiremont et Epinal elle reçoit au village de Jarmeny la Vologne.

La Moselle est poissonneuse, on y pêche sur-tout le rené, la truite, le brochet, le vilain, le barbeau, la perche, la tanche, et dans les débordemens un peu considérables on y prend souvent du saumon.

Il n'y a à Epinal qu'un seul pont sur la principale branche de la Moselle (1), qui sépare la grande ville de la petite; trois autres ponts servent de communication entre l'isle et le faubourg, qui sont séparés par le petit bras de la Moselle.

Plusieurs ruisseaux d'eau vive traversent aussi la ville, sur-tout la partie appelée *la grande ville*, qui est sur la rive droite. Ces ruisseaux sont alimentés par des sources qui viennent de l'E. et N. E.: cette grande quantité d'eaux courantes qui circulent le long des rues, contribue beaucoup à la propreté et à la salubrité. Deux de ces sources servent principalement à la boisson, et donnent une eau excellente, qui est

---

(1) On se dispose dans ce moment à en construire un second à l'entrée méridionale de la ville.

légère, limpide, qui dissout bien le savon et cuit bien les légumes : ce sont les sources dites de *St.-Gœry* et de la *Rochotte*. Des canaux en bois amènent l'eau de ces sources ou sur les places, ou dans les rues, et forment des fontaines toujours coulantes.

Le climat de la ville d'Epinal est assez froid ; lors de l'hiver de 1788, le thermomètre descendit à 20 degrés au-dessous du terme de la glace. La grande quantité d'eaux courantes, le cours de la rivière, l'exposition ouverte au nord, toutes ces raisons sont cause de la vivacité de l'air et du froid.

Les maisons sont bâties à pierres et à chaux, et la plupart couvertes en tuiles creuses ou plates : les rues sont larges et pavées en caillou ou grès roulés.

Le principal édifice est l'ancien Collége des Jésuites : lequel sert maintenant de Préfecture et d'Ecole centrale. Il est bâti sur la rive droite de la Moselle qui baigne ses murs. Il y a aussi un fort beau corps de caserne propre à loger un régiment de cavalerie ; il est situé à l'extrémité septentrionale de l'isle et sur la rive gauche du grand bras de la Moselle. On voit encore à l'extrémité orientale de la ville les restes d'un vieux château qui domine la ville, et au pied duquel est un ancien couvent de femmes qui sert maintenant de lieu des séances du Tribunal civil.

Il y a à Epinal deux foires par mois, savoir : le 4 et le 19. Ces foires consistent sur-tout en bétail, en blé, vin et toiles.

On fabrique, tant à Epinal que dans les environs, des tuiles, de la faïence, du papier, de la chaux, du fer, des cuirs et des huiles ; ce qui forme la matière principale du commerce.

Il y a à Epinal un hôpital civil et militaire qui

est situé à la pointe méridionale de l'isle, où la Moselle, en entrant dans la ville, se partage en deux branches. Cette position est avantageuse pour l'hôpital sans doute, néanmoins elle l'expose un peu aux inondations : cet hôpital est desservi par des sœurs hospitalières.

Les tanneries sont toutes situées sur la rivière, ainsi que les boucheries ; ce qui est cause qu'elles n'occasionnent ni malpropreté, ni insalubrité. Le cimetière seul est mal placé à Epinal ; il est près de la promenade du cours, et exposé au vent du midi. On fera très-sagement de le transporter à l'extrémité septentrionale de la ville. Et il est bien étonnant qu'on s'occupe plus à Epinal de l'emplacement d'une salle de comédie que du déplacement du cimetière, qui est, de l'aveu de tous les hommes sensés, horriblement mal placé.

Les maisons, dans l'intérieur, sont toutes parquetées en planches de sapin. On ne brûle à la cuisine et dans les appartemens que du bois de hêtre et peu de chêne ; et, pour l'ordinaire, le feu de la cuisine chauffe un appartement voisin, qu'on nomme le *poële*, moyennant une espèce de petit four en tôle, dans lequel on introduit le feu de la cuisine.

Il n'y a presque point d'habitant à Epinal qui n'ait un jardin, ou derrière sa maison, ou hors de la ville ; et beaucoup de ces jardins renferment une petite maisonnette où l'on va souper dans l'été. Ces jardins produisent quelques bons fruits, comme poires de beurré, de doyenné, de St.-Germain ; des pommes, des cerises, des prunes, sur-tout la coetche ; des légumes et herbages ordinaires.

On trouve aussi dans les environs d'Epinal des merisiers, des pommiers et des poiriers sauvages,

dont on fait du cidre et du poiré d'assez mince qualité. On trouve aussi abondamment la baye du *vaccinium vitis idea*, appelée dans le pays *Brumbelle.*
Cette baye se mange crue et séchée. Son suc est
acerbe et astringent, et sert à colorer les vins en un
rouge foncé.

Les plantes qu'on rencontre le plus communément dans les environs d'Epinal, sont : l'*arnica*,
l'*uva ursi*, le polypode de chêne, les différentes espèces de fougère, le cresson de roche et de fontaine,
la bourrache, la fumeterre, le bécabunga, la bistorte, la bardane, le cabaret, la véronique, le
serpolet. On y trouve aussi la bruyère blanche, le
framboisier, le fraisier, le coudrier, le sureau, le
troene, le rosier sauvage, l'épine-vinette, le genevrier,
le putiet.

Parmi les animaux sauvages, on compte le loup,
le renard, le sanglier, le blaireau, le chevreuil, le
lièvre, la belette ; et parmi les oiseaux, le coq de
bruyères, qui ne se trouve cependant que du côté
de Remiremont, Gerardmer et Bussang ; la bécasse,
la bécassine, le canard, la perdrix, la caille, l'a-
louette, le rouge-gorge, le geai, le pinson, la mésange, le verdier, la chouette, le vaneau, etc. etc.

Parmi les animaux domestiques, on compte le
cheval, qui est petit, le bœuf, la vache, la chèvre,
le mouton, le cochon, la poule, le canard et l'oie.

Les maladies aiguës qui règnent le plus communément à Epinal et dans l'arrondissement, sont : les
pleurésies et les péripneumonies, tantôt inflammatoires, tantôt séroso-bilieuses. La vivacité de l'air,
les mutations fréquentes et subites de la température
de l'atmosphère, en sont cause. De là aussi la fré-

quence des phthysies pulmonaires, qui sont, ou la suite de ces maladies aiguës, ou des rhumes négligés. Les fièvres appelées *putrides* et *vermineuses*, y sont aussi assez communes.

La petite-vérole et la rougeole s'y montrent comme presque partout, tantôt bénignes, tantôt malignes. La plupart des parens traitent eux-mêmes leurs enfans dans ces maladies, et ils adoptent assez généralement le traitement échauffant, moins en remèdes proprement dits, qu'en les couvrant beaucoup dans leurs lits, et en les tenant dans des appartemens fort chauds.

On a commencé depuis l'an dernier à y introduire la vaccine, qui y a fort bien réussi, et de laquelle opération on n'a point encore eu à se plaindre, soit pour avoir introduit des maladies nouvelles, soit pour n'avoir point préservé de la petite-vérole. C'est avec le virus vaccin, pris sur le bras d'un enfant d'Epinal, que j'ai vacciné mes enfans, au mois de floréal dernier.

Ces maladies aiguës de la poitrine et ces fièvres putrides se guérissent par le traitement adopté en pareils cas. Les saignées, les vésicatoires, et les boissons ordinairement employées dans ces affections morbifiques, et sur-tout le tartre stibié en lavage, à cause de la complication vermineuse.

Parmi les maladies chroniques les plus fréquentes, on compte le rhumatisme, la phthisie pulmonaire, l'hydropisie et les difficultés d'uriner. Le rhumatisme et la phthisie sont occasionnés principalement par les variations subites et fréquentes de la température de l'atmosphère, qui amenent des suppressions de l'insensible transpiration. L'hydropisie doit aussi un peu son origine à la même cause; car l'insensible transpiration n'ayant point lieu, ou étant habituellement diminuée, amène nécessairement une surabondance de sérosités dans les cavités internes. La qualité acide des vins du pays, et dont le peuple fait abus, contribue encore à la génération de cette maladie en affoiblissant les forces digestives, et en occasionnant l'atonie des organes excrétoires et les embarras du système hépatique; car la plupart des ivrognes finissent par la jaunisse et la difficulté d'uriner.

Le goître est encore assez commun, sur-tout chez les femmes. Cela tient-il à la nature de l'air et à celle de l'eau, ou à l'humidité constante de l'atmosphère? C'est ce que je ne déciderai pas; mais on sait que cette maladie est fort ordinaire dans les pays de montagnes ou dans les vallées, et que ces lieux sont exposés à l'humidité, qui affoiblit les solides et diminue les excrétions.

Parmi les remèdes vantés et employés pour guérir cette difformité morbifique, je n'en connois point de plus efficace que l'éponge calcinée à demi, réduite en poudre, et employée sous forme d'opiat avec le miel. En ayant été attaqué moi-même dans mon enfance, j'ai été radicalement guéri par ce moyen.

On compte aussi dans l'arrondissement d'Epinal plusieurs autres petites villes, comme Châtel-sur-Moselle, qui est dans une assez jolie exposition, sur la rive droite de la Moselle. On y fait du vin qui n'est pas un des moins bons du département. Bruyères, autrefois chef-lieu de district et de canton, est une petite ville assez agréable, bien bâtie, à cinq lieues d'Epinal, où il y a des foires fréquentes et assez con-

sidérables, et où l'on fait un grand commerce en toile
de chanvre et de lin. Ce canton appartient déjà à la
partie montagneuse des Vosges. Ramberviller, qui
étoit aussi autrefois un chef-lieu de district, et qui
se trouve à cinq lieues d'Epinal, au nord, sur la
route de Saint-Diez. Cette ville est dans une situation
agréable, au confluent d'un gros ruisseau qui se jette
dans la rivière de Mortagne. Elle est au milieu d'une
plaine environnée de côteaux, dont quelques-uns
sont couverts de vignes. Les eaux de la rivière sont
belles et limpides, et produisent peu de brouillards,
si ce n'est pendant l'automne. Il n'y a dans les environs de Ramberviller ni eaux stagnantes, ni étang,
ni marais. On voit à une demi-lieue de la ville, au
village de Bru, une source assez abondante d'eau ferrugineuse, que l'on fait boire dans quelques maladies
où cette eau est indiquée.

Ramberviller est environnée de forêts considérables, peuplées principalement de chênes et de
hêtres, et qui ne sont pas éloignées d'autres forêts
de sapin.

Les vents qui soufflent le plus ordinairement dans
ce canton, sont le sud-est et le nord-ouest.

On rencontre aussi dans les environs de Ramberviller beaucoup d'usines, des forges, des fabriques
de fil-de-fer, des faïenceries, des papeteries. Le sol
est très-fertile en blé, dont il y a des marchés très-
considérables à Ramberviller.

Le pays est sain, l'air y est pur ; on y voit assez
peu de maladies ; celles qu'on y observe le plus
communément, sont les maladies aiguës de la poitrine, comme pleurésies et péripneumonies, mais
elles présentent, à ce que m'écrit un médecin du

pays, le citoyen Febvrel, en général, un caractère plutôt bilieux qu'inflammatoire. On y voit aussi fréquemment le rhumatisme aigu. Les fièvres scarlatines y règnent quelquefois épidémiquement, surtout parmi les enfans; et c'est l'angine, qui les accompagne, qui devient, le plus souvent, la cause de la mort de ceux qui en périssent. L'apoplexie est encore une maladie qui s'observe assez souvent à Ramberviller. Les fièvres intermittentes sont rares; les continues sont presque toutes humorales plutôt qu'inflammatoires. Il y a assez peu de maladies chroniques. La petite-vérole y règne rarement. Le docteur Febvrel me dit que depuis le mois de germinal dernier jusqu'aujourd'hui (vendémiaire an 10), on y a vacciné déjà plus de 5oo individus, et que cette opération n'y a été accompagnée ni suivie d'aucun accident.

CHAPITRE

CHAPITRE III.

Arrondissement de Mirecourt.

L'ARRONDISSEMENT de Mirecourt confine à l'est avec celui d'Epinal, et à l'ouest avec celui de Neufchâteau. C'est un pays très-agricole qui abonde en blé, orge, avoine et navette. On y sème peu de seigle et de pommes-de-terre, qui n'y sont pas très-bonnes : on y cultive aussi le colza, le chanvre et le lin.

Les vignes sont assez abondantes aux environs de Mirecourt. Le vin y est moins bon que celui des environs de Neufchâteau.

Les principaux arbres, dont les forêts sont composées, sont le chêne, le hêtre, le tremble, quelques frênes, alisiers, sorbiers, mérisiers, poiriers et pommiers. On trouve dans quelques forêts d'assez beaux érables et quelques ormes.

Les pierres de cet arrondissement sont toutes en général de nature calcaire, ainsi que dans l'arrondissement voisin, celui de Neufchâteau : contraste frappant entre cette partie des Vosges et la partie montagneuse, où l'on ne trouve presque que grès et granites. Ces pierres calcaires sont presque toutes remplies de coquilles fossiles ; et la terre végétale de tout ce canton, est composée en partie du détritus de ces sortes de pierres. Cependant, toutes ne sont pas également propres à faire de la chaux. La pierre calcaire de Poussay jusqu'à Gironcourt, en passant par Ramecourt, Domvallier, Lemenil, est une mauvaise

G

pierre calcaire noire feuilletée, qui s'éfleurit facilement
à l'air, et donne de la mauvaise chaux. La meilleure,
pour bâtir, se fabrique à Aufroicourt avec une pierre
calcaire plus blanche, et qui résiste davantage à l'impression des menstrues quelconques. A Poussay, on
trouve de cette même pierre, une carrière d'où l'on
tire des morceaux assez considérables pour en former des manteaux de cheminées, qui sont susceptibles d'un assez beau poli. Sur le territoire de ce même
Poussay, on trouve des bélemnites, ou pierre à ton-
nerre, en grande quantité. Outre la pierre calcaire
que l'on trouve sur tout le territoire de Mirecourt, il
y a au midi une carrière considérable de grès rouge et
grossier, dont on ne fait usage que pour la construction
des fours à pain. Au couchant, il y a une autre carrière de roche très-dure, qui est rubanée d'une manière agréable; elle sert à paver les rues, et ces pierres
deviennent, par le frottement, si polies et si luisan-
tes, que par la plus petite pluie elles sont un casse-
cou pour les hommes et les chevaux.

Tout autour de Mirecourt, on rencontre une sorte
de pétrosilex disséminé dans les champs, dont le poli
et les variétés de couleurs les rendent émules des agates. Le Citoyen Gérardin, professeur à l'Ecole centrale des Vosges, en a de très-beaux échantillons,
polis et bruts, dans son cabinet. Il possède aussi une
grande quantité de cornes d'Ammon et de pectini-
tes, que l'on trouve dans un canton derrière Poussay,
entre un petit bois nommé *des Rappes* et Pusieux,
lesquelles sont toutes ferrugineuses.

Mirecourt, chef-lieu de l'arrondissement de ce nom,
est une ville moins étendue et moins peuplée qu'E-
pinal, dont elle est éloignée de 5 lieues (2 myri.);

sa population est d'environ 5ooo habitans : elle est située dans une plaine assez fertile en blé, et entre-coupée de côteaux couverts de vignes. La rivière de Madon coule du midi au nord ; c'est sur son bord gauche, que la ville est bâtie : elle n'a, pour ainsi-dire, que deux rues fort longues, la rue Haute et la rue Basse. Celle-ci est absolument sur le bord de la rivière, et le canal du moulin baignant le derrière des maisons, cela les rend humides et sujettes à être inondées dans les débordemens. Cette rue Basse est en quelque sorte l'égoût de la rue Haute. C'est dans cette partie que sont les tanneries ; de là vient que l'air y est non-seulement humide, mais infect.

La rue Haute est dans la direction du midi au nord. L'air y est moins humide, et les maisons plus pro-pres. Quoique Mirecourt soit situé en partie sur une élévation, c'est cependant, à proprement parler, un bassin entouré de côteaux, élevés et plantés de vi-gnes. Il y a à Mirecourt pénurie d'eaux de sources ; il y a une fontaine sur la place, dont l'eau vient d'une demi - lieue par des canaux en bois, dont la plupart sont peu enfoncés : cela est cause que, pen-dant l'été, cette eau est chaude ; elle n'est jamais bien limpide ; elle est trouble dans les tems de pluie. Pres-que toutes les maisons ont un puits, dont les eaux sont dures et séléniteuses.

Les vents qui règnent le plus communément à Mi-recourt, sont ceux de l'ouest et sud-ouest.

La ville de Mirecourt est commerçante, sur-tout en blé, fer, dentelles, violons et sérinettes.

La rivière de Madon n'est ni aussi limpide, ni aussi rapide que la Moselle : elle fournit d'assez bon pois-son et de belles écrevisses. Les poissons les plus communs sont le vilain, la rousse ou brème, l'anguille qui y est belle et bonne, le barbeau qui y devient quelquefois très-gros, la perche, le goujon, et de l'excellente carpe qui est très-renommée. On ne la trouve guère que depuis Poussay, jusqu'à deux et trois lieues en descendant le Madon : on prétend qu'il y a environ quinze ans, l'étang de Pusieux, situé derrière Poussay, et qui se décharge dans le Madon, creva par un débordement, et que tout le poisson, qui étoit uniquement des mères carpes très-grosses et très-anciennes, partirent et se jetèrent dans la rivière ; quoi qu'il en soit, les plus anciens pêcheurs, assurent qu'avant cet accident, ils n'avoient jamais vu de carpes dans le Madon, qui aujourd'hui en est peuplé. On n'y trouve point de brochet.

Les eaux que l'on boit à Mirecourt et dans les cantons voisins, sont des eaux de sources, mais moins limpides et moins vives que celles de la partie montagneuse des Vosges. Il y a à Velotte, à une lieue et demie de Mirecourt au midi, une fontaine qui est un peu ferrugineuse.

Le gibier de plaine et de bois est à peu-près le même à Mirecourt et ses environs, que du côté d'Epinal : le lièvre, le chevreuil, la perdrix, l'alouette ; mais on y fait une destruction considérable d'un petit oiseau qui est excellent, c'est le rouge-gorge. Il y a des tendeurs de profession comme des gens à l'aise, qui forment des tendues dans les forêts en automne, dans lesquelles ils prennent aux sauterelles vingt à trente douzaines de rouge-gorges par jour. Pendant le mois de vendémiaire, on prend aussi une très-grande quantité d'alouettes. Le mouton de Mirecourt est aussi fort vanté et fort bon.

Les habitans des villes de Mirecourt, de Darney
et de Charmes, qui sont dans cet arrondissement,
ont à peu-près la même manière de vivre qu'à Epinal. La ville de Darney, qui n'est pas bien éloignée
de la Saône, a dans son voisinage beaucoup de forêts, dont le bois sert à l'entretien de plusieurs forges et verreries.

Les maladies qu'on observe le plus communément
à Mirecourt et ses environs, sont les fièvres catharrales et bilieuses. Les premières prennent souvent un
caractère de malignité, et les secondes, un caractère putride. On y voit aussi beaucoup de péripneumonies pendant l'hiver et le printems : la plupart
sont pituiteuses ou bilieuses, et moins inflammatoires. A la même époque, on voit des maux de gorge
venant des mêmes causes, sur - tout d'intranspiration : on y voit assez souvent aussi des fièvres mi-
liaires, chez les femmes en couche, et on y observe
encore fréquemment des éruptions sans fièvre, qui
ne dérangent point la santé

Le vice dartreux est fort commun, ainsi que les
rhumatismes, l'arthritis, l'hydropisie, tant générale
que particulière. Le scrophule se voit encore assez
chez les enfans.

CHAPITRE IV.

Arrondissement de Neufchâteau.

L'ARRONDISSEMENT de Neufchâteau termine le département des Vosges au nord - d'ouest, et confine avec les départemens de la Meurthe, de la Meuse, et de la Haute-Marne.

La ville de Neufchâteau, qui est le chef-lieu, est assez jolie ; elle est à treize lieues (7 myri.) d'Epinal ; sa population est d'environ 4000 habitans ; elle est entourée de côteaux fertiles en assez bons vins. Le bassin de Neufchâteau est de forme à peu - près ronde : il n'a d'ouverture qu'à l'ouest. C'est dans cet endroit, que la petite rivière de Mouzon se jette dans la Meuse. Le Mouzon est absolument à sec pendant une partie de l'été, excepté quelques centaines de toises avant son embouchure dans la Meuse. L'eau, dans ces tems - là, y est stagnante, et exhale une odeur méphitique, ce qui occasionne, dans la partie basse de la ville, des fièvres intermittentes de mauvais caractère, comme aussi pendant l'automne des dyssenteries et des fièvres putrides. La partie haute de la ville, et celle qui est à l'est, est la plus saine. Les rues en sont toujours propres, parce qu'elles sont en pente.

Les rivières de Mouzon et de Meuse produisent à peu-près le même poisson que le Madon et la Moselle, à l'exception de la carpe, dont elles sont dédommagées par le brochet. On y mange aussi de fort belles écrevisses.

Près de Neufchâteau, que l'itinéraire d'Antonin appelle *Néomagus*, on voit encore les restes d'une chaussée et d'un camp, construits par les Romains.

La ville de Neufchâteau est fort bien bâtie : les rues sont larges, bien percées, bien pavées, et les maisons bien construites et commodes. On voit à Neufchâteau, ainsi qu'à Mirecourt, la même distribution des appartemens qu'à Epinal et dans les autres villes des Vosges, une cuisine qui échauffe un poële ; mais on ne voit point à Neufchâteau ni à Mirecourt, circuler dans le milieu des rues, comme à Epinal et à Remiremont, des ruisseaux d'une belle eau vive et claire.

Le territoire de Neufchâteau et de ses environs, est comme celui de Mirecourt, rempli de pierres calcaires. C'est un pays très-agricole, produisant beaucoup de froment, d'orge, d'avoine, de navette, peu de pommes-de-terre et de seigle. Les communes de Gironcourt, où passe la petite rivière de Verre et celle de Ouëcourt, produisent beaucoup de beau et bon chanvre ; mais les plus beaux et les plus renommés, se trouvent depuis la Neuveville sous Châtenoy jusqu'à Neufchâteau.

A Chatenoy, à 5 lieues (5 myr.) de Mirecourt, et deux lieues de Neufchâteau, il y a une côte fort rapide toute composée de pierres calcaires, et plantée de quelques vignes qui donnent un vin assez délicat. La même côte et plus rapide, se répète à l'Etange, à une lieue de Neufchâteau. La position de l'Etange est très-enfoncée : il y a dans le fond de cette vallée une belle maison, qui étoit ci-devant une abbaye de chanoinesses : on l'a convertie en une fabrique de cuir d'amidon et de bierre.

G 4

On se nourrit fort bien à Neufchâteau ; le pain cependant n'y est pas aussi bon qu'à Mirecourt, à Épinal et Remiremont, quoique le blé y soit fort beau ; cela tient sans doute à la manière de le faire et à la qualité de l'eau, qui manque en général dans la ville, où l'on n'a que de l'eau de citerne et de puits.

Le gibier est le même que dans les arrondissemens voisins ; on y mange sur-tout beaucoup de rouge-gorges dans l'automne.

Les vents qui règnent le plus communément sont l'ouest et le sud-ouest.

Les vers, qu'on attribue à la mauvaise qualité des eaux, compliquent presque toutes les maladies, soit aiguës, soit chroniques, qui sont au reste à-peu-près les mêmes qu'à Mirecourt.

La petite ville de Lamarche, qui est située à l'extrémité sud-ouest de l'arrondissement de Neufchâteau et du département des Vosges, est à la source du Mouzon, à 13 lieues (7 myr.) d'Épinal ; elle n'est qu'à quelques lieues de Bourbonne, célèbre par ses eaux thermales. La ville de Lamarche avoit donné son nom à un des dix anciens Colléges de Paris, situé rue de la Montagne Ste.-Geneviève ; elle y envoyoit plusieurs boursiers qui y étoient nourris et enseignés gratuitement.

C'est dans le canton de Ligneville, sur les confins des arrondissemens de Neufchâteau et de Mirecourt, que se trouvent les eaux minérales de Contrexeville. Cette eau froide a été analysée par le chymiste Nicolas et le docteur Thouvenel ; et d'après leurs expériences elles contiennent $\frac{1}{4}$ de grain de fer par pinte, quelques grains de carbonate de chaux, un grain et demi de sel marin à base terreuse, environ un grain

de sel de Sedlitz, et cinq grains de sélénite calcaire.
Cette eau est reconnue, par l'expérience des médecins qui en ont suivi les effets, comme très-utile dans
les maladies des voies urinaires, soit des reins, soit
de la vessie, soit des uretères, soit de l'urètre, lorsque ces organes sont le siége ou de calculs, ou de
sable, ou de glaires (1).

____

(1) Je dois sur-tout aux citoyens Gérardin, professeur à l'École
centrale des Vosges, et Rouyer, médecin à Mirecourt, les rensei-
gnemens exacts que j'ai consultés concernant la minéralogie et les
maladies des arrondissemens de Mirecourt et de Neufchâteau.

CHAPITRE V.

Arrondissement de St.-Diez.

St.-Diez est une petite ville des Vosges, chef-lieu de l'arrondissement de ce nom ; il est à 10 lieues (5 myr.) et au nord-est d'Epinal.

Je ne puis mieux faire connoître ce pays qu'en suivant les détails topographiques que m'a communiqués mon confrère le docteur Gérard, qui y exerce la médecine depuis vingt ans avec autant de gloire que de succès.

La ville de St.-Diez est sous le 25e. degré de longitude et le 49e. de latitude nord-est. Son élévation, au-dessus du niveau de la mer, mesurée par le baromètre, est de 177 toises 3 pieds ; elle occupe le centre d'un vallon très-agréable de plusieurs lieues d'étendue, ouvert sur-tout à l'est. Il est borné au couchant par une chaîne de montagnes qui s'étend du midi au nord. Au midi et au nord on découvre plusieurs chaînons de montagnes qui ont différentes directions, et présentent des angles rentrans et saillans (1) ; à l'est paroît la grande chaîne des montagnes des Vosges, qui s'étend du midi au nord.

______

(1) Une des plus hautes montagnes, au pied de laquelle est bâti St.-Diez, est la montagne d'Ormont ; sa hauteur est de 274 toises, mesurée du niveau de St.-Diez. On découvre à mi-côte une ancienne fouille de mine, qui a paru au docteur Gérard être cuivreuse. Il a trouvé à l'entrée des anciennes galeries le safran de mars natif, ou oxide de fer noir : aux environs, on découvre quelques cristaux cuivreux.

Ce vallon est arrosé par quantité de ruisseaux; deux principaux forment la rivière de Meurthe, qui se jette dans la Moselle à quelques lieues de Nancy. La Meurthe coule du sud-est au nord-ouest et partage la ville en deux.

Elle abonde en poissons délicats, la truite, l'ombre, la lotte, l'écrevisse. Ses eaux sont vives et limpides, et roulent en serpentant sur un lit de sable formé des débris de granit et de quartz, et de diverses sortes de silex; le cours en est très-rapide.

Les vents qui y règnent le plus communément sont le nord-est et le sud-ouest; l'air qu'on y respire est pur et vif; on y voit rarement des brouillards; les eaux qu'on boit sont pures et limpides, et leur légèreté égale celle de l'eau distillée.

La ville de St.-Diez est bien bâtie, les rues larges, bien pavées et bien percées; il coule le long des rues des ruisseaux d'eau très-claire qui servent à y entretenir la fraîcheur et la propreté. On récolte peu de blé, le seigle et quelques orges, l'avoine, le sarrazin et la pomme-de-terre, sont les seules productions. On a planté quelques vignes, mais elles réussissent rarement, les gelées étant prolongées très-avant dans l'année.

Le principal commerce est le bétail; les pâturages y sont excellens pour les animaux ruminans; aussi la principale nourriture des habitans des campagnes est le lait et le fromage.

Le sol de St.-Diez est sablonneux, mêlé d'une grande portion de terre martiale et de quantité de silex. Les montagnes des environs de la ville sont de sable et remplis de blocs de pierre pétro-silex, jettés çà et là sans ordre.

On n'y rencontre aucune carrière régulière, et on ne trouve les marbres et les granits qu'à quelques lieues en approchant de la grande chaîne des montagnes. Sur la plupart des montagnes secondaires on rencontre des rochers de plus de 5o pieds d'élévation au-dessus du sommet de ces montagnes ; tous sont soutenus par un lit de galet de plusieurs pieds d'épaisseur : on les prend facilement pour des débris de vieux châteaux, dont la chûte prochaine semble menacer le voyageur. Dans les environs de St.-Diez on découvre quelques pierres à chaux : cette chaux est maigre et grisâtre mêlée de silex ; c'est un spath calcaire. On trouve aussi quelques couches de terre argileuse dont on fait de la poterie , mais qui se trouve mêlée de trop de sable et n'est pas excellente : on y fait aussi de la tuile qui a les mêmes défauts.

Plusieurs côteaux présentent les décombres d'anciennes fouilles de mines qui sont abandonnées depuis long-tems ; il y en a de cuivreuses ; on les reconnoît aux pyrites cuivreuses que les eaux charient de leurs décombres, la plupart sont de plomb mêlées d'argent ; une des plus considérables, et qui est en exploitation, est celle de la Croix-aux-Mines, commune du département des Vosges, à 5 lieues de St.-Diez. Aux pieds des hautes montagnes sont les ateliers des mines, on en tire beaucoup d'argent que l'on sépare du plomb par l'opération de la coupelle. A une demi-lieue de la Croix, au-dessus de la commune de Gemaingotte, la compagnie des mines a fait ouvrir une mine de manganèse. Au sud-ouest de St.-Diez, au pied de la montagne St.-Martin, qui a 209 toises d'élévation, jaillissent deux sources d'eau minérale ferrugineuse ; ces eaux ont été analysées en 1780 , par ordre du

Gouvernement, par le chymiste Nicolas; elles sont gazeuses, et exhalent une odeur de foie-de-soufre plus ou moins forte, suivant la température de l'atmosphère : elles contiennent une terre magnésienne, de l'oxide de fer en petite quantité, mais extrêmement divisé : elles sont très-limpides et de la légèreté de l'eau distillée. Le fer se précipite par le repos et forme un dépôt ochreux dans le vase qui les contient : ces eaux sont toniques et apéritives; elles réussissent dans les dartres, les goîtres, les foiblesses d'estomac, dans la chlorose, lorsque ces maladies dépendent de l'engorgement visqueux et de l'atonie des solides. J'en ai vu, dit le docteur Gérard, de bons effets dans ces cas et à la suite des fièvres longues qui laissent une infiltration des extrémités. Elles ne sont éloignées de la ville que d'une portée de fusil : on trouve sur la plupart des côteaux des agates rouges et différens cristaux colorés par le fer; il y en a de blancs et de violets.

Le gibier étoit autrefois très-commun dans les environs de St.-Diez; mais les coupes considérables qui ont eu lieu dans les forêts, jointes aux dégradations particulières, en ont éloigné le gibier, qui ne trouve plus d'abri. La plaine fournit encore quelques perdrix grises; on trouve aussi dans les hautes montagnes le coq de bruyères, le faisan, le lièvre; on voit encore quelques chevreuils.

Les plantes qui croissent dans les environs de St.-Diez, sont : le *solanum dulca amara*, (douce-amère), *le trifolium fibrinum*, l'arnica, le colchique d'automne, le polypode de chêne et de roche, le capillaire de roche, l'uva-ursi, les différentes espèces de fougères, le lycopodium, le cresson de roche et de fontaine, l'alleluia, la saponaire, la cynoglose, la bourrache, la fumeterre, le beca-bunga, la bistorte, la grande-consoude, la bardane, la gentiane, la grande valériane, l'azarum, l'arum, la sanicle, la véronique, la scolopendre, etc.; toutes les montagnes sont couvertes de vaccinium ou myrtille, nommé dans le pays *brumbelle*. On y trouve aussi la bruyère blanche, le framboisier, le fraisier, le coudrier, le sureau, le troëne, le fusain, le rosier sauvage, l'épine-vinette, le génevrier (1), et le putiet ou *cerasus racemosa* de Linné (2).

Les montagnes sont couvertes de sapins de différentes espèces; on en retire différentes espèces de résines dont on fait un grand commerce, comme la poix blanche et la térébenthine; on retire aussi des vieux tocs, de la pinasse ou pin, une espèce de goudron. On récolte quelque peu de miel; mais il est d'un

---

(1) On fait avec les baies de genièvre une liqueur acide que l'on nomme *piquette*. On la prépare en mettant dans un tonneau une quantité de pommes sauvages avec autant de baies de genièvre. On y ajoute, si l'on veut, l'épine-vinette, le kinorrhodon; on couvre d'eau le tout, et on laisse infuser. Au bout de quinze jours la piquette est faite; elle est assez agréable, acide, un peu acerbe. Elle est rafraîchissante et peut convenir dans les fièvres putrides. On prépare aussi avec ces baies l'extrait de genièvre, qui est stomachique : on en tire aussi une liqueur spiritueuse, dont les habitans usent comme d'eau-de-vie.

(2) Je pense, dit le docteur Gerard, que le putiet peut suppléer, dans certains cas, le quinquina. Je m'en suis servi à l'hôpital lorsque le quinquina y manquoit; je faisois prendre en infusion l'écorce, à la dose de 2 gros jusqu'à 4, coupée avec le vin, ou infusée avec quelques grains de sel ammoniaque. Quelques fièvres ont cédé à son usage, et je n'ai pas remarqué qu'il eût produit des tiraillemens d'estomac, ni causé d'accidens. Il faudroit une suite d'expériences pour constater ses effets.

jaune noirâtre, et exhale une odeur forte de térébenthine, et ne se cristallise pas facilement. On rencontre dans les montagnes très-peu de chênes et de hêtres, quelques charmes y sont isolés et de mauvaise
crûe, et étouffés par les sapins.

Les maladies les plus communes à St.-Diez et dans
les environs, sont les fièvres d'intranspiration, comme
fluxions catharrales, pleurésies, péripneumonies ; ces
maladies règnent sur-tout à la fin de l'automne et à
la sortie de l'hiver. L'air des montagnes étant très-
vif, et abondant en air vital ou oxigène, y communique au sang un degré de chaleur considérable, d'où
naissent les maladies inflammatoires des organes de
la respiration, qui sont en outre déterminées par le
passage subit du chaud au froid que l'on éprouve
souvent dans le même jour ; car, dans les plus grandes
chaleurs, lorsque le tems vient à se déranger et qu'il
pleut quelque peu, l'atmosphère contracte un froid
vif : les nuits y sont aussi très-fraîches ; les poitrines
foibles et délicates, les pulmoniques, ne peuvent supporter cette vivacité de l'air ; et j'ai connu plusieurs
étrangers qui étoient affectés de rhumes de cerveau,
de toux, de catharres, aussitôt qu'ils respiroient l'air
de St.-Diez.

Les fièvres intermittentes sont aussi très-communes, sur-tout au printemps et à l'automne. Celles-ci
sont souvent opiniâtres, et laissent ordinairement une
infiltration des extremités ou même universelle. On
a observé que lorsque cet accident survenoit à la fin
de ces fièvres, elles étoient moins sujettes à récidives.
Il se dissipe assez facilement par l'exercice et les in-
fusions apéritives combinées avec les toniques.

Les personnes des deux sexes sont sujettes à

l'asthme sec. On commence à ressentir les premiers effets de cette maladie entre 5o et 6o ans, souvent plutôt. Je pense, dit le docteur Gerard, que cette maladie est due à la grande raréfaction de l'air dans le voisinage des montagnes, qui exige une dilatation fréquente des poumons, d'où s'ensuit l'atonie et le desséchement des tuyaux bronchiques, l'affaissement du poumon. Vogel en a fait une espèce particulière qu'il appelle *asthme de montagne.*

Une maladie particulière aux tailleurs-de-pierre est l'érosion du poumon, qui est bientôt suivie de la suppuration. La pierre à bâtir est formée de débris de granits, de silex, de quartz. Cette pierre dégagée par le ciseau en poussière fine, fait l'effet du verre pilé qui s'introduit dans les poumons; de là la toux sèche avec chatouillement du gosier, ensuite crachement de sang, puis fièvre inflammatoire lente qui mine les forces : les malades maigrissent, tombent dans le marasme et meurent. Le cadavre de ces personnes a toujours présenté phlogose des poumons, épanchement sanieux. Rarement un tailleur-de-pierre passe 5o ans à St.-Diez. Ils commencent à être affectés à 3o et 4o ans. On n'en peut point guérir, sur-tout à cause de la vivacité de l'air qui aggrave le mal.

Le docteur Gerard dit que depuis 20 ans et plus qu'il habite la ville de St.-Diez, il n'y a point vu de maladie épidémique, à l'exception des fièvres des camps qui y ont régné en 1792 et 1793, et qui y ont été apportées par les militaires. Les dyssenteries qui y règnent à la fin d'août et pendant l'automne, sont rarement dangereuses, si ce n'est pour ceux qui les traitent mal et abusent des échauffans.

Cette maladie attaque sur-tout la classe malheureuse,

reuse, à cause de sa mauvaise nourriture, sur-tout des pommes-de-terre, qui à la fin de l'été ne sont pas encore mûres. Le défaut d'autres alimens forcent ces malheureux à se gorger de cette nourriture qui fatigue l'estomac, produit un mauvais chile, d'où vient l'affoiblissement et l'irritation du canal intestinal. On a remarqué que l'infusion d'ypécacuanha est préférable à cette racine en substance.

La petite-vérole et la rougeole n'y ont rien d'effrayant. Les petites-véroles y sont communément discrètes. Elles parcourent leurs périodes facilement. Le peuple la traite souvent mal par trop d'échauffant, de là, fièvre inflammatoire, transport au cerveau, affaissement des pustules et gangrène.

La vaccine, il faut l'espérer, chassera cette maladie.

Les enfans sont sujets aux vers comme presque partout ailleurs. La solution de savon dans le lait, est un excellent vermifuge.

On observe aussi beaucoup de goîtres à St.-Diez, et dans ses environs.

Il y a deux hôpitaux à St.-Diez : un militaire qui est au nord-ouest de la ville, sur la rive droite de la Meurthe, et l'hôpital civil qui est à l'est. Tous deux sont bien construits et proprement tenus.

La ville de Senones, autrefois chef-lieu d'une principauté appartenant au prince de Salm, et célèbre par une riche abbaye de Bénédictins, ainsi que par le séjour qu'y ont fait Dom Calmet et Voltaire, qui y composa ses *Questions encyclopédiques*, fait maintenant partie de l'arrondissement de St.-Diez. Cette petite ville est située dans une vallée assez agréable. Les jardins du château occupent toute la largeur du

H

vallon. Ils ne sont séparés du chemin que par la petite rivière du Rabot-d'Eau (*rapidus fluvius*), qui reçoit le Piercé à Moyen-Moutier, et va se perdre dans la Meurthe. On ne peut voir de site plus pittoresque.

Parmi les objets propres encore à exciter la curiosité du voyageur dans ces cantons, se trouvent les montagnes du Bonhomme, les lacs de Gérardmer et les forges de Framont.

Il règne une chaîne de montagnes depuis St.-Diez jusqu'au Bonhomme, et la plus grande chaîne s'étent du Bonhomme au Rotaback, qui est un peu moins élevé que le Ballon. C'est sur leurs sommets que se fabriquent les fromages appellés *Géromé* et de *Gruyères*.

En venant de Corcieux, on passe la Vologne, on arrive au village de Plainfaing , qui est au pied du Bonhomme. Il y a une route qui mène à Colmar et qui traverse cette montagne. Il faut deux heures à une voiture chargée pour arriver au sommet. La route est tracée sur le penchant de la montagne à droite ; à gauche est un ruisseau profond sur lequel sont placées des usines, des scieries. Le haut du Bonhomme est une tête pelée. La plante que l'on rencontre le plus souvent , en grimpant cette montagne, est le *saxifraga stellaris.*

Trois jeunes amateurs de botanique ayant voyagé l'été dernier dans ces montagnes , je rapporterai quelques détails de ce charmant petit voyage.

Du Bonhomme nous passâmes , ce sont les voyageurs qui parlent, sur les hauteurs des *Ymerlis,* qui dominent la vallée de *Pairis,* d'un côté, et de la Poutroye de l'autre. Nous avons trouvé sur ces hauteurs l'*impetrum nigrum*, l'*andromeda polyfolia*, la *viola calcarata*... Pour parcourir cette chaîne majestueuse de montagnes, il faut, pour ne pas faire de trop longs détours, descendre ou monter sans cesse, et presque toujours à pic. Pour passer d'une hauteur à l'autre, il faut descendre et monter deux ou trois heures, ou faire un détour d'une demi-journée. C'est un chemin vraiment impraticable. Des masses d'une grosseur prodigieuse, à chaque pas, obstruent le passage, et l'on a peine à concevoir, en regardant ces montagnes difficiles et rapides, qu'on puisse parvenir au sommet qui paroît inaccessible.

Depuis la dernière crête des Ymerlis, nous sommes descendus au lac Blanc, situé au nord-ouest de l'ancienne abbaye de Pairis. Ce lac offre un coup-d'œil majestueux et très-imposant. Les blocs de granite et les rochers entassés et accumulés qui le bordent, sont d'une hauteur prodigieuse, et font un demi-cercle au nord de ce lac. Tantôt il faut grimper presque à pic, tantôt se traîner en s'aidant de tout ce qui se présente sous la main, quelquefois franchir les intervalles qui séparent ces masses, quelquefois marcher sur le bord étroit d'un précipice. Les rochers de cette montagne sont absolument nuds. Ils sont articulés comme la roche à Filon. Les eaux du lac en baignent le pied. Elles sont très-claires, très-limpides, d'où lui vient le nom de lac Blanc. Il peut avoir de longueur à-peu-près 500 toises, et 100 au plus de largeur. Ses eaux s'écoulent par un ruisseau qui descend dans la belle vallée de Pairis. A l'entour de ce lac sont des sources abondantes principalement du côté escarpé. L'abondance et la multitude de ces sources servent à expliquer la formation du lac. Des granites roulés bordent un de ses côtés , et ils y sont visiblement tombés du haut de la montagne. Il est également vraisemblable que le fond du lac est pavé de masses de même matières que les torrens y ont entraînées.

Toutes ces montagnes sont formées de masses pierreuses et granitiques, entassées les unes sur les autres. Par le laps de tems , les eaux de pluie et celles des torrens pénètrent dans les interstices et entraînent la matière terreuse, friable et mobile qui semble les lier. Alors ces masses se séparent , tombent et s'écroulent. C'est ainsi , sans doute , que s'opèrent ces énormes éboulemens , que l'on voit hérisser de roches nues quantité de terrains dans les Vosges.

Nous y avons trouvé, disent nos voyageurs, une espèce inédite de *crepis* , le *geum* de Ramond, le *convallaria verticilla* ; le *cacalia alpina* y forme des aigrettes très-jolies, sur les pointes des rochers. Les *lichen* y sont en grand nombre et très-variés.

Le lac Noir, qui est au midi du lac Blanc, et à une demi-lieue de Pairis, a probablement été formé de même, car il est environné de tous côtés de sources et de granites roulés. Ce lac Noir est à-peu-près de forme ovale; il peut avoir 120 toises de large et 140 toises de long. Ses eaux paroissent noirâtres et sales, mais cette couleur noire n'est qu'apparente; c'est la quantité de plantes et d'herbes dont le fond est tapissé qui fait paroître l'eau noirâtre. Il sort de ce lac un ruisseau qui coule à l'est, et se réunit d'abord à celui qui descend du lac Blanc : plus bas, il est grossi par quelques courans, et forme enfin la petite rivière de Veiss.

De là nos voyageurs ont continué leur route du côté de Rotaback : ils sont descendus dans les sinuosités des rochers escarpés qui se trouvoient sur leur passage. Ils y ont trouvé le *saxifraga aizoon*, la *valeriana tripteris*; et les hauteurs qui forment les différentes crètes jusqu'au Rotaback leur ont présenté le *juncus squarrosus*, qui est une plante des plus hautes montagnes des Alpes; le *gnaphalium norvegicum*. Ils y ont remarqué différentes variétés de graminées. Les *lichen islandicus* et *rangiferinus* y sont communs. Le *vaccinium vitis idea* est la plante qui tapisse en général toutes ces crètes. Les sources que l'on rencontre fréquemment sur ces hauteurs sont bordées du joli petit *saxifraga stellaris*, ainsi que du *vaccinium oxicocos*, qui rafraîchit les voyageurs par son suc acide et agréable.

Au Rotaback ils ont remarqué le *lycopodium selago*, *alpinum*, l'*alchimilla alpina*, le *crysanthemum montanum*, que l'on trouve aussi au Bonhomme, ainsi qu'une espèce de *laserpitium* très-intéressante; différentes espèces de *ribes*, et l'*anemone alpina*, que l'on ne trouve plus après avoir quitté cette montagne, pas même au Ballon; et les *aconitum napellus* et *lycotonum*.

Quoique le canton de Gerardmer appartienne à l'arrondissement de Saint-Diez, il seroit plus commode pour ses habitans d'être de l'arrondissement de Remiremont; le chemin pour se rendre dans cette dernière ville est plus aisé et plus court.

Le village de Gerardmer est au pied de la montagne de la Bresse, dans un vallon très-pittoresque, dirigé du sud-ouest au nord-ést. Il a environ une demi-lieue de largeur dans la partie où est situé le village; une belle prairie, traversée par de petits ruisseaux, dont plusieurs viennent du lac de Gerardmer, tapisse le fond de cette vallée. Cette plaine et les côteaux qui l'entourent sont remplis de masses de granites gris.

Nos trois aimables voyageurs ont aussi parcouru ce canton. Du Tholi à Gerardmer, disent-ils, il y a environ trois lieues. On ne rencontre pas un village dans ce trajet, mais seulement des habitations répandues çà et là, chacune avec son arbre, sa fontaine et son enceinte. Nous n'étions plus séparés du lac de Gerardmer que par une colline qui en masque la vue. Avant d'y arriver, nous traversâmes de vertes prairies, dont le vert tendre opposé à la sombre verdure des forêts de sapins, adoucit la sévérité des sites. C'est là que nous trouvâmes, pour la première fois, dans notre voyage, une *ombelle*. L'*arnica montana* abonde dans ces lieux, dans les endroits arides et dans les terrains marécageux, ainsi que l'ombelle. Enfin nous vîmes le lac, qui doit être à une grande hauteur. Ce lac, appuyé à droite par des montagnes couvertes de sapins, à gauche par des plans inclinés qui regagnent d'autres montagnes boisées, n'a guère moins d'une lieue de long sur un quart de largeur; le village est au bout. Nous fîmes le trajet en bateau, vraie pirogue formée de deux sapins creusés qui sont joints par un crampon. Vers le milieu du lac, à droite, la chaîne s'interrompt, et laisse voir sur les derrières une autre chaîne mammelonnée, que vont couper à angle droit des montagnes qui partent des bords du lac, et forment entre elles un beau vallon, où vient tomber la vallée de Vagney. En descendant de notre canot, nous fûmes loger à l'auberge du cheval blanc.

On fait à Gerardmer beaucoup de poix blanche. On la tire d'incisions faites à l'arbre appelé *pinus picea*, l'*abies* de Linnæus. Ils enlèvent avec une serpe un morceau d'écorce jusqu'au bois. Le meilleur tems pour cette opération est pendant la lune de Mars. La sève, qui découle ensuite abondamment pendant tout l'été, s'épaissit sur les bords de la plaie, et elle est recueillie par des femmes et des enfans, qui vendent la raclure grossière deux sols la livre. On jette ces raclures dans une chaudière, et lorsqu'elles sont portées à une liquidité suffisante, on exprime, à l'aide d'une petite presse, la poix qu'on appelle *poix blanche.*

On fabrique aussi à Gerardmer beaucoup de vaisselle de bois, comme plats, assiettes, écuelles, cuillers, seaux, etc. et des fromages appelés *Géromé.* Après le dîner, nous vîmes les curiosités des environs; le pont de la Vologne, auquel on a donné une haute antiquité; la pierre de Charlemagne, qui est un rocher isolé, et d'environ douze pieds de face. On dit que Charlemagne y a dîné.

Nous descendîmes encore une fois les rochers escarpés du lit de la Vologne, pour voir une cascade qu'elle forme en glissant sur un lit de granite de la longueur d'environ soixante pieds. Nous y trouvâmes un pied de *convallaria verticillata* et un de *laxifraga stellaris.*

De là nous allâmes au lac de Longemer, qui est à une petite lieue au nord-est de Gerardmer. Nous arrivâmes au soleil couché. Ce lac est au fond d'une petite vallée, dont les montagnes sont couvertes d'arbres touffus jusqu'au sommet. Il est à-peu-près de la même étendue que celui de Gerardmer, c'est-à-dire, une lieue de long sur un quart de large. Nous avons vu une seule maison de pêcheur sur la rive droite, et une petite métairie à l'extrémité nord, par laquelle la rivière de la Vologne s'échappe du lac, pour aller, après un trajet de plusieurs lieues, sur un lit étroit et pierreux, se jeter dans la Moselle à Jarmeny, à deux lieues d'Epinal. Nous vîmes un pêcheur qui tira ses filets, et il prit ce qu'il appelle des *hurlins*, poisson qui a beaucoup de rapport avec la perche. Laissant le lac de Retournemer et la montagne de Franchemont au sud-est, et le lac de Lispach au sud, nous retournâmes à Gerardmer. Nous ne vîmes sur le lac de Longemer que l'*equisetum*, grande prèle dont les tourneurs se servent pour polir le bois.

Les environs du lac de Longemer présentent plusieurs aspects très-champêtres et fort attrayans. On n'aperçoit plus ces rochers affreux qui, à quelque distance, offroient le spectacle effrayant de la nature inanimée. On ne voit partout que des sapins dont la cime se perd dans les nues, et dont l'éternelle verdure répétée dans les eaux limpides du lac, y prend une teinte plus douce et plus amie de la vue.

Nos voyageurs, en quittant Gerardmer, allèrent, par le nord, le long du ruisseau qui prend sa source dans le lac, et se joint, à une lieue plus bas, à la Vologne. La colline est couverte de sapins. Cette vallée se rétrécissant s'appelle *Rain de la Vologne*. De là ils arrivèrent à une glacière naturelle qui se trouve à soixante pas de la route, à droite. Elle est au milieu d'une masse de rochers de granite, vis-à-vis une grosse roche d'environ dix pieds sur chaque face. En approchant de la caverne, ou du rocher où l'eau se conserve gelée, ils furent pénétrés d'un froid subit. Leur guide cassa un morceau de cette glace (le 15 août 1800), d'environ une livre. On voit ce phénomène aussi aux environs d'Hérival, à deux lieues de Plombières,

CHAPITRE VI.

Arrondissement de Remiremont.

REMIREMONT, chef-lieu de l'arrondissement de ce nom, est une jolie petite ville, à cinq lieues (5 myr.) d'Epinal, qui est au nord, à deux lieues et demie de Plombières, qui est au midi. Sa position un peu élevée fait qu'elle domine le vaste bassin dans lequel elle est située, et qu'elle est à l'abri des inondations de la Moselle, qui serpente dans ce vallon. Elle est au midi et au milieu de ce bassin qui s'étend du sud-est au nord-ouest, depuis le village de Pont jusqu'à une lieue au-dessous de Remiremont. Elle est entourée de montagnes de tout côté, les unes plus, les autres moins éloignées. Le vent du nord-ouest est celui auquel elle est le plus exposée. Les montagnes qui l'environnent sont presque toutes couvertes de bois, les unes de hêtre ou de chêne, les autres de sapins, et dans quelques endroits on trouve le hêtre et le chêne mêlés aux sapins. Cette chaîne de montagnes qui entourent Remiremont est interrompue par quantité de collines et de vallées qui varient le coup-d'œil à l'infini, et entretiennent des courans d'air salutaires. Toutes ces collines et ces vallées sont arrosées par des ruisseaux qui, les uns, après avoir fertilisé la prairie, les autres, après avoir circulé dans la ville, vont se jeter dans la Moselle. Cette rivière, que nous avons déjà dit prendre sa source au pied des montagnes de Bussang, à 7 lieues (5 myr.) de Remiremont, à l'est, réunit, à une lieue au-dessus de Remiremont, au village de Pont, ses deux branches, et serpente dans une vaste prairie qu'elle féconde. Elle passe à une portée de fusil de la ville. Son cours est assez rapide, et son eau claire et limpide. Son lit est rempli de sable, de débris de granite, de silex et de grès roulés. L'aulne et le saule croissent sur ses bords. On pêche à Remiremont les mêmes poissons qu'à Epinal. A un quart de lieue au-dessus de la ville, vers le nord, on a creusé un canal qui sert à faire tourner des moulins, et cette eau est dirigée ensuite de manière qu'une partie arrose les prés de la rive droite de la Moselle, et l'autre partie va fertiliser les prés de la rive gauche, moyennant un aqueduc en bois qui la fait passer par-dessus le grand lit de la rivière. Il n'y a qu'un seul pont en bois, sur lequel on passe la Moselle à Remiremont.

Les vents qui règnent le plus communément, sont le nord-ouest et le sud-est. L'air est très-vif à Remiremont. Les eaux que l'on y boit sont des eaux de sources qui sourdent au pied des montagnes voisines, et qu'on conduit à la ville par des canaux de bois de sapin, et qui alimentent des fontaines multipliées et toujours coulantes. Ces eaux sont très-légères, et cuisent bien les légumes.

La ville de Remiremont est bien bâtie. La principale rue, qui la traverse dans toute sa longueur, et qui s'étend de l'ouest à l'est, est fort large, et ornée de belles maisons, pavée en grès, et arrosée par un ruisseau d'eau vive qui sert à la propreté, à la salubrité, et est très-utile dans les cas d'incendie. Les autres rues qui viennent aboutir à la grande, sont aussi suffisamment larges, bien bâties et arrosées. Les maisons sont construites à pierre et à chaux, et couvertes en tuiles creuses ou plates, ou en laves, qui sont des pierres plates très-communes dans le pays, et qui tiennent de la nature du grès. Les appartemens sont parquetés en planches de sapin. La plupart des maisons n'ont qu'un premier étage, outre le rez-de-chaussée, et des greniers au-dessus du premier.

La ville est entourée de beaucoup de jardins, dont plusieurs sont attenans aux maisons. Elle a environ quatre mille habitans. Le principal édifice est l'ancienne abbaye; c'est un fort beau bâtiment attenant à l'église de l'ancien chapitre : au-devant est une place un peu irrégulière, et entourée des maisons des chanoinesses.

Derrière ce quartier de l'ancien chapitre, au midi, est l'hôpital civil, qui est vaste, bien bâti et bien tenu, et auquel tient un fort beau jardin, à travers lequel passe un ruisseau considérable, fort utile pour l'entretien de la propreté dudit hospice, dont les biens, heureusement, n'ont point été tous vendus. A côté de l'hôpital est un lavoir public fort beau, et où on lave le linge à couvert et dans une fort belle eau. Il y a à Remiremont un sous-préfet, un tribunal civil et correctionnel.

Une grande partie de la grande rue est ornée d'arcades qui servent de promenade en tems de pluie, et d'asyle aux marchands de blé et autres, les jours de foire et de marché. Ces foires et ces marchés consistent principalement en bétail de toute espèce, en blé, avoine, seigle, sarrazin, vin, qu'on amène surtout de la Haute-Saône; en toile, fil, lin, chanvre, fromage, beurre et œufs, qui sont les principaux objets de commerce du pays, ainsi que la potasse, qu'on y fabrique abondamment, et que l'on conduit sur-tout à Paris.

Il y a à Remiremont et dans les environs des tanneries, des usines où l'on fabrique des huiles de navette, de faine, et des planches de sapin. Toutes ces usines vont par le moyen de l'eau, ainsi que les moulins à farine. Il y a à Ranfin, à un quart de lieue de Remiremont, au plus, à gauche de la route d'Epinal, une de ces usines fort intéressante. Un ruisseau assez petit se précipite de fort haut, et tombant sur une roue, fait mouvoir une scierie, un moulin à huile et des moulins à farine.

On sort de Remiremont par trois grandes routes ; une, au nord-ouest, conduit à Epinal ; une, au sud, conduit à Plombières ; une troisième, à l'est, qui conduit à Bussang, Mulhausen et Bâle en Suisse.

La plus grande partie des montagnes qui entourent Remiremont sont de granite. L'on remarque quelquefois des rochers de granite surmontés de pouding. Sur quelques-unes de ces montagnes, au nord, par exemple, il y a des carrières de grès rouge et mêlé de pouding : on s'en sert pour construire des fours. Cette pierre se durcit beaucoup au feu. On rencontre dans les bois de la ville, non loin de ces carrières, des roches de calcédoine qui donnent des morceaux très-jolis et assez transparens.

Le sol, dans l'arrondissement de Remiremont, n'est point une terre à blé : on n'y récolte que le seigle, l'avoine, l'orge, le sarrazin, les pois et les pommes-de-terre. Les prairies y font la principale richesse : par ce moyen on y élève beaucoup de bétail qui donne du beurre et du fromage.

Les habitans de Remiremont sont gais, affables,

aimant assez la bonne-chère, sur-tout la pâtisserie, qu'on y fait excellente. On y trouve d'ailleurs du bon gibier, de la volaille, des grives, des bécasses, des cailles, des vaneaux, des canards sauvages, le coq de bruyère, et d'excellens poissons. Le bœuf, le veau et le mouton, y sont assez bons.

Les jardins de la ville et des environs produisent plusieurs bons fruits, en poires, pommes, prunes, cerises, et des légumes abondamment, au point qu'on en apporte beaucoup à Plombières pendant l'été.

Les environs de Remiremont sont assez riches en plantes. On voit rassemblées sur ces montagnes, une partie de celles de la plaine et des hautes Vosges. On y trouve l'*hypericum elodes*, qui se voit peu ailleurs. On y rencontre le *circœa lutetiana* et l'*alpina*; les *emerocallus fulva* et *flava* ornent la crête des rochers du St.-Mont, où l'on voit aussi le *lithospermum officinale*. C'est dans les bois de Remiremont qu'on recueille la véronique, qui offre un thé très-odorant. Les genres des *orchis* et des *ophris* y sont très-variés. Il y a une espèce de *germandrée*, qui est le *teucrium scorodonia*, qui pourroit remplacer avec avantage le *teucrium scordium* et le *teucrium chamœdris*, qui n'y viennent que dans les jardins.

On y trouve également, comme aux environs d'Epinal et de St.-Diez, et abondamment, l'*arnica montana*, l'*uva ursi*, le *vaccinium vitis idea*, la bruyère blanche, le framboisier, le fraisier, le coudrier, le sureau, le rosier sauvage, le genevrier et le putiet.

Les maladies les plus communes à Remiremont sont les inflammatoires, comme pleurésies, péripneumonies, rhumatismes aigus. La vivacité de l'air, la fréquence des intranspirations, en sont cause.

Les rhumatismes chroniques, la phthisie pulmonaire, les hydropisies, la goutte, y sont aussi assez ordinaires, et paroissent tenir aux mèmes causes que les premières.

Le goître s'y remarque aussi; il y est cependant peu volumineux.

La rougeole et la petite-vérole y sont plus ou moins bénignes, suivant la constitution des saisons. L'inoculation de la vaccine vient de s'y établir, et avec le même succès qu'ailleurs.

Je n'y ai vu qu'une fois la dyssenterie devenir une maladie sérieuse et funeste; c'étoit dans l'automne de l'an 3 : plusieurs personnes en périrent à la ville et à la campagne. Ce fut sur-tout dans la commune du Valdajol, à deux lieues de Remiremont, qu'elle fut plus meurtrière, tant à cause de la malpropreté, qu'à cause du mauvais traitement qu'on suivoit.

Dans le moment actuel il y règne des fièvres catharrales, qui ne sont que de gros rhumes, et qu'on guérit facilement par des délayans adoucissans et un peu diaphorétiques; et quelquefois la saignée devient nécessaire, sur-tout chez les jeunes personnes un peu sanguines. La constitution humide de l'air, qui supprime la transpiration, en est la cause.

On vit généralement vieux à Remiremont; on y compte actuellement plus de quarante octogénaires.

Je reviens au voyage de nos trois jeunes amateurs de botanique. En quittant Remiremont, disent-ils, nous gagnâmes, par le nord-est, la vallée de la *Moselotte*, laissant à main droite celle de la *Moselle*. A peu de distance de la ville, nous tournâmes le St.-Mont, au sommet duquel étoit ci-devant un beau couvent de Bénédictins, et qui présente un beau revers. Nous allâmes ensuite au village de Selle, aux environs duquel se trouve en abondance l'*athamanta oreoselinum*.

Il étoit encore jour quand nous traversâmes Saint-Amé, beau village, où nous quittâmes la vallée de la *Moselotte*, pour remonter par celle de *Cleury*. Le ruisseau de ce nom, qui descend du lac de Gerardmer, fait, entre Saint-Amé et Cleury, le saut appelé *Saut de la cuve*. Deux parois de roche à pic laissent passage à l'eau, qui s'abat de près de vingt pieds dans une cuve de granite. Les arbres se rapprochent en berceau sur la cascade; des prairies pendantes arrivent jusque sur les rochers, et, soit le bruit de l'eau, soit le silence de tout ce qui l'environne, soit les approches de la nuit, qui, dans la solitude, imposent toujours l'attention, nous nous souvînmes de cet aspect. Peut-être personne que nous n'a parlé du Saut de la cuve; mais enfin il nous a frappés et intéressés.

Nous arrivâmes ensuite aux Forges, village à deux lieues de Remiremont, et nous y couchâmes.

Des Forges au Tholi, qui est à une demi-lieue au-dessus de la même vallée, les montagnes se resserrent. Des forêts de sapin couvrent les sommités. Les fonds sont occupés par des prairies arrosées de ruisseaux, et le chemin lui-même semble plutôt une allée de jardin qu'un chemin de montagne.

A droite du ruisseau de Cleury s'élèvent de grands ravins de sable pur. La vallée n'est presque plus qu'un défilé, une demi-lieue au-dessus et une demi-lieue au-dessous de Tholi; puis elle se rouvre, s'aplanit, et devient vague. Nous faisions peu de découvertes. L'uniformité du sol de ces vallées est la raison de l'uniformité des plantes. La tourbe, plus ou moins consommée, s'y trouve partout. Partout aussi on retrouve le *sphagnum palustre*, le *vaccinium uliginosum*, de *petits saules nains*, des *carex communs*, la *montia* dans tous les ruisseaux, le *chrisoplenium oppositifolium* dans tous les lieux humides et ombragés; le *comarum palustre*, l'*eriophorum vaginatum* dans les lieux plus élevés.

Nous commencions à trouver le *vaccinium vitis idea*, que l'on confond, mais sans danger, avec l'*arbutus uva ursi*. Peu-à-peu le *pinus picea* diminue, et fait place au *pinus abies* ou pinasse des Vosges, qui diffère de l'autre par ses cônes tournés vers la terre, ses feuilles sans échancrures, l'un des caractères du *pinus picea*.

Nous rencontrâmes aussi à l'ombre des sapins et le long du ruisseau la *veronica montana*, plante rare, que nous avons trouvée aussi à la descente d'Hérival.

De là, nos voyageurs sont allés au Tholy, à Gérardmer, et ont parcouru, comme nous l'avons déjà vu, une partie de l'arrondissement de Saint-Diez, et sont revenus ensuite dans celui de Remiremont, par Bussang, le Ballon, Saint-Maurice, le Thilliot, de là, à Remiremont et à Plombières.

Ils ont vu à Bussang les sources de la Moselle, dont une est à droite, et l'autre à gauche de la route de Basle, à un grand quart de lieue du village de Bussang. Un peu plus bas, c'est-à-dire, un peu plus près de Bussang, sont les sources de l'eau gazeuse martiale, connues particulièrement sous le nom d'*eau* de Bussang. Il y a deux de ces sources qui sont chacune renfermées dans un petit bâtiment; et à côté, est la maison du Citoyen Théveney, vieux militaire, chargé d'une nombreuse famille, censitaire desdites sources :

il

il vient d'avoir le malheur d'être incendié : sa maison entière a été la proie des flammes qui ont en même-tems dévoré ses meubles, son linge, ses vêtemens et tout son avoir. Cette maison servoit à le loger, lui et sa famille, et les étrangers qui vouloient boire les eaux sur les lieux (1).

Les eaux de Bussang ont été analysées par le chimiste Nicolas, qui a trouvé :

1°. Que cette eau, à sa source, étoit très-limpide, d'une saveur piquante, acidule, minérale, ferrugineuse, et qui pétille dans le verre comme le vin de Champagne ;

2°. Que les parois du bassin où elles sont reçues, ainsi que le fond, sont enduits d'une matière rougeâtre ochreuse : ce qui vient du fer qui, après avoir été tenu en dissolution, se précipite par l'absence du principe, ou gaz qui le rendoit soluble ;

3°. Que par l'analyse opérée par les réactifs et l'évaporation, il résulte que ces eaux sont chargées de gaz acide carbonique ; qu'elles tiennent environ un demi-grain de fer par pinte, dans un vrai état de dissolution : qu'elles tiennent aussi en dissolution des terres de différente nature, savoir : de la terre absorbante, de la terre de magnésie et peu de silice ; de plus, environ 2 grains par pinte de

____

(1) Il seroit bien intéressant que le gouvernement vînt au secours de ce malheureux père de famille, et qu'il l'aidât à reconstruire sa maison, qui sert non-seulement à le loger, mais encore les étrangers malades, qui ont besoin de ces eaux et de les boire sur les lieux. Le Ministre de l'intérieur a bien voulu lui promettre des secours ; je ne doute point qu'il ne tienne sa promesse ; ce sera servir un malheureux père de famille et toute l'humanité.

I

carbonate de soude, et un peu d'un autre sel qui paroît approcher du sel marin (muriate de soude).

Les eaux de Bussang se transportent fort bien, pourvu qu'elles soient contenues dans des bouteilles de verre neuves, et bien bouchées et goudronnées.

Ces eaux sont vraiment un excellent remède apéritif, stimulant, tonique ; elles conviennent merveilleusement dans beaucoup d'affections des voies urinaires, de l'estomac et du foie, et en général dans toutes les maladies où il faut fondre, résoudre et inciser des humeurs épaissies, et donner en même-tems du ton aux solides, et ranimer la circulation des fluides.

Ce que je viens de dire de la vertu des eaux de Bussang, est fondé principalement sur l'expérience et la pratique. Depuis douze ans que j'en fais faire un grand usage à Plombières, j'en ai vu des effets admirables dans les cas de chlorose, ou pâles-couleurs, dans une infinité d'affections stomacales, dans mille cas d'obstructions et engorgemens des viscères abdominaux : on en trouve durant tout l'été à Plombières, et chaque huit jours on va la chercher à la source.

Bussang est l'extrême frontière de la ci-devant Lorraine et du département des Vosges, qui confine là avec le département du Haut-Rhin. La Moselle n'est là qu'un ruisseau qui fournit déjà de la truite. Les montagnes qui forment la vallée de Bussang, sont fort hautes, couvertes de sapins, et hérissées de rochers énormes. Le penchant de ces montagnes est garni de maisons éparses çà et là. Toute la culture y consiste en prairies : les héritages sont clos, ou avec des sapins couchés, ou avec des morceaux de granite ou de grès. L'air, dans la vallée de Bussang, est très-vif et très-salubre. Les habitans en général y jouissent d'une bonne santé; ils vivent beaucoup du commerce qu'ils font avec les départemens du Rhin et la Suisse, par le moyen de leurs fromages. Les pâturages y sont excellens pour les animaux ruminans; ils ont un talent particulier pour fertiliser les prés. Les lieux les plus escarpés, s'il y a une source, se changent en prairies fécondes et agréables.

De Bussang à Saint-Maurice, on remarque quelques plantes intéressantes, comme le *sedum atratum*, l'*œnothera biennis*, la *digitalis alba*.

A Saint-Maurice, distant de Bussang d'une lieue, on trouve une fort bonne auberge : l'on voit là une vallée qui commence à gauche de la Moselle, entre le village et le Ballon; elle s'appelle la *Vallée des Charbonniers*. Il y a plusieurs mines de fer que l'on exploite : on y trouve du fer spathique; elles contiennent du cuivre et du fer. On y trouve des morceaux où l'on voit le cuivre oxidé, en filets soyeux d'un vert-clair, où le fer sert de gangue à du cuivre natif, ainsi que beaucoup d'ématites. On n'exploite ces mines que pour le fer, et on sépare le cuivre avec soin.

En suivant la vallée des Charbonniers, au-dessus de la montagne, on trouve des schistes fissiles, espèces d'ardoise. Le Ballon est le point le plus élevé des Vosges. Cette montagne est élevée de 800 toises au-dessus de la plaine d'Alsace : on y a pratiqué une superbe route, dont toutes les circonvolutions passent dans le bois qui couvre toute la montagne jusqu'au sommet. On y retrouve toujours des rochers de granite à filon, et quelquefois chiteux, et des masses de granite détachées et éparses. Le Ballon a deux sommets. Le plateau qui est entre les deux, est assez étendu ; il n'est couvert que de gazon, et semé de quelques petits arbres foibles et languissans que le froid empêche de croître et de multiplier.

Quand le ciel est sans nuage, on découvre, du haut du Ballon, une horizon immense ; on voit toute l'Alsace : on trouve de la neige presque en tout tems sur cette montagne. En descendant le Ballon du côté de Saint-Maurice, on ne trouve d'abord que du granite gris ; mais après un demi-quart de lieue, on ne rencontre plus que du granite roulé, dont la montagne est couverte.

Au pied du Ballon, le chemin est bordé de *corrigiola littoralis*, et d'*illecebrum verticillatum*, jolie petite plante. Sur la seconde crête, on trouve le *juncus squarrosus*, le *pinguicula vulgaris*, des aconits ; la *gentiane*, appelée le *quinquina* des Vosges, est très-abondante sur toutes ces hauteurs.

Du pied du Ballon, en descendant la Moselle, on arrivé au Thilliot. Il y a des mines de cuivre assez riches qui ont été autrefois exploitées ; on voit près du Thilliot, à la Mouline, un attelier où l'on travaille le granite. Cet attelier est digne de fixer l'attention du voyageur. On y exploite, dans un rayon de cinq lieues, trente variétés, tant de granites proprement dits, que de porphire et de serpentine : on y fabrique toutes sortes de jolis meubles. On y travaille actuellement au pavé qui doit orner le péristyle du Panthéon.

Sur le chemin de Saint-Maurice à Rupt, il y a un granite très-considérable, coupé au milieu horizontalement par une veine de silex d'un demi-pied de haut. Toutes les montagnes, depuis Saint-Maurice à Rupt, sont de granites, assez couvertes de bois. Les plantes y sont assez abondantes. Le dessus des montagnes de Rupt au nord, est parsemé de cristaux de roches colorés par le fer; au-dessus de cette montagne, on trouve une fontaine d'eau ferrugineuse qui contient du gaz hydrogène sulfuré. Des bancs d'ochre ferrugineux rouge qui s'étendent à droite au nord, donnent naissance à une autre fontaine ferrugineuse, qui s'appelle la *Fontaine des Gouttes*, et la première s'appelle la *Fontaine de la Cloche*, ou *Thioche*, en patois du pays.

En descendant dans la colline de Rhérée, on trouve une eau thermale qui est abandonnée; elle est entourée de plusieurs sources d'eau froide, qui, se mêlant avec elle, la refroidissent. Au mois de messidor an 9, le thermomètre de Réaumur marquant 14 degrés à l'air libre, plongé dans cette source thermale, a marqué 22 degrés.

On trouve dans ces environs des indices de mines de fer; et à la hauteur moyenne de la montagne, on voit encore les restes de fourneaux de forges, ce qui prouve qu'on a exploité autrefois des mines dans cette vallée.

Le chemin de Remiremont à Plombières, est fort mauvais. On avoit commencé, avant la révolution, une nouvelle route, qu'il seroit bien essentiel d'achever. Les piétons qui ne veulent point suivre la route, grimpent ordinairement une montagne qu'on appelle le *Banc-Bois*, laquelle est couverte de sapins et de chênes. De cette montagne découlent des ruisseaux, dont les uns vont tomber dans la Moselle,

de là dans le Rhin , et ensuite dans l'Océan ; les autres vont dans l'Eau-Gronne qui passe à Plombières , de là dans la Saône, ensuite dans le Rhône, et
puis dans la Méditerranée.

A droite de la route de Remiremont à Plombières
sont des bois de chêne et de hêtre, et à gauche sont
des bois de sapin qui s'étendent jusqu'à trois quarts
de lieue de Plombières.

Le sol depuis Remiremont à Plombières ne produit
que des seigles, du sarrazin, de l'avoine et des pommes-de-terre. Il y a sur la droite , entre la route et
la forêt, des prairies qui ne sont par trop bonnes,
étant trop humides.

On descend à Plombières par la route de Remiremont, par un chemin très-mauvais et très-rapide,
dans une vallée assez profonde qui s'étend du nord-
est au sud-ouest, et où est situé Plombières, dont je
vais donner une description particulière.

CHAPITRE VII.

Canton de Plombières.

PLOMBIÈRES, chef-lieu d'un canton de l'arrondissement de Remiremont, est célèbre depuis des
siècles par la salubrité de ses eaux minérales, qui ont
été et sont toujours fréquentées par des malades de
tous les pays du monde. Plombières est situé à l'extrêmité méridionale du département des Vosges, et
confine avec le canton de Fougerolles, qui est du
département de la Haute-Saône, et qui est sur-tout
connu par la quantité considérable d'eau-de-cerise
qu'on y fabrique.

Plombières est éloigné de 4 lieues (2 myria.) de
Luxeuil, qui est au midi, et où il y a aussi des eaux
minérales de même nature que celles de Plombières,
mais moins chaudes, moins actives et moins variées.
Epinal, au nord, est à 5 lieues de Plombières. A l'est
Remiremont en est distant de deux lieues et demie.
A l'ouest, Bains, dont les eaux sont semblables àcelles
de Luxeuil, en est à 4 lieues (2 myria.) Le canton
de Plombières est composé de six communes. 1°. Celle
de Plombières. 2°. Celle des granges de Plombières,
qui consiste en maisons éparses çà et là. 3°. Celle de
Ruaux, village à une lieue, à l'ouest. 4°. Celle de
Belle - Fontaine, à une lieue au nord. 5°. Celle du
Valdajol, superbe vallon, et commune très - popu-
leuse, à une lieue et demie au sud. 6°. Celle d'Hérival,
à deux lieues à l'est.

La vallée dans laquelle Plombières est situé, est

I 4

profonde et étroite. Elle est formée par des chaînes de montagnes dont les plus élevées sont de 250 toises au dessus du niveau de la mer. La direction de cette vallée est du nord-est au sud ouest, et les deux chaînes de montagnes qui la forment, courent, l'une de l'est au sud, et l'autre du nord à l'ouest.

Cette vallée est arrosée principalement par une petite rivière appelée *Eau-Gronne*, qui suit la même direction, dans son cours, que la vallée. La principale source de l'Eau-Gronne vient des montagnes qui sont à l'orient méridional de Plombières, à une demi-lieue environ de Remiremont. Une seconde source qui sort des montagnes voisines, et plus au sud, et qu'on nomme le *Ruisseau de St.-Antoine*, se dégorge dans l'Eau-Gronne, un peu au-dessus de la grande promenade, près de la papeterie.

Le cours de cette petite rivière est très-rapide. Elle roule son eau claire et limpide sur un lit dont la pente est très-inclinée et hérissée de gros quartiers de grès ou de granite. Cette eau est par conséquent très-battue ; elle est aussi très-legère et un peu ferrugineuse, dissout bien le savon et blanchit très-bien le linge. On y pêche de la truite et des écrevisses. Cette petite rivière est très-utile à Plombières, pour la propreté et pour la salubrité, et pour faire mouvoir plusieurs usines intéressantes, comme moulins à farine, papeterie, filerie de fil-de-fer.

L'Eau-Gronne traverse tout Plombières dans sa longueur, et dans une bonne partie de ce trajet, elle coule sous une voûte pratiquée dans le milieu des maisons qui sont au midi ; de manière que toutes ces maisons, depuis l'hôpital jusqu'à l'ancien couvent des Capucins, sont divisées en deux corps de logis, au milieu desquels est une petite cour formée par le dessus de la voûte sous laquelle passe la rivière.

Plombières contient environ mille à douze cents habitans, et est composé d'environ cent maisons. La grande ou principale rue est très-bien bâtie, fort large et bien pavée, au moins tout le long des maisons, où le pavé est formé de larges pierres de taille, ce qui est très - commode pour les malades qui ont peine à marcher.

Les maisons ont toutes deux étages, outre le rez-de-chaussée, elles sont bâties à pierre et à chaux, et couvertes les unes en tuiles, les autres en laves, et quelques-unes encore en bois, deux ou trois en ardoises. Toutes ont un balcon au premier étage, de manière qu'on pourroit aller tout le long de Plombières à l'aide de ces balcons. Tous les planchers des appartemens sont en sapin. Sans être richement meublés ; toutes les maisons de Plombières sont tenues très-proprement, depuis la cuisine jusqu'au grenier.

Le cimetière, les boucheries, l'hôpital, sont situés de manière qu'ils ne peuvent nuire en rien à la salubrité de l'air. Le cimetière est placé au nord, presque sur le sommet d'une montagne, à un quart de lieue de Plombières. Les boucheries sont sur la rivière, ainsi que l'hôpital, qui ne contient d'ailleurs qu'un petit nombre de malades, 24 logés dans deux salles (1), malades qui en outre n'étoient affectés que de maladies chroniques nullement contagieuses.

____

(1) Depuis six ans il n'y a plus de malades dans cet hôpital, attendu qu'il n'y a plus de revenus pour leur entretien. C'étoit une fondation de Stanislas, roi de Pologne, à la bienfaisance duquel Plombières doit une grande partie de sa beauté et de l'utilité de ses établissemens.

Dans le milieu de la grande rue , sont des arcades
bâties par le même Stanislas. Ces arcades sont très-
commodes pour les malades qui s'y promènent en
buvant l'eau thermale du Crucifix. Au-dessus de cette
source , est un sallon public qui sert de point de réunion aux étrangers , mais ce sallon est trop petit ,
et il seroit bien nécessaire d'en construire un plus
vaste.

Les habitans de Plombières n'ont d'autres ressources pour vivre , que de loger et de nourrir les
étrangers qui y viennent faire usage des eaux. On y
trouve tout ce dont on peut avoir besoin , soit pour
se nourrir , soit pour se vêtir , soit pour se médica-
menter. Beaucoup d'ouvriers travaillent le fer à merveille , et font mille jolis petits ouvrages. Il y a un excellent armurier et un tourneur intelligent et adroit.

Quoique le territoire de Plombières ne produise
ni vin , ni blé , on ne laisse pas que d'y faire bonne
chère ; on tire le blé , soit d'Epinal , soit du département de la Haute-Saône , et le pain qu'on y mange
est fort bon. On y fait aussi très-bien la pâtisserie ,
qui au reste ne devroit pas être aussi commune sur
des tables de malades. Le vin se tire principalement
des ci-devant provinces de Franche-Comté et de
Bourgogne. Le bœuf, le veau et le mouton sont du
pays , ainsi que le gibier , la volaille et le poisson.
Il en vient beaucoup de Remiremont , ainsi que des
légumes et herbages.

Les vents qui règnent le plus communément à Plombières sont le sud-ouest et le nord-est.

L'air n'y est pas aussi vif qu'à Epinal et à Remiremont , attendu que le lieu est plus enfoncé et moins
ouvert , et que les vapeurs des sources chaudes en

corrigent la vivacité. Les brouillards n'y sont pas fréquens, ni fétides. Pendant les chaleurs de l'été, on ne s'aperçoit pas qu'il y règne plus d'humidité qu'ailleurs; mais pendant l'hiver, la fin de l'automne et le commencement du printemps l'atmosphère y est humide, sur-tout le soir aussitôt que le soleil est couché. De là la nécessité de rentrer chez soi de bonne heure, si on veut éviter les intranspirations qui donnent lieu aux affections rhumatiques et catharrales. La neige séjourne quelquefois long-tems sur les hauteurs qui environnent Plombières. Plus l'air est sec, moins les vapeurs des bains, sources chaudes et étuves sont sensibles, parce que l'eau évaporée est dissoute par l'air; plus l'atmosphère est humide, plus aussi ces vapeurs sont sensibles, parce qu'alors l'air saturé d'eau ne peut plus en dissoudre.

Outre les sources minérales dont nous parlerons ailleurs dans un autre chapitre, il y en a plusieurs d'eau commune, qui fournissent une boisson très-saine. L'eau de ces sources est amenée dans les rues par des canaux en bois de sapin, et forme des fontaines toujours coulantes. Quoiqu'elles soient toutes légères, limpides et saines, on distingue cependant deux sources principales et qu'on préfère aux autres. L'une forme la fontaine qui est auprès de l'auberge de l'Ours, et qu'on nomme *Fontaine Godé*, l'autre est au bas d'un pré près le petit pont de la petite promenade qui conduit à la filerie.

On ne récolte sur le territoire de Plombières et des communes voisines que du sarrazin, du seigle, de l'avoine, des pommes-de-terre. Le penchant des montagnes et le fond de la vallée forment des prés qui sont excellens, sur-tout au bas de Plombières.

La commune du Valdajol (Val-de-joie), est beaucoup plus fertile et plus précoce que les autres, le blé
y vient bien, les pâturages y sont meilleurs, les fruits
et légumes y sont bons; cette commune participe un
peu du sol de la Franche-Comté, dont elle est voisine.
C'est dans cette commune qu'habite la famille respectable et honnête des Fleurot, qui sont très-exercés
dans l'art de réduire les luxations et les fractures,
opérations qu'ils font avec succès.

Outre les promenades éloignées, qui sont les montagnes, les vallées et les bois voisins, il y en a deux
très-jolies qui sont plus près de Plombières : l'une qui
est au nord-est de la vallée est un carré long, orné
d'une belle allée de tilleuls de chaque côté, et borné
par la rivière d'Eau-Gronne qui l'entoure. Cette promenade a 158 toises de long sur 20 de large : c'est
encore un ouvrage de Stanislas. Cette promenade est
très-utile et très-commode pour les malades qui,
n'ayant ni beaucoup de force, ni de facilité à marcher, ont cependant besoin de faire de l'exercice
en plein air : elle a l'inconvénient d'être un peu
humide, c'est pourquoi il ne faut s'y promener que
quand il fait beau et sec, et jamais après le soleil
couché.

Au milieu de cette promenade est une source d'eau
martiale ou ferrugineuse, dont nous parlerons plus bas.
Il faut espérer qu'on fera, à cette promenade et à
cette fontaine, les réparations et embellissemens que
je demande depuis long-tems. Le zèle du Cit. Lefaucheux, Préfet des Vosges, pour tout ce qui tend à
l'amélioration des établissemens de Plombières, vien-
dra à bout de réaliser les projets d'embellissemens
proposés.

La seconde promenade, près de Plombières, et à laquelle on arrive facilement, même les malades foibles et estropiés, est au-dessous de Plombières au sud-ouest de la vallée. Cette promenade est plus pittoresque que la première, elle est tout le long du vallon et de la rivière : on pourroit l'embellir et la rendre plus praticable durant les chaleurs de l'été, en y plantant des arbres qui romproient la force des rayons solaires qui y excitent une ardeur insupportable au milieu de l'été. Il seroit très-utile aussi qu'on élargît le chemin, afin qu'on pût s'y promener à cheval et même en voiture. Les promenades, dans les lieux d'eaux minérales, sont un objet important : l'exercice à pied, à cheval, en voiture, y est d'une nécessité impérieuse : le dire absurde, que depuis long-tems les choses sont ainsi, ne mérite pas de réponse.

Autrefois toutes les montagnes qui dominent Plombières étoient couvertes de bois; beaucoup sont maintenant nues et cultivées en partie : on a remarqué que, depuis cet abattis, il y pleuvoit moins, et que l'humidité en étoit diminuée.

Depuis douze ans que j'exerce la Médecine à Plombières, je n'y ai point observé d'épidémie fâcheuse; la dyssenterie qui y a existé en l'an 5, n'y fut pas meurtrière, et j'observai que le traitement de cette maladie par les préparations d'opium, sur-tout dans les lavemens, réussissoit très-bien. Un jeune homme de 14 ans, qui fut un des plus vivement affecté, ne fut sauvé que par des lavemens émolliens, dans chacun desquels je faisois mettre jusqu'à cent gouttes de laudanum; après l'ipécacuanha donné dans le début, il falloit s'en tenir aux lavemens et aux boissons adoucissantes et rafraîchissantes.

La petite-vérole y est tantôt bénigne, tantôt maligne, comme ailleurs : cet hiver, de l'an 9, elle y est très-meurtrière, ainsi qu'à Nancy, à Genève, Poitiers, etc. J'ai observé que l'exposition du corps de l'enfant malade à la vapeur de l'eau chaude, étoit un bon moyen de rappeler à l'extérieur le venin variolique, qui rentroit et tuoit promptement ; la tisane vineuse faisoit bien aussi, et les lavemens émolliens et vermifuges.

A la fin du même hiver, de l'an 9, et au commencement du printems, les scarlatines ont régné, et quoique cette maladie soit ordinairement bénigne partout, elle a cependant été cette année un peu dangereuse à Plombières, où elle a tué plusieurs malades. J'avois vu à Paris, avant mon retour à Plombières, qu'elle y étoit aussi un peu fâcheuse ; trois de mes enfans en ont été attaqués, deux s'en sont tirés lestement et sans être fort malades ; le troisième, qui est un garçon âgé de 6 ans, fort et d'une bonne santé habituelle, a failli périr des suites de cette maladie : n'ayant point assez gardé le lit, comme son frère aîné et sa sœur cadette, l'éruption ne fut pas complète, et il en résulta une hydropisie anasarque et ascite des plus considérables ; les urines étoient devenues extrêmement rares, difficiles, douloureuses, et noires ou brunes. Je ne l'ai tiré de là que par les vésicatoires aux deux jambes et à la nuque, et par l'usage du vin scillitique, et des hydragogues fréquemment réitérés : l'enfant a conservé, durant cette maladie, un excellent appétit, les urines se sont rétablies, la moiteur est aussi revenue, et l'épiderme est tombé en écailles ; il se porte maintenant parfaitement bien.

Je rapporterai encore l'exemple d'un autre enfant

de Plombières âgé d'environ 12 ans, et qui a failli périr des suites de cette maladie. Constant Girardin, né d'une mère morte jeune de la poitrine, et nourri par elle, est parvenu à l'âge de 12 ans avec une santé délicate. Cet enfant fut attaqué, au mois de floréal an 9, d'une fièvre scarlatine, accompagnée d'angine; il fut traité d'abord par les délayans et l'application d'un vésicatoire au col; la maladie parut terminée au bout de neuf jours, l'épiderme étoit tombé en écailles et l'enfant courut les rues : huit jours après il a une indigestion avec les symptômes les plus effrayans : on m'appelle au milieu de la nuit pour le secourir; je le trouve dans un agitation terrible; il jetoit les hauts cris, se plaignant de douleurs épouvantables dans le ventre qui étoit extrêmement tendu. Il se plaignoit aussi de violentes douleurs de tête ; sa poitrine , qui est naturellement foible, étoit dans une agitation considérable : je lui fis donner trois lavemens de suite qui calmèrent un peu les douleurs : je lui fis boire de l'infusion de camomille romaine, et j'ordonnai une potion composée d'huile d'amandes douces et de sirop de menthe poivrée, espérant qu'elle le feroit vomir par la répugnance qu'elle lui causeroit, n'osant lui donner l'émétique, vu l'irritation extrême où étoit tout son corps. En effet, l'enfant vomit et alla aussi à la selle, il rendit un amas considérable de glaires et de bile ; sa tante, qui le soignoit, me dit qu'il avoit aussi rendu par le nez une grande quantité de matière épaisse et fétide. Le lendemain le petit malade fut bien et les deux jours suivans : le quatrième jour après cet accident, il lui en survint un autre qui ne paroissoit point avoir la même cause, c'est-à-dire, une indigestion : c'étoit une douleur de tête violente qui lui faisoit jeter les cris les plus perçans, et qui le tenoit dans un état de délire effrayant ; le pouls étoit précipité, puis se ralentissoit : l'enfant, durant deux jours qu'a duré cette crise, n'a rien voulu prendre, et a jeté continuellement les hauts cris. Je lui fis appliquer deux sangsues à chaque tempe, elles saignèrent beaucoup : après cette opération il tomba dans une espèce de stupeur qui, cependant, etoit interrompue de tems en tems par de nouveaux cris et une grande agitation ; enfin, le troisième jour de cette crise, il rendit par les urines une matière sanieuse et fétide, et un peu avant il s'étoit plaint non plus de la tête, mais du ventre : on lui donna un lavement qui lui procura une selle très-copieuse ; les urines continuèrent pendant quelques jours à être extrèmement bourbeuses : il fut purgé plusieurs fois, et a été parfaitement guéri ; il se porte depuis à merveille. Je regarde ces accidens comme des suites de la fièvre scarlatine, qui n'avoit pas non plus été terminée par une crise parfaite, et qui a occasionné les accidens subséquens.

Les maladies aiguës les plus communes, sont les fièvres catharrales et bilieuses, les péripneumonies, les fièvres putrides, les apoplexies et les esquinancies ; les intermittentes y sont assez rares.

Parmi les maladies chroniques ce sont les rhumatismes, soit simples, soit goutteux, qui y sont très-fréquens, à cause de l'humidité de l'air tous les soirs, et contre laquelle on ne se précautionne pas assez : les hydropisies se voyent encore très-fréquemment à Plombières ; ce qui peut s'attribuer à la même cause, c'est-à-dire, aux dérangemens fréquens de la transpiration.

Les hernies sont encore assez communes ; ce que
l'on

l'on peut attribuer aux pays montagneux, qui est cause que l'on descend fréquemment par des lieux raboteux ; de là des secousses et des saccades qui favorisent la sortie des intestins, les fibres étant d'ailleurs relâchées par l'air humide.

Les habitans des autres communes du canton étant moins exposés à l'humidité, parce qu'ils vivent dans des lieux plus élevés ou plus aérés, sont moins sujets aux rhumatismes goutteux, et le sont davantage aux maladies inflammatoires.

Les montagnes au nord de Plombières ne sont composées que de grès et de schistes variés : il y a des grès qui sont très-durs, d'autres qui sont rougeâtres : il y a des schistes micacés blancs et des ochres ferrugineuses en quantité.

On trouve aussi plusieurs couches de terre argileuse très-pure, qui, dans quelques endroits, est colorée en rouge et en violet : c'est de cette terre qu'est formé le prétendu savon de Plombières. On trouve en quelques endroits de la terre de porcelaine ou pétunzé : on en a fait de jolie faïence.

Il y a aussi des spaths fluors dans des bancs de grès pulvérulens ; c'est le fluate de chaux.

Il y a des sables micacés qui paroissent dans plusieurs sources ; ce que Dom Calmet a pris pour du sable aurifère.

A deux lieues de Plombières, à la Vêche, il y a une fontaine pétrifiante, où l'on remarque des morceaux assez curieux.

J'ai vu chez le jeune Resal, pharmacien à Remiremont, qui s'occupe avec zèle et succès de son état, et qui étoit un des trois voyageurs dont j'ai parlé cidevant ; j'ai vu dans son cabinet un morceau de cerisier, en partie avec l'écorce, pétrifié à ladite fontaine : il a toute la dureté et la couleur de la calcédoine. On voit aussi dans cet endroit des mines de fer mammelonnées : il y a de ces mines où l'on trouve des cristaux de roche colorés en noir, violet, rouge, cristallisés sur du quartz.

Au midi de Plombières, la partie des montagnes, qui avoisine le Valdajol, est plus abondante en granit.

On rencontre beaucoup de tourbières à l'ouest et au nord, du côté des villages de Ruaux et Belle-Fontaine.

Au Peutet on voit des calcédoines qui présentent de très-jolies cristallisations de quartz, des calcédoines hydrophanes, d'autres qui sont enveloppées de cristaux de quartz : en descendant la rivière de Plombières, on trouve des cristaux de roche qui sont surmontés de petits granatites. Les granits du côté du Valdajol sont assez beaux ; il y en a de plusieurs variétés, entr'autres celle qui contient le feld-spath couleur de rose et du mica.

On trouve aussi des dentrites dans les carrières de grès fissiles du côté de Fougeroles.

Les plantes alpines et celles des plaines se rencontrent sur les montagnes de Plombières. Les gentianes y sont en grand nombre. On y voit le *gentiana - cruciata*, le *lutea*, le *centaurea*, le *nana*, l'*amarella*, le *vaccinium-myrtillus*, l'*uva-ursi*. On y trouve le joli *vaccinium oxicocos*, l'*illecebra-verticillata*, le *thesium lynophillum*, les *cacalia*, sur-tout l'*alpina* ; les *digitales* forment un genre presque complet, le *purpurea*, l'*ambigua*, le *lutea*, le *ferruginosa*, et sur-tout l'*alba* qui forme une espèce distincte. Les fougères y ont des variétés nombreuses.

On trouve aussi à Plombières l'*osmunda regalis*, les aconites et les *lycopodium* sont nombreux. Le *lycopodiun alpinum, linifolium, inundatum, clavatum,* sont très-communs. Le genre des *polygala* y est aussi fréquent. Les environs du Valdajol sont tout tapissés de *capillaires*, de *viola tricolor* et d'*arnica*, etc.

Parmi les oiseaux on trouve la perdrix, la caille, la grive, la bécasse, le rouge-gorge, moins abondant que dans la plaine, le vanneau, le canard sauvage, la mésange, le ramier. Parmi les animaux sauvages, on retrouve les mêmes que dans le reste des Vosges.

Les forêts sont composées de hêtres, ou de chênes, et de charmes, ou de sapins, qu'on trouve à une lieue de Plombières, du côté du Valdajol et d'Hérival. Cette dernière commune est souvent un but de promenade pour les étrangers. C'est une vallée très-profonde et très-sauvage, entourée de sapins, mêlés de quelques hêtres. On y trouve une ancienne maison de moines, un étang, une scierie, des moulins, une glacière naturelle, une source pétrifiante, et la demeure d'un des frères Fleurot.

La commune du Valdajol est une des plus populeuses du département des Vosges, elle a près de 7 lieues de tour. Outre le village qui est dans le fond de ce beau vallon arrosé d'une petite rivière appellée *Combeauté*, il y a une quantité considérable de maisons éparses dans le reste du vallon, et sur le penchant et sur le haut des montagnes. Il y a un point au sommet d'une des ces montagnes, d'où l'on découvre à merveille toute cette belle vallée. Cet endroit se nomme *la Feuillée*. Il est à trois quarts de lieue de Plombières, et il n'y a guère d'étrangers qui n'y aille au moins une fois durant son séjour à Plombières. On

K 2

y va ordinairement sur des chars, couverts en toile et en feuillages, et attelés de bœufs.

La commune ou village de Ruaux, à une lieue de Plombières, à l'ouest, n'a rien de remarquable, si ce n'est qu'elle a dans son voisinage plusieurs forges que l'on va ordinairement visiter : telles sont les forges de St.-Mouse ou Semouse, du Blanc-Meurgé, de la Forgette, de la Chaude-Eau, où il y a une manufacture de fer-blanc, et une belle tirerie de fil-de-fer.

Trois routes aboutissent à Plombières. 1°. La route de Luxeuil qui conduit à Vésoul, Besançon, est au sud. 2°. La route de Remiremont qui conduit à Basle et à Colmar, est à l'est. 3°. La route d'Epinal qui conduit à Nancy, Lunéville, etc. est au nord.

Le canton voisin de celui de Plombières au nord-ouest est Xertigny, qui fait partie de l'arrondissement d'Epinal. Ce canton très-populeux est fort boisé et hérissé de monts et de vallées, mais qui ne sont pas aussi remarquables que ceux de l'arrondissement de Remiremont. Le sol n'y est pas non plus excellent, on n'y récolte que du seigle, de l'avoine, de l'orge, du sarrazin, des pommes-de-terre et du foin. Les habitans commencent à s'éloigner des mœurs, de la manière de vivre et du langage de la partie montagneuse, et à se rapprocher des habitans de la plaine.

A l'ouest de ce canton est celui de Bains, remarquable par ses eaux minérales et sa belle manufacture de fer-blanc. Bains, qui est à 4 lieues de Plombières, à 4 lieues d'Epinal, à 6 de Mirecourt, à 14 de Nancy, est beaucoup moins bien bâti que Plombières. Ses eaux minérales sont de même nature que celles de Plombières, mais moins chaudes, moins actives, moins variées et moins abondantes. Le pays est aussi très-boisé. Il s'y consomme une très-grande quantité de bois à cause des forges du voisinage, et sur-tout de la manufacture de fer-blanc et autres usines. Cette manufacture de fer-blanc est sûrement une des plus belles en ce genre qu'il y ait en France, et le fer-blanc qu'on y fabrique est d'une excellente qualité. Elle occupe une très-grande quantité d'ouvriers. La manière dont elle est dirigée fait honneur aux talens du citoyen Falatieux, qui en est le propriétaire. Cette manufacture est à une demi-lieue du village de Bains; elle est l'objet de la curiosité de tous les étrangers qui vont aux eaux, soit de Bains, soit de Plombières.

CHAPITRE VIII.

Pour compléter la topographie du département des Vosges et de Plombières, il ne me reste plus qu'à parler de tout ce qui concerne les établissemens publics de ces eaux minérales célèbres, comme des différentes sources chaudes et froides, des bains, des douches et des étuves.

Des eaux minérales de Plombières.

C'est une chose vraiment admirable que de voir sortir de terre dans un espace très-circonscrit, une aussi grande quantité de sources si variées, les unes très-chaudes, les autres moins chaudes, plusieurs qui ne sont que tièdes, beaucoup qui sont froides et simples, d'autres qui sont savonneuses, ou ferrugineuses. C'est ce que l'on observe à Plombières.

Il y a quatre bains qui sont alimentés par des sources différentes. Dans chacun de ces bains, il y a un bassin, et de plus des espaces pour se baigner en particulier dans des cuves. Chacun de ces bains renferme en outre des cabinets destinés à prendre la douche, soit descendante, soit ascendante, et d'autres appelés *étuves*, où l'on prend le bain de vapeur. Il y a en outre des fontaines particulières destinées à la boisson.

Le grand bain est celui qui est au milieu de la grande rue, immédiatement après les arcades. Ce bain n'est plus arrangé tout-à-fait de même qu'il l'étoit du tems de Dom Calmet, il n'y a plus de tour, ni d'horloge au-dessus de l'entrée qui est à l'extrêmité occidentale, ni de porte grillée en fer à l'extrêmité orientale. Les deux piliers en pierre de chaque côté de l'extrêmité orientale de ce bassin ne servent plus a rien, c'est-à-dire, qu'il n'y coule plus de fontaine. Le petit bassin qui est au côté septentrional de ce bain est maintenant séparé en quatre cabinets que j'ai fait construire en pierre-de-taille. On peut s'y baigner dans des cuves et y prendre la douche. On pourroit aussi s'y baigner dans le bassin, en ôtant quelques-unes des planches qui forment le plancher. Le côté méridional du même bain forme aussi un bain séparé qui a été principalement destiné pour les malades de l'hôpital et autres pauvres infirmes. Ce bassin des pauvres se remplit par l'eau du grand bassin, qui s'y déverse. Ce bassin est partagé en plusieurs cases qui sont séparées par des cloisons en bois, et je viens de faire remédier à un inconvénient grave qui étoit que les pauvres étant dans ce bain, étoient exposés à un courant d'air froid faute d'une cloison qui les mît à l'abri. Cette cloison vient d'être faite en pierre. On a construit aussi à l'extrêmité occidentale de ce bain un cabinet pour que les malades puissent s'y rhabiller en sortant des étuves voisines.

Entre ces deux petits bassins qui sont maintenant bien clos et couverts supérieurement, se trouve le grand bassin qui est à découvert. Ce grand bassin a 50 pieds de long sur 15 de large, tandis que les petits bassins de chaque côté n'ont que 56 p. de long sur 5 de large. Le fond de ces bassins est pavé en grandes pierres-de-taille posées en ciment, et l'on descend dans les petits par 4 marches, de manière qu'à l'aide de degrés on peut s'enfoncer plus ou moins dans l'eau.

K 4

Il y a aussi de chaque côté du grand bassin à l'extrêmité orientale, 4 cabinets qui servent à donner la douche et l'étuve. A l'extrêmité occidentale du bain des pauvres sont deux autres cabinets d'étuve qui sont échauffés par la vapeur de la source de l'Enfer, et à côté desquels je viens de dire qu'on avoit construit un cabinet pour s'y habiller au sortir du bain d'étuve.

Deux sources principales remplissent le grand bassin et les deux petits collatéraux. La plus abondante et la plus chaude est à gauche de l'entrée orientale de ce bain. Cette eau mesurée au goulot m'a donné en tout tems, depuis onze ans que je suis à Plombières, 5o degrés au thermomètre à mercure de Réaumur (1).

La seconde, source qui est moins abondante que la première et chaude de (44 ^{d}.), est à droite de l'extrêmité orientale du même bassin.

Outre ces deux principales sources, il y en a encore d'autres peu abondantes, et qui sortent d'entre les pierres du fond. Il y en a une qu'on appelle *Source de Ste. - Catherine*, qui n'est que tiède, et qui sort de terre à l'extrêmité occidentale du corridor qui est au nord. Ce n'est qu'un filet d'eau qui va se mêler à l'eau du bassin. Une seconde, peu abondante et froide, vient d'une fontaine savonneuse qui est à l'entrée de la route de Luxeuil, et qui donne un petit

----

(1) Il y a des thermomètres qui ne donnent que 48 degrés, d'autres 49 ; cela tient sans doute à la qualité du verre, ou du mercure, ou de l'esprit-de-vin des thermomètres. Le célèbre de Saussure de Genève, par la mort duquel les sciences viennent de faire une perte difficile à réparer, étant à Plombières en l'an 5, me prêta un excellent thermomètre à mercure, qui donnoit constamment 5o degrés à cette source.

filet d'eau qui coule dans un petit auge placé en renfoncement dans l'épaisseur du parapet à l'extrêmité orientale du grand bain. Cette eau va aussi se mêler à l'eau des bassins. Le bassin du grand bain a 3 pieds et demi de profondeur. On le vuide tous les 8 jours à l'aide d'un conduit qui est à l'extrêmité occidentale. Il faut 16 heures pour le remplir, et tant qu'il n'est pas plein, le bassin des pauvres ne reçoit pas d'eau. Le grand bassin a à l'extrêmité orientale, près de la source principale, 36 à 37 ^{d}. de chaleur, 35 environ à l'autre extrêmité. Le bain des pauvres 52^d. à l'extrêmité orientale, et 50 à l'autre extrêmité. Ces températures varient un peu suivant celle de l'atmosphère avec laquelle ces eaux sont en contact.

On voit nager à la surface de l'eau de ce grand bain des conferves, que M. de Saussure a examinées plusieurs fois au microscope, et où il n'a jamais pu découvrir aucun animalcule.

On pourroit construire une belle salle de bain au-dessus du grand bassin de ce bain; cela le rendroit plus utile, car tel qu'il est on ne peut y baigner que peu de personnes à la fois.

Mon respectable prédécesseur, le docteur Degnerre, sentant la nécessité d'avoir un bassin tempéré, en sollicitoit depuis long-tems l'établissement. Après la fameuse inondation arrivée à Plombières en 1770, le 25 juillet, le docteur Degnerre obtint du Roi Louis XV que ce bain tempéré seroit enfin construit. Les deux filles de Louis XV, qui avoient été à Plombières pendant deux saisons, en 1761 et en 1762, pour y faire usage des eaux, obtinrent du Roi leur père le but de la demande du docteur Degnerre, dont elles avoient reçu les soins pendant leur séjour

aux eaux. Le Roi acheta deux maisons qui occu-
poient le terrain où est maintenant le bain neuf, et
y fit construire l'édifice qu'on y voit aujourd'hui.
En creusant pour les fondations, on trouva, au rapport de plusieurs gens du pays, qui en ont été té-
moins, des vestiges d'anciens ouvrages, comme un
ciment fort dur, et un petit bassin de six pieds carrés;
un bouchon en rosette qui étoit adapté à un corps de
plomb qui traversoit tout ce terrain; ainsi que des
restes d'un plus grand bassin, avec des marches,
comme celles du grand bain, des bouts de colonnes
cassées, et quantité de ciment fort dur, que l'on ne
peut enlever que par la mine.

Ce bâtiment est donc assis sur un fond solide; il
a intérieurement 48 pieds de long sur 53 de large.
La voûte est supportée par onze colonnes de forme
carrée. L'intérieur est fort bien éclairé, et dans le
milieu de la voûte est une cheminée faite pour donner issue à la vapeur qui s'exhale du bassin et des
sources. Le bassin est dans le milieu; il a 16 pieds
de longueur sur 15 de largeur : on y descend par
plusieurs marches, sur lesquelles les malades peuvent
s'asseoir, et à l'aide desquelles ils s'enfoncent plus ou
moins dans l'eau. Tout autour sont des planches sou-
tenues par des barreaux de fer, sur lesquelles les
malades placent leur gobelet, leur mouchoir et leur
serviette. Tout autour de l'intérieur de ce bâtiment
sont des cabinets, où l'on se baigne séparément dans
des cuves qui se remplissent par deux robinets qui
donnent l'un de l'eau chaude, l'autre de l'eau tempérée. Ces cabinets étoient autrefois en bois; je les
ai fait faire en pierres de taille, ce qui les rend plus
durables et mieux clos, et donne la facilité, en per-

çant la pierre de dessus, d'y administrer la douche aux personnes qui ont de la peine à marcher, et à sortir de leur bain pour aller prendre la douche ailleurs.

Outre les cabinets destinés aux bains, il y en a encore plusieurs qui servent pour s'habiller et se déshabiller, deux autres pour la douche ascendante, et de plus sept cabinets qui sont pour recevoir la douche descendante.

Il y avoit autrefois deux portes pour entrer dans ce bain, une au nord-est et l'autre au midi ; j'ai fait condamner celle au nord-est, parce qu'elle amenoit trop de froid dans l'intérieur du bâtiment.

Trois sources différentes fournissent l'eau nécessaire à ce bain. Ces trois sources sont amenées de différens points de Plombières, par le moyen de corps ou conduits en bois de sapin ; ce qui a un grand inconvénient, attendu que ces conduits en bois se pourrissent promptement, que beaucoup d'eau se perd, et qu'il pourroit arriver que, pendant la saison, on vînt à manquer d'eau suffisante pour le service. Il est donc à désirer que l'on remplace ces conduits en bois par des canaux en fonte ou en plomb, qui pareront aux inconvéniens dont je viens de parler. L'eau de la fontaine du Crucifix vient aussi tomber dans ce bain. Les sources qui alimentent ce bain sont les unes à 36 degrés, et la troisième à 26 degrés. En se mêlant dans le bassin, elles donnent un bain tempéré, que l'on tient habituellement au 26e. degré de Réaumur ; température qui convient généralement au plus grand nombre des personnes qui ont besoin de ce qu'on appelle le *bain tempéré*, c'est-à-dire, où l'on n'a ni chaud, ni froid.

Les douches sont administrées de la manière suivante. Deux pompes, mues par deux hommes, font monter l'eau de la source la plus chaude (36 degrés) sur une espèce d'amphithéâtre construit à l'extrémité occidentale du bâtiment. Cette eau est reçue dans de grandes cuves, d'où elle coule, par des canaux en plomb, dans des entonnoirs en bois, qui sont percés à leur fond, et auxquels on adapte des tuyaux de différens calibres, suivant qu'on veut donner la douche plus ou moins forte. La hauteur de la douche, à compter du sommet de l'entonnoir jusqu'au plancher inférieur du cabinet, sur lequel est couchée la personne qui prend la douche, est de 12 ou 14 pieds. On a la précaution de tenir toujours pleines des cuves d'eau chaude refroidie, afin de pouvoir tempérer à volonté la chaleur de la douche. Les cabinets de douche sont suffisamment chauds, pour que le malade, qui est nu ordinairement, n'éprouve point de froid, mais plutôt une douce chaleur. Ils sont échauffés par des courans d'eau chaude qui passent sous ces cabinets. Les tuyaux ordinaires des douches sont de 4, $4\frac{1}{2}$, 5, $5\frac{1}{2}$ lignes de diamètre. On peut en avoir de plus forts et de plus foibles ; et quand je veux que la douche soit très-foible, comme cela est nécessaire dans quelques cas, soit pour y accoutumer un enfant, soit pour y préparer une grande personne foible et irritable, je fais adapter au tuyau ordinaire un long tuyau de cuir qui descend jusqu'auprès de la partie à doucher, et qui ne fait, pour ainsi dire, qu'arroser la partie. Ces tuyaux de cuir sont encore commodes pour diriger la douche à volonté, quand le malade ne peut se mouvoir seul.

Les deux cabinets de douches ascendantes servent

a donner ces douches, soit par la voie du rectum, soit par les voies utérines. Ces deux sortes de douches sont fort utiles dans mille circonstances. Le bain neuf peut servir à soixante personnes à-la-fois.

Le dessus de ce bain est un appartement composé de plusieurs pièces. Cet emplacement offriroit un très-beau local pour un salon public, qui seroit plus vaste et plus commode que celui des arcades.

Le bain des Capucins, qui est aussi appelé par Dom Calmet *Petit-Bain*, ou *Bain des Gouttes*, est situé derrière le bain neuf. Ces deux bains communiquent ensemble par le moyen d'une voûte. Ce bâtiment est beaucoup moins considérable que celui du bain neuf. Il est à-peu-près carré, bien voûté, et couvert en tuiles, avec une cheminée qui donne issue aux vapeurs. Le bassin de ce bain a 15 pieds de longueur sur 10 de large, et 3 pieds et demi de profondeur : on y descend par quatre marches, sur lesquelles on s'asseoit. Des planches tout autour servent, comme au bain neuf, à placer les verres, les mouchoirs et les serviettes.

Ce bassin se remplit par son fond. L'endroit par où l'eau arrive à ce bain, est près d'un des angles au sud-ouest; elle vient là d'une source située à l'extérieur du bâtiment, et renfermée dans une espèce de petit puits carré. Il arrive aussi de l'eau dans ce bassin par un trou rond, appelé le *Trou des Capucins*, et qui est placé au côté opposé à celui dont j'ai parlé tout-à-l'heure. En observant ce trou, on aperçoit à chaque instant l'eau qui bouillonne, et qui chasse des bulles d'air à la surface. En empêchant l'eau d'arriver par l'endroit de l'angle au sud-ouest, on la voit qui monte par le trou des Capucins, ce

qui prouve que c'est la même source. Il y a encore
quelques autres filets d'eau qui percent à travers les
joints des pavés, mais ils sont peu de chose. La chaleur de ces sources est à 36 degrés. Quand le bassin
étoit d'une seule pièce autrefois, sa température ordinaire, lorsqu'il étoit plein, étoit de 52 degrés et
plus. Comme cette température étoit trop élevée,
peu de monde alloit se baigner dans ce bassin. C'est
pourquoi, désirant le rendre d'une température plus
supportable, j'y fis amener une nouvelle source tempérée, qui sort de terre derrière la fontaine du Crucifix, et par ce moyen on pouvoit graduer la chaleur
de ce bain. Néanmoins, comme il étoit essentiel d'a-
voir aussi un bain de 52 degrés pour quelques cas
particuliers, j'ai fait séparer, l'an dernier, le bassin
de ce bain dans sa longueur, de manière qu'il y a
maintenant deux cases, dont l'une est constamment
à la chaleur de 52 ou même 53 degrés, et l'autre à
la température de 28 à 29 degrés. Cette disposition
a rendu ce bain plus utile, et par conséquent plus
fréquenté : quinze ou vingt personnes peuvent s'y
baigner à-la-fois. Il y a aussi dans l'intérieur de ce
bain, et tout à côté du bassin, deux espaces voûtés,
et qui forment cabinets pour s'habiller et se déshabiller. J'ai fait construire aussi, l'an dernier, un nouveau cabinet de douche attenant à ce bain, lequel est
fort commode pour ceux qui se baignent au bain des
Capucins.

Le trou appelé *Trou des Capucins* est un trou rond
d'environ un pied de diamètre, taillé dans une des
pierres du fond du bassin. Quand le bassin est vidé, ce
qui a lieu tous les jours, vers onze heures ou midi,
des malades du sexe féminin peuvent prendre un

bain d'étuve local en s'asseyant sur ce trou, qui
exhale des vapeurs chaudes provenant de l'eau de
la source qui s'élève par ledit trou. Ce bain de vapeurs peut être fort utile dans plusieurs circonstances
de maladies de l'uterus, comme défaut de circulation
dans cet organe, et irrégularité de menstruation ou
défaut total de cette excrétion.

Le bain des dames est situé à l'extrémité orientale
de la grande rue de Plombières; le chapitre des dames
chanoinesses de Remiremont étoit autrefois en pos-
session du bain et de la maison y attenante : l'un et
l'autre ont été vendus, depuis la révolution, comme
domaines nationaux.

Le bain
des Dames

La source et le bain sont sur la rive gauche de la
petite rivière d'Eau-Gronne, et l'on communique du
bain avec la maison : le bâtiment du bain est peu considérable et de forme à-peu-près carrée; il y a un
petit bassin de figure circulaire dans lequel on descend par plusieurs marches : ce petit bassin, où au
plus dix personnes peuvent se baigner, est partagé
en deux cases, dont une est à la température de 5o d.
environ et l'autre à celle de 28 d.; la source qui
fournit à ce bain sort du mur qui fait le fond de ce
bâtiment, par deux goulots qui versent l'eau dans un
petit réservoir, et de ce réservoir, elle coule dans les
cases du bassin; l'eau de cette source a 41 degrés au
goulot : l'eau du bassin s'écoule par un conduit qui se
jette dans la rivière qui est à côté.

Il y a dans la même enceinte plusieurs cabinets de
douche descendante, et un cabinet de douche ascendante : outre le bassin, il y a encore plusieurs chambres, soit dans le bâtiment du bain, soit dans la maison
y attenante, où l'on se baigne en cuves.

La source ou fontaine dite *du Crucifix*, s'appeloit plus anciennement, *Source* ou *Bain-du-Chéne*; parce qu'il y avoit un chène auprès du bain que formoit alors cette source. Elle est située au milieu et dans le fond des arcades, et renfermée dans une chambre close par un beau grillage en fer, et qui a une belle porte à deux battans ; cette chambre à 9 pieds de large sur 6 de profondeur : le réservoir de cette source est dans une espèce de puits pratiqué dans l'épaisseur du mur qui fait le fond de la chambre ; ce puits à environ 2 pieds de diamètre sur 3 de profondeur. On croyoit anciennement que c'étoit là la source unique de la fontaine du Crucifix ; mais, lors de la bâtisse des arcades en 1761, on trouva dans la maison voisine, à deux toises et demie de distance du premier puits, une autre source enfermée dans un petit puits carré, environné de ciment; et il a été reconnu, par des épreuves faites par le docteur Degnerre, que cette seconde source communiquoit avec l'autre ; en conséquence, on l'a scellée en bon ciment. L'eau coule du puits en question par deux goulots qui la déchargent dans une cuvette en pierre, et de cette cuvette on la conduit où l'on veut : cette eau a 40 degrés au thermomètre ; c'est celle qui est le plus employée pour la boisson.

Il y a deux sources principales d'eau savonneuse qui servent à la boisson des malades : la première est celle que l'on voit sur la seconde terrasse du jardin des capucins ; elle sort là du rocher, et est enfermée dans un petit caveau en forme de grotte. Cette eau descend ensuite dans la cour de la maison, et y forme une fontaine ; mais pour avoir cette eau pure et point mélangée d'eau étrangère, il faut aller la boire, ou

la

la puiser à la grotte; l'eau de cette source est froide : l'ayant mesurée le 21 messidor dernier à midi, elle donna 11 degrés au-dessus du terme de la glace.

La seconde source d'eau savonneuse est située à l'entrée de la route de Luxeuil au sortir de Plombières; elle est enfermée dans une chambre voûtée en pierre de taille : cette chambre a environ 5 pieds en carré, avec un petit bassin dans le fond; on trouve là beaucoup de cette terre appelée *savonneuse*, dont nous avons déjà parlé. La température de cette source est un peu plus élevée que celle de la source des Capucins, elle donne 13 degrés : elle est amenée par des canaux en bois à l'entrée du grand bain, pour la plus grande commodité des malades.

Il y a encore plusieurs autres sources d'eau savonneuse derrière les maisons de Plombières qui sont au midi : les propriétaires de ces maisons s'en servent pour les usages journaliers.

Cette source, comme nous l'avons déjà dit, est située au milieu de la grande promenade ; elle est enfermée dans un petit caveau, ou espèce de grotte couverte de grosses pierres de grès ; elle est assez abondante et coule de la grotte par un goulot, d'où elle tombe dans une petite auge en pierre, et de là va tomber dans la rivière d'Eau-Gronne qui entoure la promenade ; mais comme le canal d'écoulement n'a point assez de pente, et que cette eau abonde en dépôt ochreux, il arrive que l'écoulement est fréquemment intercepté, et que l'eau reflue sur la fontaine et la rend malpropre : ajoutez à cela, que la fontaine est exposée aux injures de l'air et aux insultes des passans : il est donc essentiel de corriger ces inconvéniens. Je ne doute point qu'on ne s'en occupe cette

Source ferrugineuse.

L

année; on construira un nouveau canal d'écoulement qui aura plus de pente, et on enfermera la source dans un petit édifice, qui serve en même-tems et d'embellissement à la promenade, et de lieu d'abri pour les malades qui vont s'y promener, et qui peuvent y être surpris par la pluie : cette source martiale, alkaline et gazeuse, est trop importante pour qu'on la néglige.

Les étuves.　　Il y a plusieurs étuves à Plombières. Outre celles qui sont au grand bain, et dont nous avons déjà parlé, il y en a encore deux autres, savoir : l'étuve dite l'*Enfer*, parce qu'elle est la plus chaude; et l'étuve dite *de Bassompière.*

L'enfer.　　L'étuve de l'Enfer est située au bas de la grande rue de Plombières à gauche, devant la maison de la veuve Grillot; de manière qu'il n'y a dans cet endroit qu'un espace très-juste pour passer une voiture entre cette étuve et l'extrémité occidentale du grand bain. C'est une chambre ou caveau construit en pierre de taille, et où l'on descend par 7 marches : cette chambre est échauffée par la vapeur d'une source très-chaude, qui fait monter le thermomètre à 52 degrés, et la partie supérieure de l'atmosphère de cette chambre le fait monter à 36 degrés : cette étuve est précieuse, elle fournit un remède vraiment héroïque dans bien des maladies; mais il y manque plusieurs commodités qu'il seroit à désirer qu'on pût y établir : il faudroit, 1°. qu'il y eût attenant à cette étuve une chambre dans laquelle on pût se retirer au sortir de ce bain de vapeur, au moment où l'on est tout en sueur; 2°. que l'on pût, dans bien des cas, n'exposer à la vapeur extrêmement chaude de cette étuve qu'une partie du corps, comme les bras, les jambes, les cuisses, sans y avoir la tête.

Cette source de l'Enfer pourroit encore être utilisée après qu'elle a formé cette étuve : on pourroit la conduire le long de la ci-devant église des capucins, et y former plusieurs nouveaux cabinets d'étuve gradués, c'est-à-dire, qui auroient différens degrés de chaleur, et à côté desquels il y auroit d'autres cabinets chauds et propres pour s'habiller, ou se faire frictionner. Je ne vois pas même pourquoi on n'y formeroit pas encore un nouveau bain avec cette même source de l'Enfer, qu'on tempéreroit avec de l'eau de la fontaine savonneuse du jardin des capucins : ce nouveau bain seroit très-utile ; ce seroit une dépense digne de la bienfaisance du nouveau Gouvernement, qui, à la paix, ne manquera sûrement pas de s'occuper essentiellement de tous les établissemens publics de l'intérieur.

L'étuve dite *de Bassompière* est située vers le haut de la grande rue de Plombières, à-peu-près en face de la maison des Dames, dans l'angle formé par les maisons des citoyens Mignard et Parisot : cette étuve consiste en une chambre voûtée en pierres de taille : elle est à-peu-près au niveau de la rue, de manière qu'on n'y descend point comme dans celle de l'Enfer : elle est beaucoup moins chaude que celle-ci, quoique la source aille à près de 5o degrés : la chambre de cette étuve a 7 pieds de long sur 5 de large ; la source, après avoir échauffé cette étuve, va ensuite se perdre dans la rivière. On a construit l'an dernier, à la sortie de cette étuve, un petit cabinet dans lequel on peut s'habiller ; il n'est pas bien vaste, mais cela vaut encore mieux que de s'habiller dans la rue ou dans l'étuve.

Il y a encore plusieurs autres sources chaudes qui

L'étuve de Bassompiere.

sont connues et point employées, soit à cause de la difficulté de les conduire, soit à cause de la dépense que cela occasionneroit, sans parler de celles qu'on découvriroit si on vouloit faire des fouilles.

Je crois devoir, avant de finir ce chapitre, parler d'un Mémoire que rapporte Dom Calmet dans son ouvrage : il est d'un Mr. Querlonde, ingénieur en chef à Marsal. L'auteur de ce Mémoire blâme plusieurs choses, soit dans la construction des bains et étuves, soit dans la manière de les administrer. 1°. Il trouve qu'il n'y a pas assez de deux goulots à la fontaine du Crucifix, attendu, dit-il, l'affluence des buveurs qui se pressent et se heurtent auprès de cette source : cet inconvénient ne se fait plus sentir maintenant, parce que beaucoup de personnes boivent dans le bain, et beaucoup d'autres à la source du bain des Dames.

2°. Il dit que les commodités et la décence manquent dans les bains : il cite l'exemple de pauvres malades, qui, n'ayant pas les moyens de se faire servir, courent les risques de tomber, soit dans le bassin, soit sur les degrés ; il voudroit, pour obvier à ces inconvéniens, qu'on pratiquât dans les bains plusieurs suspensoirs pour asseoir ces infirmes ; ou bien qu'il y eût des chaises à porteur, faites de manière qu'on pût les mettre dans le bain avec le malade assis dedans.

Je conçois qu'il y a des impotens qu'il est assez difficile de mettre et de tenir au bain ; néanmoins, depuis 1790 que j'habite Plombières, et que je m'y occupe des eaux et de la manière de les prendre, je vois que l'on vient encore facilement à bout de baigner et de doucher tout le monde, sans le secours des moyens que propose Mr. Querlonde. Quand il y a impossi-

bilité que le malade se tienne dans le bassin, on le
baigne dans une cuve : quand il peut se tenir assis de
lui-même, on trouve des personnes, hommes ou femmes, pour le porter au bain, et le placer dans le bassin
et l'en retirer. L'essentiel est de n'y jamais laisser seuls
ces malades, même dans une cuve, sur-tout s'ils sont
sujets aux évanouissemens et aux convulsions.

Quant à la décence, on peut autant qu'on veut l'observer, y ayant des cabinets fermant bien, et qui sont
destinés à se déshabiller et à se rhabiller. Ce que dit
Mr. Querlonde du grand bain, qu'on peut y voir les
malades nus des maisons qui sont vis-à-vis, cela ne
peut plus avoir lieu maintenant que ce bain est bien
clos, et fermé du côté du grand bassin et du côté du
corridor.

Dans les étuves, on n'y va plus, comme autrefois,
plusieurs personnes à-la-fois : ainsi le malade peut y
être nu, (comme cela doit être), sans indécence.
Quant à leurs incommodités, j'en conviens, avec
Mr. Querlonde, et je pense, ainsi que lui, qu'elles
auroient pû être mieux construites, et avoir une chambre séparée pour s'habiller en sortant : car, qu'on se
déshabille dans l'étuve, cela n'a pas grand inconvénient ni grande incommodité ; s'il y avoit aussi des
étuves partielles, cela seroit aussi plus commode et
plus utile, comme je l'ai déjà dit.

Rien n'étoit plus facile, dit M. Querlonde, que de
bien construire ces étuves dans l'origine. Pourquoi
ne l'avoir pas fait ? falloit-il l'expérience de tous les
fâcheux accidens qui en résultent ? Non, il ne falloit
qu'un bon médecin, après les réflexions duquel on
eût bâti.

M. Querlonde a raison, mais il eût dû ajouter qu'il

L 5

falloit que les vues saines du médecin ne fussent point contrariées par des personnes passionnées, ou intéressées, ou ignorantes.

Il est fort à désirer, dit M. Querlonde en terminant son Mémoire, que la bonté du Prince veuille bien prendre sous sa protection les eaux de Plombières, et les peuples qui en ont besoin. Je fais bien les mêmes vœux, pour que le premier Magistrat de la République Françoise veuille bien les juger dignes de son attention. Certes, la dépense que les établissemens de Plombières exigeroient pour des réparations utiles, et des améliorations avantageuses, seroit bien compensée par les avantages qui en résulteroient pour le département des Vosges, la France et l'Humanité.

CHAPITRE IX.

De la cause de la chaleur des eaux thermales.

Nous avons déjà parlé, dans plusieurs endroits de cet ouvrage, des diverses opinions émises par les physiciens, sur la cause qui échauffe les eaux dans les entrailles de la terre. Les uns imaginent que ce sont des matières volcaniques, ou des masses de charbon de terre enflammées ; d'autres ont adopté un système de fermentation, et ont dit qu'il se faisoit, dans l'intérieur de la terre, une décomposition de certaines substances qui produisoit la chaleur, à peu-près comme on voit la chaleur être produite en versant de l'eau sur de la chaux.

Je ne me flatte point d'avoir découvert ce mystère des opérations secrètes de la nature, mais j'oserai hasarder aussi une opinion sur cette matière, et peut-être qu'un jour du choc de tant d'opinions différentes sortira la vérité.

La réflexion que ce n'est qu'à l'aide de l'intervention du fluide électrique, qu'on est parvenu à expliquer les phénomènes de la foudre, phénomènes qui présentent des effets incroyables de chaleur et d'embrâsemens dans les régions de l'air ; cette réflexion m'a porté à croire qu'on pouvoit aussi faire jouer à l'électricité un rôle important dans les phénomènes, souterrains qui causent et entretiennent la chaleur des eaux thermales, ainsi que les feux des volcans.

Ce qui m'a porté à croire que le fluide électrique pouvoit contribuer à échauffer les eaux thermales,

c'est que celles de Plombières, soit prises intérieurement, soit appliquées extérieurement, agissent par
leur chaleur avec une activité et un stimulus autres
que l'activité et le stimulus qui résultent de la chaleur procréée par le feu ordinaire de nos foyers. Les
corps, très électriques de leur nature, et très-irritables,
le deviennent encore plus par l'usage des eaux thermales de Plombières, qui les stimulent beaucoup plus
énergiquement que ne le fait de l'eau naturelle chauffée au même degré. Ainsi, comme on a eu raison de
croire que le feu des volcans étoit d'une nature différente que le feu ordinaire, par la raison qu'avec le
feu ordinaire, on ne pouvoit convertir les matières
volcaniques qu'en des substances vitreuses, et non
en une substance fondue comme la lave ; je crois aussi
qu'on peut soupçonner que les eaux thermales tiennent de la nature électrique, puisque les effets qu'elles produisent y ont de l'analogie, et ne sont point les
mêmes que ceux produits par des eaux échauffées par
un feu ordinaire.

Mais comment imaginer que le fluide électrique
agit dans les entrailles de la terre, pour échauffer
les eaux thermales et produire les volcans ?

Les physiciens s'accordent aujourd'hui à regarder
le globe terrestre comme le grand réservoir de l'électricité. Ce fluide peut y exister à de plus ou moins
grandes profondeurs, et y former des courans plus ou
moins étendus et condensés. La belle expérience élec-
tro-galvanique de Volta, sert ici merveilleusement à
l'explication des phénomènes (1). Elle prouve, dit

____

(1) Voici cette expérience. On prend 57 disques à peu près égaux
dans leurs dimensions, d'argent, de carton et de zinc, qu'on em-

Socquet, que le seul arrangement particulier, et la différente disposition des corps entre eux, peuvent modifier d'une manière étrange les effets des torrens électriques qui les traversent : elle nous prouve de plus que les eaux salées ont une influence qu'on ne leur avoit point encore soupçonnée sur la production des mêmes courans. Qui pourra donc apprécier, continue le même auteur, les effets de ces derniers (des courans électriques), lorsqu'ils devront passer au tra-

---

pile les uns sur les autres, dans l'ordre qu'on vient de les nommer. Cette colonne cylindrique de corps hétérogènes étant ainsi disposée et soutenue encore latéralement par des piliers de verre, on l'humecte avec de l'eau salée. Alors si on applique un doigt sur la surface du disque de la base et un autre sur celui du sommet, on sent instantanément une commotion très-forte : l'œil, la langue ou même le front, appliqués au lieu du doigt, font éprouver des sensations vives, durables, ordinairement pénibles et douloureuses. Une partie organique vivante, dépouillée de son épiderme, ressent par le contact immédiat la plus vive cuisson, et l'inflammation suit de près la douleur. Cet appareil ne donne aucun résultat du moins bien marqué, si les disques sont mouillés avec de l'eau qui n'est point salée. Tout le monde reconnoît dans l'existence de ces phénomènes des effets évidemment électriques. Il s'établit donc un courant non-interrompu d'électricité positive le long de la colonne hétérogène, assez considérable pour décomposer l'eau et oxider les métaux ; si les personnes mêmes qui font le sujet de l'expérience sont complètement isolées sur des tabourets, la circulation du courant électrique n'en continue pas moins au travers de leur corps, et les sensations douloureuses persistent et se soutiennent également fortes, tant que l'appareil est en bon état. Il faut donc convenir, d'après ces expériences, dit Socquet, que les eaux salées peuvent, dans de certaines circonstances, produire des courans de fluide électrique très-énergiques et très-prompts dans leurs effets, et qui se soutiennent dans un état de circulation perpétuelle. (Extrait de Socquet, dans son *Essai sur le calorique*.) J'ai vu cette expérience, et j'en ai ressenti les effets.

vers des eaux salées reunies en masses, étendues et profondes, dans le sein des mers, ou sous les profondeurs de la terre ? Qui osera nier qu'il puisse exister dans le voisinage des mers, plusieurs rochers et plusieurs composés *terreux - métalliques* profondément ensevelis, dont la particulière disposition entre eux, et leur nature différente, favoriseront puissamment la circulation électrique ?

On ne peut douter qu'il n'existe, dans le sein des montagnes qui entourent Plombières et des Vosges en général, des amas de roches diverses et d'eau imprégnée de différens sels, comme il conste par l'analyse de Nicolas, et de Vauquelin sur-tout.

Combien ces masses d'eau ne pourront-elles pas, continue Socquet, augmenter les effets des torrens électriques, en doublant leur rapidité et leur condensation, ou peut-être même, en les entraînant avec elles dans leurs mouvemens ! Et pourquoi encore ces courans électriques ne seroient-ils pas excités spontanément dans l'intérieur, et au travers des substances qui servent de bases et d'alimens aux volcans, et il eût pu ajouter, aux eaux thermales !

Avant les belles expériences de Volta, auroit-on cru pouvoir, sans le secours d'un mouvement extricateur, produire à perpétuité de puissans courans électriques, indépendans même des corps isolateurs ? Combien cette hypothèse auroit paru étrange! Et pourquoi, aujourd'hui, n'oserons - nous pas appliquer à la nature, en grand, ce que l'art a découvert ? Ses lois ne changent pas par l'étendue des objets ; elles ne font au contraire qu'acquérir plus de forces, et développer des effets plus vastes et plus étonnans. Nous savons, d'autre part, que le fluide électrique, en

traversant certains corps, est susceptible de les diviser, au point de les amener à une parfaite fusion,
quelquefois sans dégagement de température sensible, comme lorsqu'on l'a vu fondre des épées, sans
endommager leurs fourreaux ; mais presque toujours
son action, sur les corps, est suivie d'une prodigieuse
extrication de calorique libre, qui produit une température aussi prompte qu'elle est excessive. Les expériences faites dans nos cabinets de physique, nous
prouvent tous les jours que les métaux peuvent être
fondus et oxidés en un instant par des décharges
électriques. On a vu des masses de bronze fondues
en un moment dans les clochers frappés de la foudre. Les effets de l'électricité sont incalculables, pour
ainsi-dire, dans leur vitesse (*Socquet*).

Le fluide électrique donc, en traversant les corps,
est obligé de se condenser, et abandonne une quantité de calorique, qui est en raison directe de la condensation qu'il éprouve et de son abondance ; mais
à en juger par les effets momentanés de la foudre,
cette somme de calorique est immense, puisque la
température qu'il laisse sur les corps qu'il traverse,
les fond, ou les brûle dans un instant presqu'indivi-
sible. Que seroit-ce si l'effluve fulminant étoit perpé-
tuel sur ces mêmes corps, et qu'il fût aidé encore par
l'influence d'une eau salée ? Or, s'il existe, comme
on n'en sauroit douter, des courans électriques au
sein de la terre, et comme l'atteste une infinité d'expériences et d'observations (puisqu'on a vu des fou-
dres s'élancer de la terre aux nues), qui pourra apprécier la somme de calorique que devront abandonner
de vastes torrens d'électricité non interrompus, qui
viendront incessamment se condenser au travers des

eaux salées, et des roches qu'ils pénétreront, pourvu que celles-ci se trouvent placées dans des circonstances favorables à la condensation du fluide électrique ? (*Socquet*).

Mais quels effets pense-t-on, d'autre part, que produira la somme incalculable de calorique, qui sera toujours dégagée et accumulée au centre des bases volcaniques (et des montagnes d'où coulent les eaux thermales), tant que dureront les torrens électriques qui, de leur côté, persisteront aussi long-tems que les roches ne seront pas détruites ou rompues, et pour ainsi dire, désorganisées, dans les chaînes immenses qu'elles forment, et aussi long-tems que leur situation conservera cette attitude et cette disposition particulière entre leurs masses intégrantes, nécessaires pour exister et produire les courans électriques, qui seront d'ailleurs toujours favorisés par le concours visible ou caché des eaux imprégnées de sels. Le calorique alors ne cessant d'être produit et accumulé dans un centre fort étendu, les effets de son action iront se propageant de toute part, et la fusion volcanique s'étendra au loin (ou bien l'*échauffement* des eaux thermales); il pourroit arriver même que des portions de roches, ramollies par le calorique, et dissoutes ensuite par les vapeurs aqueuses incandescentes, vinssent couler dans le sein des eaux qui remplissent les cavernes des volcans, ou les réservoirs d'eaux thermales. (*Socquet*).

Telles sont les bases et les données d'après lesquelles je pense que l'on peut regarder le fluide électrique comme la principale cause de la chaleur des eaux thermales. Nos montagnes des Vosges sont des réservoirs inépuisables de ce fluide électrique, de ro-

ches de différente nature , de composés terreux-mé-
talliques , et d'eaux imprégnées de différens sels à
base de soude. Voilà des matériaux et des agens propres à mettre en liberté une quantité énorme de calorique ; et il n'y a pas à craindre que ces matériaux
puissent manquer.

En m'entretenant , il y a 15 ans , sur ces matières
avec le célèbre chimiste Thouvenel , je me rappelle
qu'il avoit déjà des idées analogues à celles-ci ; et c'est
avec une grande satisfaction et un grand plaisir que
je les ai vues aussi bien developpées par le citoyen
Socquet , dans son excellent ouvrage intitulé , *Essai
sur le calorique.*

Je terminerai cet article en rapportant encore
quelques passages de son livre relatif au même sujet.
J'ai cherché , dit - il , hors de la classe des corps in-
flammables , la cause de la perpetuité des feux volcaniques , sans avoir cependant osé l'attribuer à une
décomposition , ou recomposition quelconque d'eau
(comme le présumoit le célèbre professeur Faujas-
St.-Fond) ; car , me suis-je dit , cette décomposition
ne peut être due à l'oxidation d'aucun corps , puisque , par le fait même , nous nions que les combusti-
bles existent en assez grande abondance au sein des
volcans , pour cet effet ; or , si l'eau étoit décomposée
en ses deux élémens oxigène et hydrogène , il devroit
y avoir une production de froid immense , attendu la
capacité énorme de ces deux gas pour le calorique.
Résultat opposé à celui qu'on demande.

On ne conçoit guère possible d'ailleurs , continue
Socquet , la décomposition de l'eau , sous des masses
assez pesantes pour vaincre la force d'élasticité des
molécules des gaz oxigène et hydrogène , qu'on sup-

poseroit dégagés libres ; car nous voyons même en petit que l'eau ne sauroit se décomposer par une température portée presque à l'incandescence dans nos machines à papin , et ce, à cause de la seule résistance des parois métalliques ; il est probable d'ailleurs, qu'à une très-haute température, l'eau tendroit bien plus à se composer qu'à se décomposer.... La source du calorique, selon moi, dérivant des torrens électriques, je ne saurois comment la faire dépendre de la décomposition et recomposition de l'eau ; encore une fois, à une température aussi élevée, l'eau se formeroit plutôt qu'elle ne se détruiroit. Elle n'est sollicitée d'ailleurs à la décomposition par aucune base oxidable dans les incendies des volcans ; enfin nous ne voyons pas à leurs sommets, ces détonnations immenses et perpétuelles qu'y devroit produire la combustion des deux gas hydrogène et oxigène (produits essentiels de la décomposition de ce fluide), et il n'y a pas même de probabilité que sous la pression énorme que subissent les matières fondues au fond des cratères , le dégagement de ces gas puisse avoir lieu, puisque nous l'empêchons même efficacement dans nos laboratoires, par nos foibles moyens mécaniques.

On a prétendu que l'eau décomposoit les pyrites, c'est-à-dire, que l'oxigène de l'eau développoit, alimentoit dans les pyrites la déflagration, et que le calorique dégagé échauffoit l'eau.

Mais pour décomposer les pyrites , il faudroit déjà que l'eau fût chaude et même très-chaude. Et pour que l'oxigène de l'eau agît séparément sur les pyrites, il faudroit déjà que l'eau fût décomposée. A - t - on voulu dire que l'eau d'abord froide agissoit sur les pyrites comme dissolvant, et que celles-ci agissoient à leur tour sur l'eau, qu'elles la décomposoient en ses deux principes, l'oxigène et l'hydrogène? J'avoue que cette manière de décomposer des pyrites et de l'eau ne me paroît pas claire, ni prouvée, ni suffisante pour opérer la chaleur considérable des eaux thermales.

SECTION TROISIÈME.

CHAPITRE I.

Je traiterai dans cette Section. 1°. De la manière d'administrer les eaux de Plombières. 2°. Des différentes maladies chroniques qu'on voit le plus communément à Plombières, et dans lesquelles ces eaux réussissent le plus souvent. 3°. Je rapporterai les faits de pratique qui constatent leur efficacité.

De la manière d'administrer les eaux de Plombières.

Les eaux de Plombières s'administrent en boissons, en bains, en douche et en étuves.

De la boisson.

On boit à Plombières, soit les eaux thermales, soit les eaux savonneuses, soit l'eau ferrugineuse.

L'eau thermale se boit ordinairement à la fontaine du Crucifix. Le malade, ou la puise lui-même au goulot, ou se la fait apporter chez lui pour la boire ou dans sa chambre, ou dans son lit, ou dans son bain. Quelques personnes qui se baignent au bain des Dames, et qui boivent dans leur bain, boivent l'eau thermale de la source du bain des Dames. La différence de l'une à l'autre, comme je l'ai déjà dit, consiste uniquement en ce que celle du bain des Dames a un degré de chaleur de plus.

Quelle

Quelle est la meilleure manière, ou de boire en se promenant, ou de boire dans son bain, ou de boire au lit?

Ces trois manières sont bonnes, et il ne faut donner la préférence qu'à celle par laquelle les eaux passent le mieux. Si le malade s'aperçoit qu'elles passent mieux au bain, il doit boire au bain. Si elles passent également bien de toutes les manières, il peut choisir celle qui lui convient le mieux pour sa commodité, ou bien boire une partie en se promenant et une partie dans son bain.

L'eau passe bien quand elle ne pèse pas long-tems sur l'estomac, quand elle n'excite pas des envies continuelles de vomir. C'est au médecin seul à juger si cela dépend ou de l'eau, ou du mauvais état de l'estomac. Mais il ne faut pas s'imaginer que pour que l'eau passe bien, il faut qu'elle fasse uriner incontinent. Elle passe bien, quoiqu'on ne l'urine pas incontinent, toutes les fois qu'elle ne cause ni gêne, ni poids à l'estomac, ni douleur de tête, ni nausées continuelles, et qu'au bout d'un quart-d'heure on se sent disposé à en boire un second verre.

Il est prudent d'être vêtu chaudement quand on boit les eaux en se promenant, d'avoir sur-tout l'estomac bien couvert. C'est ce qui est cause souvent que bien des personnes la digèrent mieux au bain, parce qu'alors l'estomac est chaudement placé.

Il faut, comme nous l'avons déjà dit, aller par gradation. Le premier jour on doit se contenter de 3 ou 4 verres de 3 ou 4 onces, puis on en boit 5, puis 6, puis 7 et ainsi de suite jusqu'à 8, 10, 12, 15 et même 20. J'ai vu même des malades porter la dose jusqu'à 30, et cela non-seulement sans inconvénient,

M

mais avec succès. Cependant ces exemples sont rares, et en général il faut toujours consulter les forces digestives de son estomac. Dix à douze verres sont la dose commune et raisonnable. En général plus on boit l'eau thermale chaude, et mieux elle passe.

Il faut toujours boire à jeun, et il est d'expérience que moins on a soupé et mieux on a dormi, plus l'eau se digère facilement le lendemain matin.

On peut commencer à boire tant matin que l'on voudra. Rarement on se trouve mal de se lever de bonne heure et de commencer ses exercices très-matin. Il y a des personnes cependant qui ont besoin de sommeil le matin, celles-là peuvent commencer à boire un peu plus tard, comme 6 ou 7 heures.

Il ne faut pas manger immédiatement après avoir bu. Il faut attendre au moins une heure ou deux, de manière que l'on sente l'estomac entièrement libre et le besoin de prendre quelque restaurant.

Quelques malades boivent encore l'après-diner, mais ce n'est pas le plus grand nombre. On peut boire un ou deux verres vers la fin de la digestion, et souvent ce moyen réussit.

Quelques autres boivent aussi l'eau thermale refroidie à leurs repas, et trouvent qu'elle leur réussit mieux que l'eau froide ordinaire. Cette pratique est bonne, et à coup sûr l'eau thermale refroidie est moins crue que de l'eau froide ordinaire, et elle est plus tonique, plus anti-acide, et convient mieux dans certains vices des sucs gastriques.

La boisson de l'eau thermale pure est un excellent delayant, apéritif, fondant, qui ne relâche point les fibres de l'estomac, ni des autres viscères ; comme eau imprégnée de sels à base alkaline, elle jouit des propriétés ci-dessus, et devient aussi un doux stimulant qui réveille les oscillations des solides; et à raison du calorique électrique qu'elle contient, elle pousse beaucoup à la circonférence, anime la circulation, et devient capable de remplir une foule d'indications importantes dans une infinité de maladies chroniques.

Mais ses bonnes qualités si utiles dans certaines circonstances, font qu'elle devient quelquefois nuisible dans d'autres occasions. Ces occasions où l'eau thermale devient dangereuse, sont, comme je l'ai déjà dit, les maladies de poitrine dans lesquelles le crachement de sang a lieu par la délicatesse et la grande irritabilité des fibres, chez les sujets d'un tempérament sec et chaud, et très-électrique. L'eau thermale pure est nuisible souvent dans des maladies de même nom et de même espèce que celles dans lesquelles elle est utile. Je les ai vu nuire dans des obstructions des viscères, et je les ai vu réussir dans des cas de même nature et qui paroissoient semblables : ces effets différens venoient de la différence des tempéramens des malades, de la différence de l'état des solides et des liquides. Souvent une obstruction dure au tact est encore susceptible de résolution et se résout en effet ; d'autres fois une obstruction qui paroît susceptible de résolution est déjà squirreuse, et l'action de l'eau thermale de Plombières la fait dégénérer en suppuration ou pourriture.

L'eau thermale de Plombières ne conviendra sûrement pas non plus dans les cas de phthisies ; elles sont trop stimulantes, trop échauffantes, et ne feroient que hâter la mort du malade.

Il ne faut point les faire boire non plus dans les cas de phlogose de l'estomac et des intestins; elles nuiront dans l'hydropisie confirmée, où il y a déjà épanchement et appauvrissement du sang. Néanmoins elles pourront être utiles dans cette maladie qui ne fait que commencer, et qui ne provient ou que de quelque embarras léger dans les viscères, ou d'un défaut de transpiration, ou qui est la suite d'une maladie antérieure qui a été guérie, mais qui a laissé de l'atonie dans le système des solides.

Dans bien des cas où l'eau thermale pure et chaude est pernicieuse, on la corrige, soit en la mêlant avec moitié ou deux tiers d'eau savonneuse, soit en la faisant boire refroidie, soit en la coupant avec moitié ou un tiers de petit-lait. Par ces moyens, elle n'est plus aussi stimulante ni aussi échauffante. La connoissance du tempérament et de la nature de la maladie est donc nécessaire pour que le médecin sache à quoi se décider, et souvent, malgré cela, il est obligé de tâtonner les premiers jours. Comment est-il possible, d'après cela, de diriger de cent lieues des malades à Plombières?

J'ai souvent observé que les malades qui buvoient une grande quantité de l'eau thermale, comme vingt, vingt-cinq gobelets, étoient un peu purgés, tandis qu'en général cette eau resserre plutôt le ventre qu'elle ne le relâche. Quand on en boit une grande quantité, comme celle dont nous parlions tout-à-l'heure, elle produit un relâchement dans le canal intestinal, qu'elle noie et inonde, pour ainsi dire; tandis que, quand on n'en boit qu'une médiocre quantité, elle peut être plus facilement pompée par les vaisseaux absorbans, et être portée au-dehors, par la voie des urines, et par celle de la transpiration cutanée.

Quand elle resserre trop et constamment le ventre, il faut avoir recours, soit aux lavemens, soit aux douches ascendantes, soit à quelques doux laxatifs, comme quelques gros de sel purgatif, etc.

La boisson de l'eau savonneuse est substituée ordinairement à celle de l'eau thermale, dans les cas où nous avons dit que cette dernière étoit trop active et trop stimulante, comme quand la fibre est trop irritable, le sang trop chaud et trop bouillant, les vaisseaux de la poitrine trop délicats, ou quand l'eau thermale porte trop de chaleur et d'irritation sur les voies urinaires. Dans ces cas, on peut boire avec succès les eaux savonneuses, soit froides, soit chauffées au bain-marie, soit coupées avec un tiers ou un quart d'eau chaude. On a souvent besoin de les boire chauffées, parce que, comme je l'ai déjà dit, elles pèsent souvent sur l'estomac étant bues froides. On la boit comme l'eau thermale, ou au lit, ou au bain, ou en se promenant.

L'eau ferrugineuse de la grande promenade offre une boisson très-utile dans plusieurs affections morbifiques, comme pâles-couleurs, dérangement, diminution, suppression des règles; dans plusieurs maladies des voies urinaires; dans plusieurs cas d'obstructions des viscères où l'eau thermale ne passe pas bien, ou échauffe trop, ou répugne au malade, qui est las d'en boire : car bien souvent, dans un traitement un peu long, il faut varier les boissons, qui, quoique bonnes, cessent souvent d'avoir de bons effets, parce que la nature y est habituée.

Cette eau ferrugineuse est donc un remède apéritif tonique. Elle est sensiblement diurétique et souvent laxative. Cette source étant placée au milieu de la grande promenade, la nature semble inviter à la boire en se promenant; et, en effet, la plupart des malades qui en ont besoin, font bien de faire de l'exercice, sur-tout les jeunes personnes attaquées de chlorose.

On peut en boire six, huit, dix verres en se promenant, et même en gravissant les montagnes qui l'entourent. Je la fais boire aussi aux repas, coupée avec un quart ou un cinquième de vin.

Au lieu de cette eau ferrugineuse de Plombières, on boit souvent l'eau de Bussang, qui est à-peu-près de même nature, à l'exception que celle de Bussang contient plus de fer, un quart de grain de plus par pinte, et qu'elle est infiniment plus gaseuse, c'est-à-dire, qu'elle contient beaucoup plus de gas acide carbonique, ce qui la rend plus piquante et plus agréable. Quoique cette source soit éloignée de neuf lieues de Plombières, on y en trouve cependant toujours de la fraîche.

L'eau de Bussang est aussi un excellent apéritif tonique, très-diurétique, ami de l'estomac. Elle irrite quelquefois un peu la poitrine ou les nerfs; alors il faut l'abandonner, ou la couper avec le lait ou le petit-lait. On la boit beaucoup avec le vin aux repas. Cette boisson est en général très-agréable. Elle convient sur-tout toutes les fois que les fibres sont devenus un peu atones ou trop relâchés, soit par la maladie, soit par l'usage un peu long-tems continué de remèdes délayans.

CHAPITRE II.

Du bain.

Le bain, ou immersion du corps dans l'eau, est un moyen très-communément employé en médecine pour la guérison de beaucoup de maladies chroniques.

Si tout le corps, hormis la tête, est plongé dans l'eau, c'est un bain entier. S'il n'y a que la moitié du corps dans l'eau, cela s'appelle un *demi-bain*. On lui donne aussi les noms de *bain de pieds*, de *bain de jambes*, suivant que telles ou telles parties du corps y sont plongées.

Suivant la nature du fluide dans lequel le corps est plongé, le bain prend encore différens noms : ainsi il y a des bains d'eau simple, des bains d'eau composée, des bains d'eaux minérales, des bains d'eau de mer, des bains de lait, de petit-lait, d'huile, des bains de vapeurs, etc. Mais nous ne parlerons ici que des bains d'eaux minérales, tels que ceux que l'on prend à Plombières.

Les bains se subdivisent encore en plusieurs espèces, suivant que l'eau est, ou froide, ou chaude, ou très-chaude. Cette variété de dénomination des bains, à raison de leur température, est un peu arbitraire ; néanmoins il y a une base assez fixe d'après laquelle ces différens degrés sont déterminés. Cette base est la chaleur ordinaire du sang, que l'on estime communément être au 29e. degré du thermomètre de Réaumur, et au 97e. degré du thermomètre de

Fahrenheit. Ainsi on appelle *bain très-chaud* celui dont la température s'élève au-dessus de 29 de Réaumur et de 97 de Fahrenheit. On conçoit que ce bain très-chaud peut être porté plus ou moins haut. On appelle *bain chaud* celui dont la température est au-dessous des degrés ci-dessus mentionnés, c'est-à-dire, au-dessous de la chaleur du sang. Ce bain peut donc avoir aussi des degrés différens, depuis le 29e. de Réaumur, en descendant jusqu'au degré où la chaleur n'est plus sensible au corps. On appelle à Plombières le bain de cette température, *bain tempéré*, et qui s'élève depuis le 18e. ou 20e. degré de Réaumur au 29e. Le bassin même le plus tempéré n'est pas au-dessous de 26 degrés. Ainsi les personnes qui ont besoin d'un bain moins chaud, doivent le prendre dans une cuve. Quant au bain froid, Marcard le circonscrit entre le 32e. et 65e. degré du thermomètre de Fahrenheit (1 jusqu'à 15 de Réaumur).

On ne fait guère usage à Plombières du bain froid. Le plus employé est le bain tempéré ou chaud, et le bain très-chaud y est aussi d'usage dans certaines circonstances.

Nous allons parler des effets produits sur le corps par ces trois sortes de bains.

1°. *Des effets du bain chaud* ou *tempéré.*

Ce bain excite sur toute la surface de la peau que l'eau touche, une sensation ordinairement agréable. La respiration, qui d'abord est gênée, sur-tout si on a plongé tout le corps de suite, se rétablit bientôt dans son état naturel ; mais il est mieux de ne s'enfoncer dans l'eau que petit à petit. Le poids de l'eau

qui recouvre le corps plongé, occasionne nécessairement une compression sur le thorax et les muscles
de l'abdomen ; mais insensiblement le corps s'y accoutume, et le malade est à son aise. Cette eau chaude
appliquée continuellement à la peau, la déterge de
ses souillures, ouvre, dilate, titille agréablement les
pores des vaisseaux absorbans et exhalans. De là résulte une absorption de parties aqueuses, et l'exhala-
tion de la matière excrémentielle de la transpiration.
Sanctorius, Keil, Homes, Cruikshank, Falconner et
autres, ont mis la chose hors de doute, quoiqu'ils ne
s'accordent pas tous dans leurs calculs. La matière
de la transpiration étant destinée à être évacuée,
c'est donc un bon effet que produit le bain tempéré,
que de faciliter cette excrétion. Les molécules aqueuses pompées par les vaisseaux absorbans, sont portées
ensuite dans le torrent des humeurs animales auxquelles elles se mêlent, et il ne peut qu'en résulter
une diminution dans l'épaississement de ces humeurs,
dans l'acrimonie qu'elles peuvent avoir contractée,
ainsi qu'une diminution dans la roideur et la sécheresse des fibres. A ces effets produits sur les fluides
et sur les solides, si on joint la cessation du spasme
et de l'érétisme qu'amène dans les nerfs de la peau
la sensation agréable que fait éprouver le bain, on
jugera qu'il doit en résulter une plus grande facilité
dans le jeu des sécrétions et des excrétions.

Les effets apparens de ce bain sont : le gonflement
des vaisseaux de la peau, le développement du pouls,
un peu de ralentissement dans ses pulsations ; le visage n'est ni pâle, ni trop coloré, à moins qu'il ne
survienne quelque incommodité au malade. Au sortir
de ce bain, le corps pèse ordinairement plus qu'avant,

sans que pour cela la personne se trouve plus pesante ; elle éprouve même plus de légèreté et d'agilité. L'eau du bain est devenue plus louche, et porte à sa surface une légère pellicule, qui vient de la matière excrétée par la peau, et cette eau se corrompt plus facilement.

Après un certain séjour dans ce bain, comme d'une ou deux heures, on s'aperçoit que les ongles sont ramollis, que l'extrémité des doigts est toute ridée, et que la peau calleuse des mains et des pieds est comme macérée.

On urine ordinairement beaucoup dans ce bain, sur-tout quand on a bu beaucoup avant d'y entrer, ou pendant qu'on y est.

Ce bain tempéré étant peu éloigné de la température du sang, et facilitant, comme nous avons dit, toutes les fonctions du corps, convient à tous les âges et à tous les tempéramens. Il offre de grands secours contre la suppression de la transpiration ; il n'irrite point les solides ni les nerfs. Ce doit donc être un puissant moyen de guérison dans la plupart des maladies chroniques, où il faut fondre des humeurs concrétées, assouplir, détendre des fibres roides et tendues, ouvrir des couloirs obstrués.

Ce bain tempéré n'a jamais fait de mal, à moins que le bain ne fût totalement contre-indiqué au malade qui s'en est servi. Aussi le docteur Degnerre m'a-t-il souvent dit : que dans une pratique de 50 ans à Plombières, il n'avoit jamais observé aucun mauvais effet du bain tempéré, soit dans les maladies rhumatismales, soit dans les chloroses, soit dans certaines affections stomacales, soit dans les paralysies, soit dans les maux de nerfs, soit dans les vices de la menstruation , soit dans les maladies laiteuses , soit dans les maladies cutanées, soit dans les obstructions des viscères abdominaux , ou autres affections chroniques.

On se baigne à Plombières, ou dans un bassin ou dans une cuve : dans une cuve il y a une moindre pression, mais on est plus proprement, on a plus facilement la température la plus convenable ; dans le bassin, comme la masse d'eau est beaucoup plus considérable, et que les fluides pèsent en tous sens, il doit y avoir une pression plus forte sur le corps dans le bassin que dans une cuve; néanmoins, comme l'absorption de l'eau se fait très-bien dans un bain particulier, on peut se flatter de guérir des maladies, même très-graves, dans une cuve, comme dans un bassin : quand on emploie une cuve, on est obligé de la faire rechauffer de tems en tems, parce que l'eau se refroidit, et qu'il est essentiel de l'avoir toujours au même degré.

La durée de ce bain doit être proportionnée à la force du malade et à l'intensité de la maladie : quoiqu'on ait dit qu'un bain d'une heure ou d'une heure et demie faisoit tout ce qu'il étoit possible de faire , cela n'est point vrai : ce sont-là de ces décisions fondées sur la théorie, plutôt que sur la pratique. J'ai vu cent fois, à Plombières, que j'obtenois de bains de 4 et 5 heures des effets que je n'obtenois point d'un bain d'une heure ou deux : ces expériences enfantines, pour mesurer les onces, les gros, les grains presque de l'eau absorbée ou exhalée, ne prouvent rien contre les faits bien constatés et mille fois observés d'une pratique attentive ; or, tous les jours, chaque année, je vois à Plombières des malades attaqués de maladies graves ; comme obstructions fortes et anciennes, rhumatismes invétérés, qui éprouvent des changemens marqués dans leur état après des bains de 4 et 5 heures, tandis qu'elles ne ressentent point le même effet après un bain d'une ou deux heures.

Je n'ai considéré, jusqu'à présent, le bain chaud ou tempéré que comme un bain d'eau ordinaire ; mais ce n'est point là le bain que l'on prend à Plombières, l'eau n'est point de l'eau commune : elle est, comme nous l'avons vu, imprégnée de plusieurs sels de nature fondante et apéritive ; elle est échauffée par un calorique qui n'est pas le même que celui qui échauffe les bains domestiques, mais qui participe de l'électrique : et l'expérience médicale a prouvé à tout médecin attentif, qui a voulu l'observer, que les bains de Plombières étoient moins affoiblissans que les bains d'eau de rivière à la même température ; cent fois des malades m'ont dit : qu'ils étoient tout étonnés, que des bains de 3 et 4 heures, continués pendant un mois ou deux, ne les affoiblissoient point, tandis que 10 ou 12 bains domestiques, d'une heure de durée, les affoiblissoient sensiblement : on peut donc dire, avec vérité, que les bains chauds de Plombières sont plus fortifians et toniques qu'affoiblissans.

Le bain se prend le matin à jeun ; on commence par un bain d'une heure ou moins, suivant les forces ou la délicatesse du malade : il fait bien de commencer par un demi-bain durant la première demi-heure, et ensuite il plonge son corps jusqu'au col ; si rien ne s'oppose à ce qu'il prenne le bain entier, on augmente insensiblement tous les jours, ou tous les deux jours la durée du bain, soit d'un quart-d'heure, soit d'une demi-heure ; mais il est prudent, dans tout cela, de ne rien faire et de ne rien innover, sans l'avis du Médecin habitué à en diriger l'administration.

Il est bon d'être tranquille dans le bain, et de ne ne s'y occuper que, ou d'une conversation, ou d'une lecture agréable : il ne faut ni y rêver à des choses pénibles et fatigantes, ni s'y livrer à des idées tristes et mélancoliques : cela tue tout l'effet du remède et empêche de guérir.

Il faut, en sortant du bain, ne point se refroidir, s'essuyer, ou se faire essuyer avec du linge bien sec et un peu chaud : il faut s'habiller chaudement et retourner dans son lit, qui doit être sec et modérément chaud ; après s'y être reposé un moment, on peut prendre pour restaurant, ou un bouillon gras, ou un verre de vin et d'eau, ou une tasse de chocolat ; et après une demi-heure de tranquillité, se lever et aller se promener s'il fait beau, ou, en cas de pluie, s'occuper chez soi, ou chez un ami, le plus agréablement qu'on peut.

Beaucoup de personnes demandent si on ne peut pas se baigner deux fois par jour : sans doute cela se peut ; mais, pour cela, il faut dîner de bien bonne-heure, manger très-sobrement, afin que la digestion soit achevée avant le bain du soir ; mais, en général, il est plus sage de ne se baigner que le matin, de se coucher de bonne-heure, et de se lever matin.

Combien de jours faut-il se baigner ? C'est encore là une question rebattue : c'est la mode de faire ce qu'on appelle une saison de 21 jours, quelquefois deux. Je n'ai à ce sujet qu'un conseil à donner : c'est de se baigner le tems nécessaire pour se guérir, et autant que les forces le permettent ; il y a des maladies qui exigent 3 et 4 saisons, et cela pendant plusieurs années.

Peut-on manger dans son bain ? Le mieux est de n'en rien faire, à moins que la foiblesse du malade, ou une espèce de défaillance, n'exige quelque restaurant, comme un bouillon : il vaut beaucoup mieux, sans cela, laisser agir l'eau de la boisson et celle du bain, sans troubler leur action par la digestion des alimens.

Faut-il dormir après le bain ? Cela rend souvent lourd tout le reste de la journée : on peut le faire si on a mal dormi la nuit ; mais le mouvement et la promenade sont préférables.

Des effets du bain très-chaud.

Nous avons déjà dit, que le bain très-chaud etoit celui dont la température étoit supérieure à celle du sang : il peut s'élever depuis 29 et 30 de Réaumur, jusqu'à plusieurs degrés au-dessus ; mais rarement doit-on le porter au-delà de 36.

Le bain très-chaud excite une chaleur vive chez celui qui y est plongé ; sa peau rougit, tant celle qui est dans l'eau que celle du visage, qui ruisselle bientôt de sueur : les vaisseaux de la surface du corps deviennent plus apparens, plus gonflés, le pouls s'élève de plus en plus ; ensuite, si on persiste à rester dans ce bain, le pouls devient inégal, plus foible et plus vîte : il survient de l'agitation, des palpitations, des étourdissemens, de l'altération ; et l'on finit par se trouver mal, si on n'en sort pas. Quand on est sorti, la sueur couvre bientôt tout le corps, et petit à petit, le pouls se rapproche de l'état naturel, et la chaleur diminue et se dissipe : parce qu'avec la sueur il est sorti du corps beaucoup de calorique ; le malade se sent affoibli, et se trouve après cela avoir perdu de son poids.

Tout prouve que, dans le bain très-chaud, la circulation est considérablement augmentée; que les solides sont puissamment stimulés par le calorique; que la masse humorale est mue avec une grande activité, tant par l'action immédiate du calorique que par la réaction des solides; de là résulte la grande atténuation des humeurs, l'épuisement des forces, et le dérangement des fonctions vitales.

Dans ce bain, c'est principalement la chaleur qui produit les effets notables que nous venons d'énumérer, plutôt que le poids ou la pénétration de l'eau : ce bain est donc un puissant moyen d'agir sur des engorgemens et des obstructions, et sur une infinité d'autres causes morbifiques : il excite véritablement le mouvement fébrile, que les médecins ont tant de fois désiré pouvoir faire naître à volonté, pour combattre énergiquement les maladies chroniques opiniâtres, pour la cure desquelles la nature est souvent si paresseuse, et les remèdes pharmaceutiques si peu efficaces. On peut donc l'employer utilement toutes les fois qu'on a affaire à des malades, dont le tempérament est froid, dont les solides atones sont trop abreuvés de sérosité et de pituite, et dont la masse des humeurs est épaisse et visqueuse : ce qui donne naissance aux engorgemens et obstructions des viscères, et autres maladies si difficiles à guérir par les moyens ordinaires, et sur lesquelles les bains tièdes et tempérés n'ont pas assez de prise; mais il ne faut pas croire que ce bain puisse convenir à tout le monde et dans tous les cas : on conçoit quelles suites funestes pourroient souvent avoir les effets énergiques du bain très-chaud : les vaisseaux de la tête et de la poitrine pourroient se rompre, ou être excessivement surchargés et distendus par l'irruption des fluides mûs avec tant d'activité ; et de là, résulter des crachemens de sang, des vertiges, et même l'apoplexie.

Mais on peut faire usage de ce bain, avec les précautions requises, quand il est indiqué, et éviter les accidens funestes dont nous venons de parler. D'abord, il ne faut l'employer que pendant une courte durée, comme un quart-d'heure ou 20 minutes, et souvent moins de tems : quand le malade commence à sentir des anxiétés, des étouffemens, un peu de vertiges, il doit sortir ; en second lieu, il est bon de s'y préparer par un bain tempéré d'environ une heure ou même plus : après ce bain tempéré, on peut passer dans le bain très-chaud, soit en allant du bain Neuf à Plombières dans le bain des Capucins, d'abord dans la case la moins chaude, ensuite dans la plus chaude ; ou, si l'on se baigne dans une cuve, on se fait apporter de l'eau chaude, de manière à ce que la température de l'eau de la cuve s'élève à 30, 32, 33 degrés, etc.

Ce bain peut être dangereux pour les personnes très-sanguines et d'une extrême mobilité de nerfs ; il est bon souvent de tirer du sang avant de l'employer.

Ce bain très-chaud est éminemment fondant, surtout quand on peut en prendre plusieurs de suite sans accidens : c'est parce qu'il est très-fondant et très-atténuant, qu'il est nécessaire de purger souvent les malades pendant son usage ; car, ce n'est pas tout que d'inciser, de fondre l'humeur, il faut l'évacuer ; sans quoi on donne lieu à des métastases, à des fièvres dangereuses.

Le

Le bain très-chaud à 34, 38 degrés, agit très-éner-giquement, et même plus que l'étuve au même degré; car l'eau liquide chaude à 36 degrés, irrite plus vive-ment les nerfs que l'eau en vapeur au même degré.

Ce bain très-chaud convient bien dans les engor-gemens et obstructions des viscères, ainsi que dans toutes les maladies où il faut atténuer puissamment la masse humorale et stimuler vivement les solides, soit pour corriger une sécheresse grande de la peau, soit pour rétablir une transpiration anéantie, soit pour attirer à la peau des humeurs qui engouent ou irritent les viscères.

Le docteur Fischer prétend avoir vu produire à ce bain des effets admirables, même dans des cas de pleurésie et de péripneumonie, en déterminant une expectoration que tous les autres remèdes n'avoient pu amener.

Un bain très-chaud des pieds et des jambes, a pro-curé dans mille occasions les révulsions les plus sa-lutaires.

Le bain très-chaud de Plombières étant encore plus actif qu'un bain très-chaud ordinaire, à cause de la nature du calorique, il est évident qu'il doit être interdit à tous ceux à qui nous avons dit que le bain chaud ou tempéré, étoit nuisible.

Des effets du bain froid.

QUOIQUE le bain froid ne soit guère employé à Plombières, je crois devoir cependant en dire quel-que chose.

Le bain froid produit des effets différens, et doit être pris différemment, suivant les divers degrés de froid qu'il peut avoir.

N

Il peut être très-froid et tout près du terme de la glace, ou n'être que frais, en s'éloignant du terme de la glace jusqu'au seizième degré de Réaumur.

Quand on entre dans un bain froid, on éprouve d'abord une sensation désagréable ; toute la surface du corps se reserre, le visage pâlit, les lèvres deviennent livides, la respiration est gênée, entrecoupée : un tremblement convulsif agite les mâchoires, le pouls s'enfonce, devient petit ; au sortir du bain froid, on se rechauffe insensiblement, le pouls se ranime, la chaleur se développe, la peau reprend du coloris ; la respiration devient plus aisée, et quelquefois la sueur s'établit, si on se met au lit, ou si l'on fait un peu de mouvement. Quand ces effets ont lieu après le bain froid, c'est un signe qu'il a fait du bien ; mais si on reste mal à son aise, la tête pesante, et si on a froid, c'est que le bain n'a pas réussi ; de là Galien a dit : *Vel roborant, vel obruunt facultatem et torporem inducunt.*

Quelle est la cause de ces phénomènes du bain froid ? L'eau dans ce bain agit, et par sa pesanteur et par le froid, mais sur-tout par le froid : il resserre tous les vaisseaux de l'extérieur, et sanguins et lymphatiques, et tous les pores inhalans et exhalans ; le sang est donc refoulé vers l'intérieur qui en est surchargé ; l'humeur de la transpiration et le calorique sont retenus par le spasme qui crispe toute la peau : de là, la pâleur, la concentration du pouls, les sensations de frisson, de resserrement : de là un sentiment de pesanteur dans tout le corps, et la tête s'en ressent aussi ordinairement un peu : de là aussi des envies fréquentes d'uriner, venant et de la transpiration arrêtée et de l'irritation des nerfs. Quand on est sorti du bain, la cause irritante cessant, le cœur et les vaisseaux intérieurs réagissent, avec d'autant plus d'action qu'ils ont été plus stimulés par le froid, et qu'ils ont d'ailleurs une force tonique naturelle en meilleur état : ils poussent le sang avec énergie du centre à la circonférence, où il n'y a plus d'obstacle à la circulation, et alors le pouls se rétablit, les pores se rouvrent, le calorique se reporte à la périphérie, et tout rentre dans l'ordre.

L'action du bain froid peut être plus ou moins forte, suivant que l'immersion est plus ou moins subite, suivant que le degré de froid de l'eau est plus ou moins grand, et suivant le tems qu'il dure appliqué à la peau. Le bain froid ne se prend ordinairement que pendant quelques minutes, ou même quelques secondes, sur-tout quand sa température est voisine du terme de la glace : quand il n'est que frais, c'est-à-dire, éloigné du terme de la glace de 8, 10, 12, 15, 16 degrés, on peut y rester plus long-tems, et les effets décrits ci-dessus ne sont pas aussi marqués : il y a des constitutions délicates auxquelles on ne fait prendre le bain froid que graduellement : on commence par un bain tiède que l'on refroidit insensiblement.

« Le bain froid, dit Marcard, convient à tous ceux
» sur qui il produit une sensation de chaleur agréa-
» ble, quand ils en sont sortis; ils en deviennent plus
» vifs et plus forts : ceux, au contraire, qui ne peu-
» vent se rechauffer après, ne s'en trouvent ni ra-
» fraîchis, ni fortifiés; ils éprouvent un sentiment de
» pesanteur et de la gêne dans les mouvemens ».

Le bain froid agit sensiblement sur le système des solides qu'il contracte, et sur le système nerveux qu'il irrite : il agit aussi sur les fluides en les condensant, et il intervertit, d'une manière marquée, le mouvement des humeurs du centre à la circonférence; combien, en effet, d'exemples ne prouvent·ils pas la répercussion d'une humeur cutanée vers l'intérieur, par l'application trop répétée de l'eau froide à la peau, soit sous forme de bain, soit sous forme de fomentation; mais ce mauvais effet a moins souvent lieu sur les bons tempéramens, chez lesquels l'action tonique du bain froid rétablit bientôt le mouvement du centre à la circonférence.

Le bain froid agit par la soustraction de la chaleur: s'il est très-froid, il opère cette soustraction avec violence et énergie : s'il n'est que frais, il agit de même, mais avec plus de douceur; il peut donc être regardé, sous ce point de vue, comme rafraîchissant, et quelquefois comme calmant; cependant, l'expérience prouve que le bain tempéré d'eau naturelle, jouit plus sensiblement de cette faculté sédative.

Le bain froid, dit Marcard, donné convenablement, a bien souvent diminué ou guéri la foiblesse universelle du corps, soit originaire, soit produite, par la maladie, par la manière de vivre, l'onanisme, ou d'autres causes : par ses effets toniques, sur tout le système, il peut corriger et guérir les vices de quelques fonctions, et sur-tout rétablir l'action des premières voies: c'est ainsi qu'en rendant plus rares les indigestions, en diminuant les vents, les constipations, il guérit un grand nombre d'accidens douloureux, qu'on prend pour des maladies de nerfs.

Nous voyons tous les jours des symptômes hypocondriaques, comme abattemens, battemens de cœur, spasmes de tout genre, produits par ces causes, (foiblesses d'estomac), céder à l'usage des bains froids;

mais, lorsque ces accidens dépendent d'autres causes, on aura beau prendre des bains froids, on restera souffrant et malheureux comme auparavant.

On est ordinairement plus heureux dans l'usage des bains froids contre la disposition aux refroidissemens, dont la cause est toujours dans des vices de la surface, peut-être des orifices des vaisseaux exhalans ou inhalans de peau.

Malgré ses bons effets préconisés dans les paroxismes de la goutte, je ne le conseillerai jamais dans ces cas, à cause de sa vertu répercussive.

L'utilité de l'eau froide, appliquée à la tête, est plus certaine et plus sûre, dans les vertiges, maux d'yeux, menaces d'apoplexie.

Mais le bain froid est dangereux toutes les fois qu'il y a à craindre la répercussion d'une humeur de la peau, ou d'une sueur habituelle; lorsqu'il y a disposition à des amas de sang à l'intérieur, ou qu'il y a pléthore sanguine, il peut en résulter des crachemens de sang, ou des apoplexies. Le bain froid est dangereux pour les asthmatiques, pour ceux dont le poumon est délicat et irritable. Malgré les cures citées, opérées par le bain froid dans les maux de nerfs, je suis convaincu qu'on en a plus opérées par des bains tempérés. Il peut quelquefois appaiser les mouvemens nerveux, en usant la sensibilité de ces organes. Les bains froids ne peuvent convenir dans les obstructions, ni dans les cas de pléthore humorale. (*Marcard*).

Quant à l'usage diététique du bain froid pour les enfans, que Rousseau a voulu introduire, il s'en faut qu'il soit aussi avantageux que ce philosophe a tenté de le persuader; de ce que quelques enfans, dit Marcard, se portent bien et deviennent robustes, parce qu'on les a baignés à l'eau froide, on n'en peut rien conclure, parce qu'on en voit un grand nombre d'autres qui sont également sains et robustes, malgré une éducation contraire. La plus grande partie des hommes doués de force et de santé, n'ont jamais fait usage des bains froids dans leur enfance : on croit pouvoir endurcir le corps, et le rendre indépendant des variations de l'atmosphère ; mais j'ai vu assez de ces enfans baignés dans l'eau froide, être aussi sujets aux rhumes et aux enchifrenemens, que d'autres qu'on avoit élevés sans mollesse, quoiqu'on n'eût pas employé une méthode aussi violente. Le bain froid contracte les fibres, son usage fréquent augmente leur densité et leur solidité ; il donne à un corps jeune les qualités d'un corps plus âgé, et il est impossible qu'il en puisse résulter rien d'utile.

Il est bon sans doute de ne point élever les enfans trop délicatement, mais on peut le faire sans bains froids continuels. On peut les laver, pour la propreté avec de l'eau dégourdie. Quand ils sont plus grands, on peut les faire nager dans une rivière en été, lorsque l'eau a été échauffée par le soleil. Il faut leur faire faire beaucoup d'exercice en plein air, ne point les habituer à être auprès du feu, les nourrir suffisamment, mais point délicatement, et ne point sur-tout fatiguer trop tôt leurs facultés intellectuelles. Avec cette méthode, si les enfans naissent sains, on en fera des hommes robustes sans l'usage des bains froids.

CHAPITRE III.

De l'étuve ou *bain de vapeur.*

OUTRE les bains d'eau dont je viens de parler, on fait encore usage à Plombières d'une autre espèce de bain, qu'on nomme *étuve* ou *bain de vapeur*, et qui est aussi un puissant remède.

A Plombières ce bain de vapeur ou étuve, est formé par des vapeurs qui s'exhalent de sources très-chaudes, et qui sont coercées et retenues dans un cabinet construit en maçonnerie et bien voûté au-dessus desdites sources. Cette vapeur qui s'élève de la source, pénètre à travers les ouvertures laissées à dessein dans le plancher du cabinet, et le remplit d'une espèce de fumée chaude et aqueuse. C'est dans ce cabinet que le malade reste nu, le corps entier étant exposé à l'action de cette vapeur chaude : il sort de là bien essuyé et habillé chaudement, et va lui-même, ou se fait porter chez lui dans un lit chaud, où il tâche de suer pendant plusieurs heures.

En Russie, où l'on fait grand usage du bain de vapeur, il est formé d'une autre manière qu'à Plombières, où il est tout naturel. Dans la salle du bain Russe est construit un four qui est garni de cailloux de rivière, rougis et presque embrâsés par le feu qui chauffe le four, et en versant sur ces cailloux de l'eau froide, on excite une vapeur épaisse et ardente, qui échauffe d'autant plus l'intérieur du bain qu'on y répand de l'eau, plus ou moins abondamment. C'est ainsi qu'en parle le docteur Sanchez, ancien premier médecin de l'Impératrice de Russie.

Il y a dans la salle un amphithéâtre composé de plusieurs étages, ou degrés, et c'est sur ces degrés que se placent les personnes qui font usage du bain de vapeur ; plus on s'élève, plus la vapeur est chaude. On est là tout nu, et l'on ne tarde pas à suer. On se verse, ou l'on se fait verser de tems en tems un sceau d'eau froide, ou tiède sur la tête, et ensuite on se fait frotter avec une poignée de jeunes branches d'arbres avec les feuilles, d'abord légèrement, puis plus fortement. On renouvelle les ablutions d'eau froide, ou tiède, et ensuite on frotte avec du savon, puis encore avec la ramée. Les Russes qui vivent délicatement se mettent au lit en sortant de ce bain, pour s'y reposer. Le peuple va, au sortir de là, ou se jeter dans une eau froide, ou se rouler dans la neige. C'est vraiment là tremper l'acier.

L'homme du peuple, en Russie, dit le docteur Leclerc, ancien médecin des armées, après s'être jeté dans l'eau froide, au sortir du bain de vapeur, va boire un gobelet ou deux d'esprit de grain très-fort, ou de bière chaude, dans laquelle on fait infuser de la menthe, et tout cela le rend propre à exécuter avec gaîté, les plus rudes travaux. Pour la boisson des Seigneurs Russes, au sortir du bain de vapeur, elle est composée de bière angloise, de vin blanc de France, ou d'Allemagne, de pain rôti, de sucre et de tranches de citron.

La chaleur, dit le docteur Sanchez, que l'on éprouve dans ces bains, et le relâchement de la peau produite par l'eau résoute en vapeur, occasionnent une sueur des plus abondantes. On n'y éprouve pas de sécheresse de poitrine et de difficulté de respirer, parce que le poumon est humecté par l'atmosphère humide, et parce que chaque fois que l'on jette de l'eau sur les pierres embrâsées, l'air que cette eau contient renouvelle celui de l'atmosphère. Je suppor-tois, dit Sanchez, sans incommodité, une chaleur de 106 degrés au thermomètre de Fahrenheit, ce qui fait 40 au thermomètre de Réaumur, et la tempéra-ture des jours chauds du Sénégal. Parlant ensuite de l'effet de ces bains de vapeur, il dit qu'il n'y en a point qui agisse avec autant d'efficacité comme laxa-tif, calmant, résolutif et sudorifique. C'est donc un excellent remède contre les inflammations, les dou-leurs vives, les maladies spasmodiques et convulsi-ves, et contre les maladies chroniques qui sont de nature à être guéries en remplissant les indications ci-dessus, comme les rhumatismes, certaines sup-pressions de règles, les fleurs-blanches, contre la perte ou diminution du sentiment, les enflures des membres et certaines ankiloses.

Le bain de vapeur, se prend encore d'une autre manière à Paris, dans la maison de bains du cit. Al-bert. Il existe dans cette maison un établissement vraiment intéressant, où l'on trouve tous les moyens possibles de rétablir la santé par l'usage des bains, des douches, étuves, soit naturels, soit médicamen-teux. Chez lui, le bain de vapeur est établi de la manière suivante. A côté de plusieurs chambres où l'on prend l'étuve, est établie sur un four, une très-grande chaudière dans laquelle on met de l'eau, qui, par la chaleur du four est réduite en vapeur. Cette vapeur est conduite par des tuyaux de plomb dans les chambres voisines où se prend le bain de vapeur. Au milieu de ces chambres est une espèce de boîte ronde en bois, dans laquelle le malade est enfermé, de manière qu'étant assis sur un siége de canne, toute sa tête dépasse la boîte, et si l'on veut que la tête soit aussi exposée à la vapeur, on la recouvre d'un panier d'osier couvert d'une toile. La vapeur arrive dans la partie inférieure de la boîte et bientôt tout le corps de la personne, qui doit être nue, se trouve plongé dans une vapeur aqueuse très-chaude. Ici la chaleur est diminuée ou augmentée à volonté par le moyen d'une soupape qui laisse entrer la vapeur plus ou moins abondamment. On peut aussi à volonté rendre cette vapeur plus ou moins agréable, en jetant dans l'eau de la chaudière quelques plantes aromatiques. A côté de la boîte d'étuve, dans la même chambre, est un lit propre et tenu chaud, dans lequel le malade est placé en un clin-d'œil, en sortant du bain de vapeur.

Assurément de toutes les manières de prendre l'étuve, cette dernière est la plus commode et celle où l'on est le moins exposé à se refroidir. Les autres bains et douches de cette maison, soit douches descendantes, soit douches ascendantes, se prennent avec la même commodité et la même propreté. Dans une ville comme Paris, un établissement de ce genre est précieux, et mérite d'être protégé et encouragé par le Gouvernement, d'autant qu'il est bien placé, qu'il est le premier de cette espèce, et qu'on peut y trouver les bains et douches médicinaux qu'on va chercher plus loin. Tous ces différens bains de vapeur sont destinés à produire les mêmes effets. Examinons quels sont ces effets.

Le bain de vapeur, comme nous l'avons déjà vu en parlant des bains de Russie, excite puissamment la transpiration. Cette vapeur chaude qui frappe toute la surface du corps, et qui pénètre dans les poumons (à Plombières tout le corps y est plongé), ouvre les pores, stimule les houpes nerveuses de la peau sans les irriter désagréablement, donne à cet organe beaucoup de flexibité, introduit dans le corps beaucoup de calorique, raréfie les fluides, accélère la circulation du sang, ce dont on s'aperçoit par l'accélération sensible du pouls, excite, en un mot, une vraie fièvre, suivie pour l'ordinaire d'une sueur abondante.

Voilà les principaux effets physiques produits par le bain de vapeur ; et c'est d'après ces effets et d'après les indications qu'il a à remplir, et d'après la la connoissance qu'il a du tempérament de ses malades, que le médecin doit se décider à en conseiller, ou à en rejeter l'usage. Dans les maladies, où nous avons vu que les recommandoit le docteur Sanchez, ils sont souvent employés avec le plus grand succès. Je les ai vu réussir à Plombières et à Paris, chez le citoyen Albert, une infinité de fois dans les cas cités par Sanchez, et j'en rapporterai des exemples dans la suite de cet ouvrage. Mais ces bains peuvent encore être employés avec avantage dans d'autres maladies : comme gonflement des os, contractions, épaississement et roideur des articulations, dans les douleurs violentes, dans l'endurcissement des glandes, dans les engorgemens et obstructions des viscères. On voit qu'ils procurent un mouvement fébrile capable d'atténuer l'humeur qui cause les embarras des viscères, et propre à éliminer par la peau celle qui en a été éloignée.

L'étuve convient donc bien toutes les fois qu'il faut diviser des humeurs trop épaisses, accélérer une circulation trop lente, exciter l'organe cutané à une transpiration plus libre, plus abondante, et hâter une coction qui a peine à se faire. Quels puissans moyens réunis à Plombières pour opérer la coction, favoriser les crises, faire, en un mot, la médecine hippocratique ! Des eaux fondantes, toniques, thermales, employées en boisson ; bains, douches, étuves. Il ne faut avec cela que de la docilité dans les malades, de la sobriété, et un tems suffisant, et sur-tout point de versatilité, pour triompher des maladies les plus difficiles et les plus graves.

L'usage des étuves cependant ne doit pas être abusif. Les femmes grosses, les personnes sujettes aux crachemens de sang, celles qui ont une constitution trop foible, une fibre trop délicate, ne doivent point employer l'étuve.

Quant aux étuves locales et partielles, le médecin peut imaginer plusieurs moyens pour parvenir à frapper telle ou telle partie du corps de la vapeur. L'effet alors, quoique moins général et moins fort, est toujours actif.

Je conçois que les bains de vapeur, pris à la manière des Russes, peuvent produire des effets plus énergiques; mais cet usage de se rouler dans la neige, ou de se plonger dans une eau glaciale, tout en sueur, ne réussiroit pas au plus grand nombre des malades de nos pays, qui ne sont point d'une constitution assez forte, ni assez accoutumés au froid : mais on pourroit se servir avec utilité des autres pratiques qu'ils emploient dans leurs bains de vapeur, comme des ablutions d'eau tiède sur la tête, des frictions, soit avec des jeunes branches d'arbres, soit avec le savon. Ces moyens ne peuvent qu'ajouter à l'efficacité de ces bains; les ablutions, en rafraîchissant un peu la tête, et les frictions, en stimulant la peau et en la détergeant.

Le docteur Sanchez désiroit qu'en Russie les bains de vapeur, au lieu d'une pièce pour l'usage des bains, en eussent trois; une pour se déshabiller, une seconde où l'on sueroit et où l'on seroit frotté, une troisième où l'on seroit lavé, et où l'on se rhabilleroit. Je désirerois bien aussi qu'à Plombières on pût procurer aux malades les mêmes commodités, au moins celle d'une petite chambre ou cabinet à côté de l'étuve, pour s'habiller, se faire frotter. Je ne désespère pas que cela ne se fasse un jour.

La paix étant faite, le Gouvernement françois rendra à l'humanité le service important de faire de Plombières une vraie piscine salutaire, y ayant pour cela toutes les matières premières.

Au sortir de l'étuve, je fais boire ordinairement aux malades, ou un bon bouillon bien chaud, ou un verre d'eau, de vin et du sucre, ou quelques tasses d'une infusion théiforme, soit de fleurs de sureau, soit de tilleul, soit de fleurs d'orange, et cela dans la vue de restaurer, de favoriser et d'entretenir la transpiration, que l'on doit prolonger plusieurs heures, suivant les forces du malade.

On doit rester à l'étuve plus ou moins de tems, suivant qu'on peut la supporter, et l'on peut le faire sans crainte, tant que l'on ne sent point d'étourdissemens, de vertiges, et que les battemens du cœur ne sont pas trop forts.

On peut prendre plus ou moins de ces étuves, suivant la gravité de la maladie, et suivant ses forces.

Plusieurs personnes en prennent jusqu'à dix ou douze dans l'espace de deux saisons.

On va à l'étuve au sortir du bain, qui déjà a préparé les pores de la peau à s'ouvrir. On peut même, après le bain, prendre aussi la douche avant d'aller à l'étuve, ou prendre la douche dans l'étuve, en la prenant (la douche) seulement tiède, cela remplaceroit les ablutions qu'on fait en Russie.

Tous ces exercices exigent impérieusement que l'on s'habille chaudement, parce que les pores de la peau sont bien ouverts, les houpes nerveuses bien sensibles, et parce que le moindre froid feroit perdre tout le fruit de l'étuve : aussi ne faut-il en faire usage que les jours qu'il fait beau.

Un instant après qu'on est dans l'étuve, le corps se trouve couvert d'une rosée qui ruisselle. C'est la vapeur de l'eau qui s'est condensée sur le corps, et point de la sueur; mais cela prépare la sueur, et bientôt il y en a une véritable qui s'établit.

On peut se tenir debout dans l'étuve, ou s'asseoir sur une chaise, ou même se coucher sur le plancher, en ayant soin de présenter la partie malade à la vapeur, lorsqu'elle sort d'entre les planches.

On fait bien de se munir dans l'étuve d'un peu de vinaigre pour ranimer ses forces, de fermer les yeux. ou d'y mettre un bandeau mouillé, si la vapeur fait mal aux yeux.

CHAPITRE IV.

De la douche.

La douche est un des moyens les plus efficaces qui existent pour la guérison de bien des maladies chroniques. Elle consiste en une effusion d'eau sur une partie du corps, par un jet plus ou moins gros et plus ou moins roide. Ce jet ou colonne d'eau qui tombe sur le corps, part du fond d'un entonnoir plein d'eau, s'échappe par un tuyau, et tombe sur la partie qui en a besoin. Le tuyau par lequel l'eau s'échappe, doit être bien poli à son extrémité, sans quoi l'eau se diviseroit, s'éparpilleroit, ce qui ôte à la douche de sa force et de son efficacité. La douche ainsi arrangée est immobile, et il faut que le malade qui en fait usage, ait soin de faire différens mouvemens, pour présenter à la colonne d'eau successivement les différentes parties de son corps qu'il veut doucher. Quand le malade ne peut se mouvoir, il faut adapter au tuyau un second tuyau en cuir, que le malade, ou une autre personne, dirige sur les parties à doucher.

La douche a plus ou moins de force, suivant la hauteur d'où elle tombe, et suivant le volume de la colonne d'eau. Les douches de Plombières ont de douze à quatorze pieds de haut, c'est-à-dire, depuis le sommet de l'entonnoir jusqu'au plancher du cabinet sur lequel on est couché. Quant au diamètre de la colonne d'eau, il varie suivant qu'on le veut. Nous avons déjà dit qu'il y avoit des tuyaux de 4 et 4 $\frac{1}{2}$, 5 et 5 $\frac{1}{2}$ lignes de diamètre.

On commence ordinairement par le plus petit tuyau, et quelquefois le malade ne peut encore le supporter ; alors on en amortit le coup en faisant adapter au tuyau de bois un long tuyau de cuir, à travers lequel la vélocité de l'eau est ralentie par le frottement. Pour que la douche frappe toujours avec une force égale, il faut que l'entonnoir soit toujours plein ; car a mesure qu'il est moins plein, la colonne d'eau est chassée avec moins de force.

La personne qui reçoit la douche est dans un cabinet bien clos, construit sur un courant d'eau chaude, qui l'échauffe, ainsi que l'eau de la douche. On est couché sur une paillasse étendue sur le plancher, ou bien l'on s'asseoit sur une chaise ou sur un coussin, suivant qu'on veut doucher le tronc, ou un membre, ou la tête.

Une précaution essentielle pour bien recevoir la douche, c'est que la partie qu'on douche soit solidement affermie, qu'elle ne vacille point, et que la douche tombe dessus perpendiculairement, sans quoi elle perd de sa force, soit par la vacillation de la partie, soit par l'obliquité de la chûte de la colonne d'eau.

Quand on douche le ventre ou abdomen, voici la position qu'il faut avoir. On est couché sur une paillasse, la tête relevée et un peu penchée en avant, les jambes fléchies sur les cuisses et un peu écartées, les bras tombant le long du corps et sans contraction ; de sorte que tous les muscles du ventre soient dans le relâchement, et le malade à son aise, autant qu'il est possible. Quand on reçoit la douche sur le dos et les lombes, il faut être couché sur le ventre. Si on la reçoit sur la nuque, il faut s'agenouiller sur un coussin, et appuyer la tête sur une chaise,

chaise, les deux mains soutenant le front. Si on veut doucher la tête, on commence par se tenir debout, pour diminuer la hauteur de la colonne, puis on s'asseoit sur une chaise, et ensuite par terre. Pour doucher les pieds, on s'asseoit sur une chaise. Si on veut doucher les mains, on reste dans la même position, et on étend les mains sur les genoux. Les épaules se douchent la personne étant assise. Il en est de même des genoux. Il n'y a personne qui, par l'usage et par ce que nous venons de dire, ne se mette bien vite au fait de toutes ces différentes positions.

On prend la douche tantôt plus, tantôt moins de tems, suivant la force du malade, suivant la nature et l'intensité de la maladie. On commence ordinairement par la prendre un demi quart-d'heure ; on augmente tous les jours de huit à dix minutes, et on la porte jusqu'à une heure, une heure et demie, et même deux heures, en douchant successivement plusieurs points les uns après les autres, sans rester plus que quelques minutes sur le même point ; puis on y revient, et ainsi de suite.

En général, quand la douche a trouvé un point douloureux, il faut l'arrêter sur ce point, jusqu'à ce que la douleur s'appaise, si cela est supportable. On commence aussi ordinairement par le petit tuyau, et insensiblement on en emploie un plus gros.

Il faut toujours doucher à nu la partie qui en a besoin, par la raison qu'un corps intermédiaire empêcheroit l'efficacité de la douche en s'opposant à la pénétration de l'eau.

L'action de la douche dépend, et de la force de la percussion, et de la température de l'eau, et de

sa qualité. Elle est d'autant plus active que la percussion est plus forte, l'eau plus chaude, et sa qualité plus fondante.

L'eau lancée avec force par la douche, pénètre
dans les pores de la peau ; elle atténue, elle divise
les humeurs stagnantes et épaissies ; elle réveille les
oscillations des fibres par le choc et par la chaleur,
et finit par calmer les douleurs, à moins qu'elle ne
soit trop forte, et qu'il y ait inflammation, dans lequel
cas il ne faut point prendre la douche. Cette action
de l'eau ouvre bien les pores de la peau, et plus efficacement que le bain. Aussi, dans bien des circonstances, est-il fort utile de prendre la douche sur
toute l'habitude du corps. Cela dispose merveilleu-
ment bien à la transpiration et au bon effet de l'étuve.
Mais il ne faut pas se hâter de prendre la douche ;
il faut quelque tems de bain avant de la commencer :
il faut que le bain ait amolli, assoupli les solides auparavant. Bien des malades font des fautes graves à
ce sujet, parce qu'ils veulent toujours aller trop vite.

On peut prendre la douche à différentes températures, ainsi que le bain, c'est-à-dire, ou froide, ou
tempérée, ou très-chaude.

La douche tempérée est celle que l'on emploie le
plus fréquemment ; elle est de 26, 27, 28, 29 degrés :
à cette température elle est pénétrante, ne raréfie
point trop les liquides, amollit, assouplit les fibres,
divise les humeurs : elle produit d'autant mieux ces
effets qu'on la fait succéder à un bain de même température, mais la douche, à la même température que
le bain, produit plus d'effet, parce qu'elle fait pénétrer l'eau plus énergiquement, et qu'elle ranime davantage les oscillations des solides : aussi est-il certain,

que cette douche fond puissamment les engorgemens sur lesquels on l'a fait tomber, sur-tout à Plombières, dont l'eau est très-pénétrante, très-fondante : elle convient bien aussi dans les affections rhumatismales, quelque partie qu'elles assiégent, dans les tumeurs non inflammatoires des articulations, dans les paralysies, dans le défaut de souplesse des membres perclus ou engourdis, dans les ankiloses qui commencent : elle réussit merveilleusement aussi dans les cas de douleurs universelles, dans ceux où la circulation languit, et où la transpiration se fait mal, et où toute la peau et le tissu cellulaire sont engoués et empâtés.

La douche très-chaude, c'est-à-dire, passée le trentième degré, a des effets plus marqués, sur-tout sur les fluides qu'elle raréfie davantage : elle stimule vivement les solides, et excite des mouvemens fébriles, que nous avons dit être souvent produits par le bain très-chaud et par l'étuve. Cette douche, très-chaude, convient bien dans les vieux rhumatismes des vieillards, dans les tumeurs blanches et rebelles des articulations, dans certaines paralysies, où il faut stimuler puissamment et exciter la sueur ; dans les engorgemens et obstructions de personnes fortes, et que les bains et les douches tempérés ne peuvent émouvoir : tous ceux en général qui pourront supporter le bain très-chaud, pourront aussi supporter la douche très-chaude.

Quant à la douche froide, elle resserre les fibres et condense les liquides ; néanmoins, comme il y a ensuite réaction, il se produit souvent une espèce de fièvre locale, qui rétablit la chaleur dans la partie douchée, sur-tout si on la tient chaudement.

La douche froide est employée moins souvent que la chaude ou tempérée ; cependant elle est fort recommandée contre la manie commençante et confirmée : on peut la donner sur la tête, le malade étant plongé dans un bain tiède jusqu'au col. Ce moyen est excellent, dit Martean, pour dissiper les paroxismes du clou hystérique : il dit encore l'avoir employée, avec succès, à la paralysie du bras, en y faisant poser après de la glace, et de la laine ensuite : ces moyens étoient faits pour corriger l'inertie et la foiblesse, et réveiller l'excitabilité des fibres. Cette douche peut aussi convenir dans quelques délires mélancoliques, dans certaines affections nerveuses, qui ne dépendent ni de pléthore, ni de sabure des premières voies, mais d'une humeur particulière qui se porte sur les nerfs.

On peut aussi employer la douche froide dans la paralysie, lorsqu'on s'aperçoit que le bain et la douche chauds, accablent le malade et l'affoiblissent.

De la douche ascendante.

OUTRE la douche descendante, qui est celle dont nous venons de parler, il en existe encore une autre à Plombières, que l'on nomme *ascendante* ; dans cette dernière, l'eau descend d'abord de la même hauteur que dans la douche descendante, le long d'un canal, ou tuyau de plomb, ou de fer-blanc de forme conique, puis elle remonte, moyennant la courbure de l'extrémité inférieure de ce tuyau, et forme un jet, dont la force est toujours proportionnée à la hauteur d'où vient l'eau, et à la plénitude de l'entonnoir, et au diamètre de la canulle de laquelle s'échappe le jet ascendant. Cette douche ascendante part du milieu du fond d'une chaise percée, sur laquelle est assise la personne qui veut en faire usage, et elle a soin de s'arranger de manière que le jet réponde bien à l'orifice de l'anus, et fasse pénétrer l'eau dans le rectum : il faut avoir la précaution de s'asseoir, avant de tourner le robinet qui fait partir le jet d'eau , et de l'arrêter en tournant le même robinet, avant de se lever, pour ne point se mouiller : l'usage, au reste, apprend assez à se servir de cette douche, qui est une injection très-utile dans une infinité de circonstances : non-seulement elle produit l'effet du lavement, soit en faisant pénétrer l'eau dans les intestins, soit en stimulant et agaçant l'orifice de l'anus; mais elle agit encore comme résolutive, relâchante, fondante et détersive, dans plusieurs affections de l'intestin rectum ; elle n'est pas uniquement employée pour cette partie, on s'en sert aussi pour appliquer la douche sur des parties du corps, où la douche descendante seroit difficile ou dangereuse à recevoir : comme au périnée, au visage, sur les yeux. J'ai vu à Plombières un relâchement considérable des muscles de l'œil, qui étoit cause de la sortie partielle du globe hors de l'orbite, et qui fut guéri par l'application de la douche ascendante sur l'œil : la personne fermoit les yeux, et les présentoit l'un après l'autre à l'action du jet de la douche ascendante. Les engorgemens du col de l'utérus, le relâchement du vagin et des parties adjacentes, trouvent aussi un remède utile dans la douche ascendante, qui, pour ces parties, a un appareil différent que pour les autres : un tuyau de cuir flexible, terminé par une canulle un peu longue et recourbée, et percée de plusieurs trous à son extrémité, qui est mousse, polie et arrondie, sert à porter la douche ascendante dans toutes ces parties. J'en ai vu résulter déjà beaucoup d'effets avantageux dans des engorgemens du col de l'utérus, et dans des cas de *fluor albus*.

L'eau de cette douche doit être tempérée pour ne point irriter trop des organes extrèmement sensibles, soit au chaud, soit au froid : on peut la prendre plusieurs fois par jour, et plus ou moins long-tems, comme 15, 20, 25, 30 minutes. J'ai vu des femmes qui ne pouvoient la supporter telle qu'elle est communément établie à Plombières ; alors on a recours à des moyens qui en diminuent la force et l'énergie, et qui consistent à faire tomber la douche de moins haut.

Si les bains, douches et étuves, sont utiles dans le traitement d'un grand nombre de maladies, ils ne le sont qu'autant qu'on les emploie à propos et avec les précautions nécessaires : ce n'est pas assez de savoir que les bains, les douches, les étuves, sont d'excellens remèdes, qu'ils guérissent beaucoup de maladies, qu'ils aident l'action d'autres médicamens, ou modèrent leur activité ; il faut sur-tout connoître quand, à qui et comment ils peuvent convenir : il y a des règles à suivre avant d'entrer au bain, pendant qu'on y est, lorsqu'on en sort : on ne peut négliger ces règles, sans s'exposer à plus ou moins de dangers, ne seroit-ce que celui d'employer un remède inutilement. Voilà pourquoi tous les Gouvernemens sages ont pourvu à ce que, dans tous les lieux, où il y a des établissemens publics d'eaux minérales, il y eût un médecin, spécialement chargé de l'inspection et de l'administration de ce moyen curatif. Cette branche d'administration est trop intéressante, sous tous les rapports, pour que le Gouvernement doive la perdre de vue, et ne s'en occupe pas lui-même d'une manière spéciale et directe. Le médecin, chargé par le Gouvernement de cette fonction, doit donc veiller à ce que des établissemens publics, d'une utilité si majeure, non-seulement ne se détériorent point, mais soient encore améliorés autant qu'il est possible : son intérêt, le soin de sa réputation, sa satisfaction particulière, son attachement à la gloire de la Médecine, sont autant de stimulans qui ne peuvent que l'engager à vouloir tout ce qui peut le plus contribuer à la prospérité des eaux qu'il dirige, et à vouloir, par consequent, le bien général de l'humanité et du pays dans lequel ces eaux sont situées. Quoique sa nomination par le Gouvernement, ne lui donne pas le talent exclusif de bien remplir les fonctions de médecin et d'inspecteur, il est au moins présumable qu'il fera bien une besogne qu'il fait habituellement, et dans laquelle son avantage et sa gloire sont intéressés.

Je reviens à mon sujet après cette courte digression, et terminerai cet article par quelques préceptes particuliers sur l'emploi des bains, douches, et étuves.

Les enfans de premier âge peuvent faire usage des bains tièdes : ils aident au développement de leurs vaisseaux ; ils entretiennent la propreté qui leur est essentielle : tous les miens ont été élevés ainsi, et s'en sont bien trouvés. Ces bains doivent être courts, de quelques minutes, et jamais froids. Ces bains tièdes conviennent aussi aux adultes, ils détergent leur peau, assouplissent leurs membres, favorisent la transpiration ; les vieillards, en en prenant de tems en

Age où les bains conviennent.

tems, retardent la rigidité de leurs fibres : les femmes des villes qui font peu d'exercice, doivent se baigner souvent pour ranimer la secrétion et l'excrétion de l'organe cutané.

Les tempéramens sanguins font bien d'user des bains tièdes ou tempérés, pour prévenir ou diminuer la trop grande tension des solides.

Les bains trop chauds ou trop froids, stimulant trop énergiquement leurs fibres, il peut en résulter des accidens fâcheux.

Les tempéramens bilieux, qui ont les solides irritables, les humeurs âcres, ont besoin de bains tièdes, qui soient émolliens, adoucissans.

Les mélancoliques s'en trouvent bien aussi pour l'ordinaire; néanmoins, comme ce tempérament est sujet à tant d'anomalies extraordinaires, il se rencontre des cas où les bains frais où froids, leur sont plus utiles : c'est au médecin à juger de ces différences.

Certains remèdes sont employés plus efficacement avec les bains : tels sont les sudorifiques, les emménagogues, dont l'action est favorisée par le bain tempéré ou un peu chaud, suivant le tempérament : tels sont aussi les purgatifs, dont on a besoin quelquefois assez souvent dans des maladies longues, et dont l'action irritante est bien mitigée par les bains tempérés et les étuves (1).

Il ne faut point entrer au bain, quand on est en sueur ou très-fatigué, ni quand on vient de manger :

___

(1) Quoi qu'on dise des médecins stercoraires, il est certain que dans un grand nombre de maladies les humeurs péchent par surabondance, et qu'il faut les purger quand elles sont bien préparées. Ce seroit une absurdité bien meurtrière que de n'employer, dans ces cas, que les toniques et les fortifians.

on s'expose alors à supprimer la sueur brusquement, à augmenter l'épuisement, à troubler la digestion : tout le monde sait qu'Alexandre faillit perdre la vie, pour s'être baigné en sueur dans une rivière froide, le Cydnus; et l'on voit tous les jours des indigestions occasionnées par le bain pris trop tôt après le repas, et même des apoplexies en être la suite.

reux d'entrer au bain.

Il ne faut entrer dans aucun bain que six ou sept heures après avoir mangé, et encore est-il nécessaire de ne point sentir son estomac chargé : les cas sont rares où l'on ne peut soutenir le bain, sans avoir pris quelque chose. J'en ai vu, cependant, où il falloit permettre à la malade de prendre ou une croûte de pain, ou un bouillon en se mettant au bain, ou avant d'entrer à l'étuve, sans quoi elle se seroit trouvée mal.

Quand il faut entrer au bain.

On peut prendre le bain tiède plusieurs fois par jour, mais il faut, pour cela, être bien sobre, afin de ne point troubler sa digestion; le plus sage est de ne se baigner qu'une fois, soit que le bain soit froid, chaud, ou tiède.

Combien de fois on peut se baigner par jour.

Le bain froid doit être très-court, comme 2, 3 minutes : quelquefois, seulement, une simple immersion, quand il est très-froid; le bain très-chaud ne doit durer que 5 à 6 minutes, s'il est à 36 degrés, 8 à 10 minutes, s'il n'est qu'à 33 ou 34 degrés, un quart-d'heure environ, s'il n'est qu'à 32 degrés, le bain tiède ou tempéré peut se prolonger jusqu'à 5, 6 heures, et même plus.

Combien de temps il faut rester au bain.

On peut prendre le bain nu, ou revêtu d'une chemise qui mette à l'abri du froid les parties qui ne sont pas dans l'eau. Hippocrate recommandoit la tranquillité et le silence dans le bain : mais c'est là un de ces préceptes dont on peut s'écarter : l'essentiel est

Comment il faut prendre le bain et ce qu'il y faut faire.

de ne point s'ennuyer ; le mieux est d'y causer agréablement ; il est sage de se couvrir la tête, pour éviter les fluxions à cette partie, attendu que la vapeur du bain, se reposant sur la tête et se refroidissant, peut produire cet effet.

Dans quelle saison les bains conviennent.

Quand le besoin est urgent, il faut se baigner en tout tems, et quand on en a l'habitude ou les moyens; on peut aussi le faire dans toutes les saisons; néanmoins, le tems plus propre pour prendre les bains, les douches et les étuves, d'une manière suivie et comme traitement d'une maladie, c'est le printems, l'été et le commencement de l'automne, sur-tout si on doit faire usage des eaux de Plombières. Ce n'est pas que les eaux ayent moins de vertu en hiver, mais c'est que tous ces différens exercices sont plus difficiles à bien faire pour en retirer toute l'utilité possible, et pour éviter les inconvéniens de la suppression de la transpiration, et parce qu'en outre, le pays qui est sain et même agréable en été, est triste, froid et humide en hiver.

Faut-il se purger et saigner avant de commencer les bains ?

Les personnes très-pléthoriques, qui sont dans le cas d'user des bains pour guérir quelque maladie, doivent se faire saigner, avant d'en commencer l'usage, comme il est nécessaire de se purger, s'il y a des symptômes évidens de plénitude humorale dans les premières voies.

Comment doit-on sortir du bain ?

Il faut, avant de sortir du bain, avoir du linge chaud et sec tout prêt, de manière qu'aussitôt qu'on en est dehors, on soit couvert et même enveloppé, soit d'un grand peignoir, soit d'un drap : il faut se faire bien essuyer, bien sécher, et se mettre ensuite dans un lit chaud pour se reposer et transpirer pendant une heure environ.

Quand on est par trop épuisé au sortir du bain, il est bon d'attendre une demi - heure avant de manger : si on suoit, il faudroit attendre que la sueur fût terminée; mais on peut prendre, en se mettant au lit, soit un bouillon, soit un verre de vin et d'eau : et si l'on veut favoriser la sueur, après un bain un peu chaud, ou l'étuve, on prend quelques tasses d'une infusion théiforme.

Faut-il mangertout en sortant du bain?

Il est essentiel d'avoir le ventre libre en faisant un traitement de bain, de douches, etc.; s'il ne l'est pas naturellement, il faut avoir recours ou aux lavemens, ou aux douches ascendantes, ou à quelques gros d'un sel purgatif, ou autre moyen doux.

Il est utile d'avoir le ventre libre.

Il est important, dit Macquart, de tenir le physique et le moral dans un état de tranquillité, qui ne contrecarre en rien les effets qu'on attend du bain : il faut éviter les substances échauffantes, comme le vin pur en abondance, les liqueurs, l'usage trop fréquent des plaisirs de l'amour, les veilles continuées, les exercices du corps trop violens : il faut ne prendre que des alimens de bon suc, bien cuits, accommodés le plus simplement : comme veau, poulet, mouton tendre, soit bouillis, soit rôtis, soit grillés, du bon pain, de la bonne eau et du bon vin vieux trempé : on peut se permettre aussi l'usage des végétaux, du poisson, soit grillé, soit cuit à l'eau; les fruits mûrs et fondans, comme cerises, fraises, groseilles, abricots, pêches, raisins, poires; c'est principalement sur la quantité des alimens qu'il faut être circonspect : quand on mange trop, on digère mal, et si c'est à souper, on est mal à son aise encore le lendemain matin : quant à l'exercice, soit à pied, soit à cheval, soit en voiture, il est fort utile, pendant l'usage des

Le régime et l'exercice.

bains ; il facilite les secrétions et les excrétions ; on respire un air plus pur, mais l'exercice doit être modéré, sur-tout si on en fait avant le bain ; il ne faut point alors le pousser jusqu'à la fatigue et la sueur ; et il est très-nuisible, à Plombières sur-tout, de rester exposé à l'air après le coucher du soleil ; le serein, qui y est très-abondant, cause des suppressions de transpiration d'autant plus aisément qu'on a la peau plus sensible : il faut aussi être toujours vêtu chaudement, et éviter le froid des pieds, des bras et de la poitrine : c'est du défaut de toutes ces précautions, qui paroissent minutieuses, que dépendent cependant les mauvais succès des eaux.

Il est utile de se lever matin et de se coucher de bonne heure.

Comme l'air du matin est fort pur à respirer, et qu'on ne peut guère se dispenser de dîner de bonne heure, et qu'il faut mettre un intervalle entre les exercices du bain et le dîner, il est nécessaire de se lever matin, pour avoir le tems de boire, de se baigner, de prendre la douche et l'étuve, et de se reposer ensuite ; comme les promenades du soir sont malsaines, et que les veilles échauffent, il convient de se coucher de bonne heure : la méthode la plus régulière est de se lever à 5 ou 6 heures au plus tard, de dîner à midi ou à une heure, de souper à huit et de se coucher à dix.

Les eaux de Plombières employées en boisson, bains, douches, étuves, en observant les préceptes que nous venons de détailler, peuvent triompher d'une infinité de maladies, sans qu'il soit nécessaire d'y ajouter beaucoup d'autres remèdes pharmaceutiques, si ce n'est quelquefois des purgatifs, quelques fondans auxiliaires et quelques calmans. Sans l'envie de briller par une intarissable manie de formuler ;

sans la sotte et puérile vanité de vouloir toujours se singulariser par une profusion d'ordonnances, souvent aussi ridicules qu'inutiles et bizarres, et dont on ne fait étalage aux yeux des malades, qui n'y entendent rien, que pour capter leur confiance, la médecine seroit infiniment plus simplifiée, et, à coup sûr, plus lumineuse et plus utile.

CHAPITRE V.

Des maladies chroniques dans lesquelles les eaux de Plombières réussissent le plus communément (1).

LA grande division des maladies en maladies aiguës et en maladies chroniques, donne matière à bien des réflexions. Les mêmes organes sont le siége d'une maladie aiguë et d'une maladie chronique. Les mêmes causes souvent donnent lieu à l'une et à l'autre. Elles se terminent souvent l'une et l'autre par une résolution bénigne et sans crise apparente; quelquefois aussi, et le plus souvent, leur terminaison a lieu par une crise suivie d'excrétion humorale plus ou moins abondante. Quelquefois une maladie aiguë cesse d'être telle, pour devenir une maladie lente ou chronique; et l'on voit aussi une maladie lente finir par une maladie aiguë qui emporte le malade ou le guérit.

Il n'y a donc de différence essentielle bien marquée entre une maladie aiguë et une maladie chronique, que la différence de la marche. Dans la

(1) Après quelques généralités, nous traiterons en particulier de chacune de ces maladies : savoir, des affections stomacales et hémorrhoïdales, de la chlorose ou pâles-couleurs, des fleurs blanches, des rhumatismes simples et goutteux, des maux de nerfs, de la paralysie, des vices de la menstruation, de la cessation des règles, des maladies laiteuses, des maladies cutanées, des engorgemens et obstructions des viscères, des maladies des voies urinaires, de quelques affections des yeux et de quelques affections des membres.

maladie aiguë la marche est vive, brusque, accompagnée d'un degré d'action suffisant pour amener un effort critique quelconque. Dans la maladie chronique, au contraire, la marche est lente, le degré d'action est à peine sensible, et les crises ne s'opèrent que lentement, et souvent d'une manière tronquée.

Brown a exprimé les mêmes idées en divisant les maladies en *sthéniques* et *asthéniques*. Dans les premières, il y a vivacité d'action ; dans les secondes, il y a défaut de force et lenteur.

Hufeland, dans sa *Pathogénie*, établit cette différence entre les maladies aiguës et les maladies chroniques, que, dans les aiguës, la réaction du système est vive et générale, et dans les chroniques, cette réaction est incomplète, foible et irrégulière.

Bordeu a dit que les maladies chroniques avoient trois tems distincts, comme les maladies aiguës : le tems d'*irritation*, le tems de *maturité*, et le tems d'*excrétion;* mais qui sont plus ou moins longs, suivant la partie affectée, suivant l'âge et le tempérament du malade. Les deux derniers tems, dit-il, sont singulièrement barrés, modifiés et prolongés, sur-tout dans celles où la sensibilité joue le rôle principal, produit des spasmes, des agitations continuelles, qui empêchent la crise. Peut-être, ajoute-t-il, sera-t-on assez heureux un jour pour découvrir, comme on l'a fait en grande partie pour les aiguës, la marche que suivent les maladies chroniques, et les différens degrés par où elles passent. J'ose croire que c'est à Plombières qu'on peut étudier cette marche.

Comme cet auteur praticien avoit bien étudié la

marche de la nature dans la formation et les phénomènes des maladies chroniques, sur-tout dans les efforts que fait le principe vital pour en triompher, il ne sera pas inutile que je rappelle ici ses principales idées à ce sujet.

Les maladies chroniques ont, selon Bordeu, comme les aiguës, leur source principale dans les viscères du bas-ventre. Et, en effet, quelle est la maladie chronique un peu grave, dans laquelle l'estomac, ou le foie, ou la rate, ou les intestins, ou le mésentère, ne jouent pas un rôle important?

Les maladies chroniques sont sympathiques ou idiopathiques. Les premières dépendent, selon Bordeu, presque toujours de l'estomac, et sont assez souvent curables, pourvu qu'elles ne soient pas trop invétérées. Les autres sont plus difficiles, plus opiniâtres, et souvent incurables.

Il est certain que les maladies qui dépendent de l'estomac se guérissent assez souvent très-bien, et en peu de tems, quand on veut s'astreindre à un bon régime, et parce que les remèdes employés, quand ce sont ceux vraiment indiqués, vont directement au mal, à moins cependant que ce ne soit une obstruction du pylore, maladie la plus rebelle qu'on puisse traiter.

Il y a beaucoup de ces maladies qui sont simples, ou qui se bornent à l'affection d'un seul organe, et d'autres qu'on peut appeler compliquées, parce qu'il y a plusieurs parties affectées à-la-fois : celles-ci sont plus communes que les autres.

Bordeu distingue encore les maladies chroniques en curables, en incurables ou en douteuses, ou dont la curation est très - douteuse. Elles peuvent être
réduites,

réduites, en général, selon lui, au *relâchement* et au *resserrement* du côté des solides; mais il y a dans les liquides des levains de plusieurs espèces, dartreux, bilieux, véroliques, galeux; des sucs hétérogènes, qui sont le produit des cacochimies particulières des organes, comme dans les voies urinaires et dans le foie, etc. D'ailleurs le corps vivant est sujet à des détraquemens de mouvemens, à des flux particuliers d'humeurs, à des dérangemens d'équilibre. Enfin, la partie sensible du corps vivant est d'elle-même sujette à des variations, à des anomalies sans nombre. Voilà, dit Bordeu, les sources trop ordinaires des maladies chroniques, nerveuses, et autres.

On voit que Bordeu admet la pathologie humorale et la pathologie nerveuse, le *strictum* et le *laxum* des solides occasionnés par des irritans, des stimulans de plusieurs espèces, tantôt physiques, tantôt moraux, d'où découlent des vices de sécrétions, d'excrétions, et par suite des maladies plus ou moins variées, plus ou moins graves, plus ou moins longues, et pour la curation desquelles il faut que le médecin fasse attention à l'état des solides, ainsi qu'à celui des liquides et du principe vital, sans oublier l'énergie des passions.

CHAPITRE VI.

Des affections stomacales et hémorroïdales.

Il y a des maladies chroniques dont les accidens se bornent au ventre. Telles sont les stomacales simples, celles des intestins, celles du foie, de la rate, etc.

Les premières, telles que certaines foiblesses d'estomac, des difficultés de digérer, certaines coliques, etc. se guérissent, dit Bordeu, en se changeant en maladies aiguës, ou au moins en éprouvant une augmentation d'irritation dans les symptômes. Les autres, telles que certaines jaunisses, sont facilement guéries, quand la rate et le foie ne sont que légèrement dérangés.

Beaucoup de maladies chroniques stomacales simples se guérissent sans se changer en maladies aiguës, comme le dit Bordeu, mais insensiblement et sans crise, par le seul changement de régime, qui, ou rétablit la qualité des sucs gastriques, ou corrige le *strictum* et le *laxum* des membranes de l'estomac.

Quant à celles dans lesquelles le foie ou la rate sont intéressés, il est vrai de dire qu'elles sont plus difficiles à guérir quand ces viscères sont gonflés. Néanmoins j'en ai vu à Plombières des cures étonnantes, le foie étant non-seulement gonflé, mais très-obstrué. Je reviendrai sur cet article.

Bordeu parle ensuite d'une maladie chronique très-commune, les hémorroïdes; et voici comme il s'exprime : « Les hémorroïdes ont différens tems et divers » états à parcourir. L'observation prouve qu'on peut

» guérir de cette maladie, soit par la résolution, soit
» par un flux hémorroïdal habituel, soit en le sup-
» primant, lorsqu'il dépend de l'action viciée de
» quelque organe.

   » Il en est du flux hémorroïdal comme des saigne-
» mens de nez ; quelquefois il est critique, d'autres
» fois, il n'est que symptomatique. N'y a-t-il pas des
» signes qui indiquent sûrement une hémorragie salu-
» taire, et la font distinguer de celle qui ne l'est pas ?
» L'estomac est plus ou moins affecté dans une affection
» hémorroïdale, de manière qu'on pourroit rapporter
» en partie cette affection à la classe des stomacales ».

Tout ce que dit ici Bordeu est exactement vrai. Les
hémorroïdes sont tantôt critiques et tantôt symptôma-
tiques. Elles sont symptomatiques quand elles ne paroissent que chez des sujets peu sanguins, qu'elles ne
font qu'affoiblir et tracasser, et qu'il s'ensuit une altération sensible de la santé. Elles sont critiques, au contraire, quand elles ont lieu chez des individus très-san-
guins qui ont eu dans leur enfance et leur jeunesse de
fréquentes hémorragies par le nez ; quand elles soulagent et dissipent plusieurs symptômes désagréables
occasionnés par la pléthore. On peut chercher à
guérir les hémorroïdes symptomatiques ; mais les
critiques sont du nombre des maladies qu'on ne doit
jamais chercher à guérir, parce qu'on expose les
malades à des accidens cent fois pires. Il est très-
vrai que cette maladie affecte l'estomac. Aux approches d'un flux hémorroïdal, même critique, on
se sent lourd, pesant, et l'appétit diminue ; l'estomac
digère plus péniblement, et quelquefois avec un
sentiment de douleur, et du serrement et de la crispation à l'estomac. Cet état dure même jusqu'à ce

que l'évacuation ait été complète ; et si elle ne l'est
pas, le malaise subsiste, et souvent ne se dissipe que
par une application de sangsues aux vaisseaux hémorroïdaux. Si ce n'est pas à l'estomac que se fait
sentir le mal, c'est à quelque autre viscère de l'abdomen, comme au foie ou aux reins, ou à la région
moyenne du mésentère. En pareille circonstance,
j'ai éprouvé plus de cent fois qu'il n y avoit point
d'autre calmant, point de remède utile, que l'application des sangsues à l'anus. Si on ne parvient point à
rétablir l'écoulement hémorroïdal, soit naturellement,
soit artificiellement, on court risque d'exposer les
malades à des obstructions ou à des coups de sang.
Dans ce sens, il est très-vrai de dire, malgré ce qu'en
dit de Haën, qu'il y a des coliques hémorroïdales.

On dit tous les jours que l'astriction ou resserrement du ventre occasionne les hémorroïdes ; cela
peut avoir lieu quelquefois, alors ce sont des hémorroïdes accidentelles, et qu'il faut chercher à guérir,
et qu'on peut guérir sans accident ; mais chez le plus
grand nombre des hémorroïdes que j'ai connues, ce
n'étoit point là la cause, c'étoit une vraie pléthore
sanguine, ou des embarras dans les viscères du ventre, et ces embarras gênant la circulation du sang
dans les viscères de cette cavité, il n'y avoit que
pléthore accidentelle, et neanmoins il étoit utile que
les hémorroïdes coulassent dans ces cas, parce que
cet écoulement débarrassoit utilement les viscères,
qui sans cela se seroient engorgés encore davantage.

Dans les affections hémorroïdales, l'estomac ne
souffre que secondairement, parce que les vaisseaux
sanguins de ce viscère se trouvent trop gorgés de
sang ; de là résulte un sentiment de plénitude avec

défaut d'appétit, et quelquefois tiraillement douloureux des fibres nerveuses de ce viscère. La preuve
que c'est le plus souvent là la cause de l'affection
stomacale, dans cette circonstance, c'est que l'é-
coulement hémorroïdal survenant, dissipe ces accidens, sans qu'il y ait besoin du secours ni des remèdes appelés *stomachiques*, ni des anti-spasmodiques. Les affections hémorroïdales, quand elles
viennent d'une pléthore vraie, habituelle, ne doivent
être traitées que par une diète légère et stricte. Il
faut éviter tout ce qui nourrit trop, et la nature
dans ce cas l'indique elle-même aux malades. Malgré cela, le tempérament, qui a une tendance décidée
à cet état de pléthore habituelle, ne peut la détruire
entièrement, quoi qu'on fasse, et il faut entretenir
soigneusement l'écoulement hémorroïdal en le provoquant par l'application des sangsues, ou des bains
de vapeur locaux, ou quelquefois des bains de pieds,
ou des demi-bains tièdes. Les sujets très-pléthoriques, très-colorés, très-replets, ne doivent pas chercher à arrêter, ni à diminuer cet écoulement, quelqu'abondant et quelque fréquent qu'il soit. Mais il ne
faut ici ni bains froids, ni bains trop chauds. La douche ascendante est quelquefois très-utile dans ces cas,
elle provoque souvent le flux hémorroïdal. Toutes
les fois que l'irruption de sang se porte brusquement
des vaisseaux de l'anus sur un viscère, soit du ventre, soit de la poitrine, soit à la tête, il faut incontinent s'efforcer de le rappeler vers le rectum par
les moyens que nous venons d'indiquer.

Si l'affection hémorroïdale n'est qu'accidentelle,
et ne tient point à un état de vraie pléthore universelle, mais ou à la suppression de quelque évacuation

habituelle, comme des règles chez les femmes, ou à des engorgemens des viscères abdominaux, il faut chercher à les guérir en guérissant la cause. Si c'est suppression des règles, il faut appliquer des sangsues *ad vulvam*, faire prendre des bains des pieds, des jambes, des demi-bains tempérés. Si cela tient à des engorgemens des viscères, il faut les traiter par des boissons apéritives, et les eaux de Plombières pourront être employées avec succès en boisson, en bains, en douches, en étuves. Il y a de ces affections hémorroïdales qui tracassent et tourmentent beaucoup les malades, et dont le flux ne s'établit jamais bien, comme on voit des femmes être habituellement indisposées par la mauvaise tournure et l'irrégularité de la menstruation. Il est bien rare alors qu'il n'y ait pas quelque embarras dans les viscères abdominaux qui soit la cause de ces désordres. Il faut palper souvent et attentivement les viscères, le foie, la rate, le mésentère. On ne peut mieux dans ces cas opérer qu'en faisant baigner le malade, surtout dans les eaux de Plombières, qui sont douces, onctueuses, et point débilitantes. Après 8, 15, 20 jours de bains, il est rare que le médecin n'acquierre pas des lumières nouvelles sur l'état de la maladie et du malade : cela vaut infiniment mieux que de débuter par des remèdes trop actifs et trop irritans.

Les affections stomacales qui dépendent de la mauvaise qualité des sucs gastriques, d'où résulte des digestions imparfaites et des sabures glaireuses, bilieuses, ainsi que des irritations du ventricule qui, par sympathie, s'étendent à d'autres viscères, comme à la tête, aux intestins, au diaphragme, etc. ces

affections, si elles sont récentes, peuvent se guérir
par la boisson des eaux de Plombières et un régime
approprié. Ces eaux corrigeront bien sur-tout la qualité aigre, acide des sucs gastriques, ou des mauvais
produits de la digestion. A la boisson on pourra joindre aussi le bain tempéré qui calmera et favorisera la
transpiration, qui ne se fait que mal quand il y a une
cause irritante habituelle dans l'estomac. Le principe
de la chaleur de l'eau thermale, appliqué à l'intérieur
et à l'extérieur du corps, réveille le ton des solides,
et la qualité chimique de l'eau corrigeant la nature
des sucs gastriques, bilieux et pancréatiques, il en
résultera une sécrétion meilleure de ces humeurs.
Souvent il suffira que les eaux agissent comme délayans; un purgatif donné ensuite terminera la cure.
Si c'est une humeur répercutée de la peau sur l'estomac qui est la cause de la maladie, les eaux pourront encore fournir le moyen de la guérir, en la neu-
tralisant, en l'atténuant, et en la rappelant à la circonférence. Alors les bains un peu chauds, les étuves
agiront efficacement. Si l'affection stomacale tient à
un embarras des couloirs de la bile, ou du suc pancréatique, la boisson de l'eau de Plombières, les
bains, la douche sur ces viscères, pourront encore
détruire la cause du mal. Si l'affection stomacale dépend d'un principe de goutte porté sur ce viscère, les
eaux de Plombières serviront encore efficacement à
le déloger en en faisant usage en boisson, en prenant
des bains d'abord tempérés, dont on augmente insensiblement la chaleur, et en usant sur-tout de l'étuve,
qui est un remède merveilleux dans ces circonstances, comme je l'ai vu fréquemment.

Si l'affection stomacale est purement nerveuse,

P 4

provenant ou de l'irritation de tout le système nerveux, ou seulement d'une partie de ce système, les bains temperés conviendront.

Quelquefois une affection stomacale est la suite des impressions d'une substance vénéneuse dont les principaux accidens ont été détruits. Alors on ne peut rien faire de mieux que d'introduire dans l'économie animale beaucoup de particules aqueuses, qui atténuent à la longue les restes du poison, et calment les nerfs irrités. Dans ces cas une boisson abondante, des bains longs, feront un très-bon effet.

Si les affections stomacales proviennent de l'abus des plaisirs de la table, ou des plaisirs de l'amour, ce qui se voit bien souvent, il faut nécessairement réformer l'abus, sans quoi il n'y a pas de remède qui puisse guérir.

CHAPITRE VII.

De la chlorose ou *des pâles-couleurs.*

Les pâles-couleurs , dit Bordeu , auxquelles les femmes sont sujettes, comme les filles , se trouvent quelquefois compliquées ou d'une suppression ou d'un excès du flux menstruel, soit en rouge , soit en blanc , et de bien d'autres symptômes , tels que la dépravation de l'estomac , etc. : les passions de l'ame y jouent un rôle considérable et très-important. Cette maladie , dit ce grand médecin , ne suppose pas toujours une affection de la matrice , puisqu'elle existe quelquefois sans que ce viscère y ait la moindre part. Nous la regardons comme une fièvre abdominale et qui tient le milieu entre les maladies aiguës et les chroniques. Elle parcoure les trois tems ; elle se termine fréquemment d'elle-même , et quelquefois les remèdes ne servent qu'à l'irriter. Quand elle est parvenue à son troisième degré , elle guérit assez facilement par le moyen de l'art. Les remèdes ont moins de succès dans le second tems , et il est à craindre que donnés dans le premier , ils ne fassent prendre à la maladie une mauvaise tournure. Baillou dit avec raison à ce sujet, *Hic methodicos maxime oportet esse.*

Les pâles-couleurs , continue Bordeu , ainsi que les autres maladies ventrales , telles que l'hypocondriacie et les vapeurs, prouvent qu'il faut , pour qu'une maladie soit plutôt guérie , qu'elle se change en une maladie aiguë. Il résulte de beaucoup d'observations que la fièvre aide à détruire le spasme, et que de particulière qu'elle étoit , elle devient souvent générale.

Ici Bordeu s'élève un peu contre les partisans exclusifs des moyens adoucissans et relâchans dans ces maladies. Il convient que cette méthode de traitement réussit souvent, mais il soutient qu'elle n'est pas toujours utile, et que souvent il est nécessaire d'employer les toniques et les stimulans. Il part de là pour vanter le bon usage des eaux minérales dans la cure de ces sortes de maladies. Il y en a, dit-il, qui sont relâchantes, délayantes, adoucissantes, (il cite celles de Plombières, celle de Salut à Bagnères, comme étant de cette nature; mais nous avons vu que celles de Plombières, suivant leurs degrés de chaleur, peuvent devenir stimulantes) comme il y a de ces eaux minérales qui sont stimulantes, et qui ont la vertu de réveiller la sensibilité engourdie des nerfs, et qui sont propres à déterminer la crise que les autres ne font que préparer.

Ces maladies de l'abdomen dont nous venons de parler, continue Bordeu, se terminent ordinairement par les hémorroïdes, ou les règles, ou la sueur, ou bien encore par l'évacuation d'une matière muqueuse contenue dans les intestins.

La maladie des pâles-couleurs est très-bien nommée, par Bordeu, une fièvre abdominale; elle dépend bien sensiblement d'une irritation des viscères de cette cavité. Qui n'a pas observé dans ces circonstances les spasmes, la tension, le gonflement, qui ont lieu dans le ventre, et sur-tout dans les régions épigastrique et hypocondriaque ? Cet état d'irritation, de spasme, pour ainsi dire permanent, dans un sexe dont le système nerveux est très-mobile, est entretenu le plus souvent par l'influence très-active des passions, et de là résulte une cause pres-

que continuelle de resserrement dans les organes secrétoires et excrétoires, ce qui donne lieu à la dépravation des liqueurs animales, qui deviennent à
leur tour un nouveau principe d'irritation, ou de
stimulant désordonné accompagné de toute sorte de
symptômes bizarres et irréguliers.

Si dans la première origine, on pouvoit calmer ou
empêcher l'irritation purement nerveuse, on évite-
roit sans doute l'altération des liquides qui en est la
suite. Mais cela n'est pas toujours facile. C'est pourquoi il arrive qu'on a presque toujours à combattre
une maladie qui dépend également des liquides et
des solides, et qu'il faut qu'il s'opère une crise, une
coction, et des excrétions. Les premiers tems doivent donc, comme le dit Bordeu, être traités avec
ménagement. Des remèdes trop agaçans, trop irritans, exciteroient une réaction trop vive, et il s'en-
suivroit plutôt une aggravation des symptômes qu'une
diminution. L'estomac et les intestins ne doivent
point être stimulés trop énergiquement. Il faut que
les alimens et les médicamens soient de nature adoucissante. Il faut que l'ame sur-tout soit entretenue
dans un état de calme et de satisfaction, autant qu'il
est possible. Quand on a obtenu ces points, on peut
en venir à des alimens et à des médicamens un peu
plus toniques, et y associer sur-tout les exercices
du corps, afin d'amener une crise qui rétablisse le
calme dans les solides et la régularité du mouvement
des liquides.

Les eaux minérales bien administrées, produisent
tous les jours ici les effets les plus salutaires. Quelles
que soient les excrétions qu'amène la crise, il faut
chercher à les favoriser par l'art, quand on voit que

la nature y tend visiblement. J'ai vu se guérir beaucoup de ces pâles-couleurs par des bains de Plombières, d'abord tempérés, comme de 25 degrés, et ensuite plus chauds, comme de 27, 28, 29 degrés. Ce
moyen, aidé des eaux martiales de Plombières ou
de Bussang, en boisson, réussit généralement; mais
il faut quelquefois plusieurs saisons, et plus d'une
année pour opérer une cure complète, qui a aussi
besoin quelquefois de la douche et de l'étuve, et qui
sera d'autant plus solide, qu'elle n'aura point été trop
précipitée.

Les pâles-couleurs qui dépendent d'engorgemens
notables des viscères du ventre, comme du mesentère, du foie, de la rate, et dans lesquelles on voit
les malades souvent affectés ou de migraines, ou de
douleurs de poitrine, doivent être traitées principalement encore par l'usage des eaux minérales de
Plombières. Ce n'est guère que quand on aura détruit ces engorgemens des viscères qu'on verra les
fonctions de la menstruation se rétablir. Ces migraines et ces douleurs de poitrine ne doivent point ici
inquiéter sur les effets de nos eaux. Il faut néanmoins
les administrer avec prudence. Les bains tempérés,
la douche tempérée, doivent être employés. Quant
à la boisson, si rien ne la contr'indique, on pourra
employer celle de l'eau thermale, soit pure, soit
coupée avec l'eau savonneuse, et à une seconde saison, on passera à l'usage de l'eau ferrugineuse. Les
purgatifs devront être aussi employés, quand la nature en indiquera le besoin; et les étuves sont aussi
souvent très-utiles ici par leurs effets sur la transpiration, et pour exciter un mouvement fébrile qui fait
la coction, et décide souvent l'éruption menstruelle.

CHAPITRE VIII.

Des fleurs-blanches.

BORDEU, en parlant des fleurs-blanches, dit qu'elles paroissent être un mélange de sucs aqueux et pituiteux; qu'elles sont le produit du travail de tout le corps, ce qu'indiquent les douleurs, les lassitudes universelles, la foiblesse, la maigreur et les dérangemens d'estomac dont sont affligées les femmes qui ont des fleurs-blanches. Il est difficile de croire, dit-il, qu'une si grande quantité de matière muqueuse qui sort pendant plusieurs jours de la matrice (comme il en sort aussi quelquefois de la vessie et de l'anus), fût contenue dans ces organes. Il faut qu'elle y soit amenée par une cause particulière, et il n'est pas vrai que le séjour l'ait produite. Elle arrive dans ces parties par manière de fluxion, et en y croupissant elle s'épaissit et s'altère. Cette maladie, extrêmement commune, est rangée par le docteur Pinel dans la classe des phlegmaties des membranes muqueuses : il faut la considérer, dit-il, comme la lésion des fonctions secrétoires de la membrane muqueuse du vagin. Les diverses espèces se divisent en deux sections naturelles dignes d'être indiquées. La première semble tenir à un état général de débilité de toute l'habitude du corps (comme le dit Bordeu), les femmes qui en sont attaquées sont pâles, tristes, indifférentes, dans un état habituel de langueur, d'anorexie; on a recours alors, dit-il, aux toniques internes et externes. Il cite Galien qui gué-

rit la femme d'un grave personnage de Rome à l'aide
de purgatifs réitérés, de boissons stimulantes et de
frictions sèches. Les écoulemens qu'il rapporte à la
seconde section sont l'effet d'une affection purement
locale, et proviennent d'une disposition particulière
des parties de la génération, à la suite de quelque
lésion, ou de l'action de quelque cause irritante, tels
que l'abus des plaisirs de l'amour, un accouchement
laborieux, une fause-couche, la cessation de l'évacuation périodique, etc. La matière en est d'abord
limpide et peu abondante; elle n'occasionne ni douleur, ni malaise; elle disparoît peu-à-peu, à mesure
que l'époque de la menstruation approche. Par les
progrès du tems l'écoulement devient plus abondant,
la débilité est plus marquée; il y a douleur au dos,
aux reins, puis la matière est plus irritante; sentiment d'érosion par le dérangement des menstrues,
ardeur d'urines, et autres symptômes analogues à la
gonorrhée. Tout le secret du traitement, dit le docteur Pinel, dans ces affections, ne doit-il pas consister à favoriser d'autres excrétions, à fortifier le vagin
par des injections aromatiques, à respirer un air
pur et salubre, à exercer fortement les membres, et
à mener une vie exempte de passions tristes?

La maladie dont il est ici question se guérit souvent à Plombières par un traitement qui ressemble
beaucoup à celui employé par Galien. Je purge souvent avec des pilules composées de différens extraits
amers et de jalap, d'ellébore et d'aloës; mais je
joins à ce moyen des bains tempérés plus ou moins
chauds, afin de favoriser puissamment la transpiration, des douches sur toute l'habitude du corps, qui
tendent au même but, ainsi que des douches ascen-

dantes utérines qui font l'office d'injections toniques, et des étuves générales et partielles. Ces moyens m'ont presque toujours réussi, et même quelquefois au delà-de mes espérances. Ce traitement détourne de l'utérus, la fluxion muqueuse, en excitant vers d'autres organes, vers les intestins, par exemple, et la peau, les oscillations des solides et le flux des humeurs, et en fortifiant l'utérus. Mais il faut avec cela renoncer aux causes qui ont provoqué et entretenu l'écoulement, observer un régime fortifiant et point relâchant, faire de l'exercice en plein air, se distraire et faire usage de boissons toniques, comme celle de l'eau thermale de Plombières, ou de l'eau ferrugineuse du même lieu, ou de celle de Bussang.

On voit quelquefois la cessation subite et complète de ces sortes d'écoulemens produire des effets fâcheux et semblables à ceux d'une répercussion d'humeur cutanée ou goutteuse; c'est pourquoi il faut, dans le traitement, chercher à évacuer par d'autres voies l'humeur, qui ne se portoit que sur l'utérus. Les deux voies qui paroissent les plus propices sont, le canal intestinal et les pores de la peau: tout en travaillant à rendre du ton aux organes digestifs et au système utérin, par l'usage un peu long-tems continué des remèdes propres à produire cet effet.

CHAPITRE IX.

Du rhumatisme simple et du rhumatisme goutteux.

Bordeu appelle le rhumatisme une *fièvre des extrémités*, dans laquelle la peau, le tissu cellulaire et l'estomac jouent leur rôle. Cette fièvre, dit-il, a ses tems marqués pour l'excrétion et les mouvemens critiques, qui sont suivis, tantôt d'une sueur abondante, tantôt de quelque autre évacuation, selon la nature et l'usage de la partie affectée.

Cette maladie si commune, et qui est si sujette à récidive, n'est peut-être pas encore bien connue. Des faits innombrables cependant semblent prouver qu'elle est produite par le refroidissement, par la suppression de la transpiration, et malgré cela on ne parvient pas toujours à la guérir en excitant la sueur ou la transpiration. Quant à la fréquence des récidives, cela ne doit pas étonner beaucoup. Il est très-possible que la maladie ait été réellement guérie d'abord, et qu'ensuite elle soit reproduite par la même cause qui l'avoit engendrée la première fois. C'est ainsi qu'un rhume se guérit, et que deux, trois mois après on en contracte un nouveau. Une preuve que cette maladie vient le plus ordinairement de l'impression d'un air froid, qui supprime la transpiration, sur-tout dans les momens où cette excrétion est abondante, c'est que les militaires et les gens de la campagne, qui sont fort exposés à suer et à se refroidir ensuite, sont aussi ceux qui contractent le

plus

plus souvent des rhumatismes. On en voit cependant aussi avoir lieu par des causes différentes de celles que nous venons d'assigner, comme la suppression d'un exutoire, cautère ou vésicatoire, celle d'un flux hémorroïdal. Ne peut-on pas dire que, dans ces cas, l'humeur, qui étoit évacuée par l'exutoire, reste sous la peau, dans le tissu cellulaire, ou dans le tissu des membranes ou des muscles, et qu'elle produit des douleurs rhumatismales? Quant à la suppression d'une évacuation sanguine, on conçoit qu'il peut en résulter une pléthore qui occasionne une plus grande tension dans les petits vaisseaux cutanés et un strictum dans les organes de la transpiration. Aussi une petite saignée, dans ces circonstances, est-elle le remède principal qui emporte ou diminue la douleur, parce qu'elle opère la détente et rétablit la transpiration. La saignée qui réussit le mieux, dans ces cas, est celle faite par les sangsues, ou par des ventouses avec scarifications sur la partie dolente.

Le rhumatisme chronique, qui est celui dont nous voulons particulièrement parler, paroît ne différer du rhumatisme aigu que par la disposition plus ou moins irritable, plus ou moins excitable du système des solides, par l'abondance et l'âcreté de l'humeur, et le nombre des organes qu'elle stimule, et par la vivacité de la réaction. Un rhumatisme aigu bien traité se termine ordinairement par une crise parfaite, c'est-à-dire, par l'évacuation complète de l'humeur irritante, par le rétablissement de la transpiration; et alors il ne résulte point de rhumatisme chronique, sur-tout si on tient cette partie à l'abri du froid et de l'humidité, et si on l'exerce beaucoup.

Q

Mais souvent aussi un rhumatisme aigu se termine par une crise incomplète, et alors il en reste un rhumatisme chronique. Un des caractères les plus ordinaires des affections rhumatismales, c'est leur grande mobilité, ou facilité de se transporter d'une partie à une autre. C'est ainsi que l'on voit un rhumatisme des extrémités supérieures se porter sur la poitrine, et la crise s'en faire par l'expectoration. Et, au fait, un rhume ne diffère d'un rhumatisme que par le nom, tous deux sont une fluxion, tantôt avec fièvre, et tantôt sans fièvre ; et l'on voit se former également, après l'une et l'autre de ces maladies, ces fausses membranes de matière gélatino-albumineuse, laquelle matière, quand la crise est parfaite, s'évacue ou par les crachats, ou par la sueur, les urines ou les selles. Et comme l'on voit le rhumatisme des extrémités supérieures avoir une connexion fréquente avec la poitrine, de même l'on observe que le rhumatisme des extrémités inférieures a une corrélation marquée avec l'abdomen, qui devient souvent l'aboutissant de la crise imparfaite d'un lombago ou d'une sciatique.

Quant aux autres dénominations que l'on a données aux rhumatismes, comme rhumatisme bilieux, rhumatisme gastrique, rhumatisme laiteux, elles ne désignent point une maladie absolument différente de l'ordinaire pour le siége, l'action et la réaction des solides, mais bien pour la nature de la cause, ou humeur irritante, et il faut alors une variété dans le traitement. Il y a vraiment des rhumatismes qui ne cèdent point à l'action des diaphorétiques et des sudorifiques, et qui cèdent à celle d'un vomitif, comme Stoll l'a observé plusieurs fois. C'est qu'alors les premières voies surchargées de bile ou de mucus, troublent, par un effet sympathique, les fonctions de l'organe cutané, et qu'un vomitif, en expulsant cette humeur et en donnant une secousse salutaire, rétablit la transpiration.

Le rhumatisme laiteux se dissipe de même par un traitement analogue qui expulsera la cause irritante, soit par les sueurs, soit par les selles, soit par les urines; ce qui s'obtient, non pas toujours par des moyens évacuans, proprement dits, mais par des stimulans qui excitent une réaction convenable, corrigent les spasmes et rétablissent les excrétions.

Il est encore une espèce de rhumatisme très-fréquent, sur-tout dans certains pays, qui semble être d'une nature différente de tous les autres, et demander un traitement particulier; c'est le rhumatisme goutteux. Cette maladie se reconnoît à des douleurs qui attaquent tantôt les articulations, tantôt le milieu des membres, et qui est accompagnée de gonflement dans les parties souffrantes, tantôt de nodosités, tantôt avec et quelquefois sans rougeur, tantôt sans et quelquefois avec fièvre.

Cette maladie diffère du rhumatisme ordinaire, à raison du gonflement et des nodosités qui l'accompagnent. Les causes prédisposantes à cette affection, sont les mêmes que celles qui précèdent le rhumatisme simple; elle a la même rapidité dans ses mouvemens de translation d'une partie à une autre. L'évacuation, qui la soulage et la dissipe le plus habituellement, est aussi la même, la sueur. Il paroît donc que ces deux maladies ne diffèrent essentiellement que par le dépôt qui se fait à la peau, d'une matière phosphoréo calcaire. L'auteur de la *Noso-*

logie philosophique les place cependant dans deux classes différentes : le rhumatisme ordinaire dans la classe des *phlegmasies*, et le goutteux dans la classe des *névroses*. Il est vraisemblable qu'il y a deux maladies réunies.

Une différence encore remarquable entre ces deux sortes de rhumatismes, le simple et l'arthritique, c'est que ce dernier attaque plus souvent l'universalité des membres, et amène plus fréquemment une impuissance de les mouvoir, ce qui constitue une espèce de paralysie occasionnée, soit par l'aridité et l'atrophie des muscles, soit par le desséchement des tendons et l'incrustation des ligamens et des enveloppes des tendons.

Le traitement des rhumatismes doit tendre surtout à rétablir la transpiration. Il faut quelquefois du temps pour arriver à ce but, et sur-tout pour obtenir ces sueurs critiques qui guérissent. Dans le rhumatisme simple venant de refroidissemens, il faut se vêtir chaudement, et prendre beaucoup de bains et de douches, d'abord tempérés, ensuite plus chauds, et des étuves. Dans celui qui vient d'exutoire supprimé, il faut le même traitement, et souvent le rétablissement de l'exutoire. Dans celui qui vient de suppression d'évacuations sanguines, il faut tirer du sang, employer ensuite les bains, les douches et les étuves, les boissons délayantes apéritives et diaphorétiques, comme les eaux thermales de Plombières, et le petit-lait. Il faut purger, faire vomir quand il y a signe de pléthore bilieuse ou muqueuse dans les premières voies. Dans le rhumatisme laiteux, les eaux de Plombières conviennent bien, et employées de toutes les manières.

Quant au rhumatisme arthritique, il faut insister beaucoup sur les bains tièdes, dont on augmente ensuite la chaleur, suivant cependant les indications que présente le tempérament du malade. Les douches, et les étuves sur-tout, doivent être employées; c'est le vrai résolutif de cette humeur. J'en ai vu bien de belles cures opérées à Plombières par les moyens susdits.

L'on verra dans l'énumération des faits beaucoup de cures de rhumatisme; mais on ne peut disconvenir qu'il n'y en ait plusieurs qui résistent tous les ans à l'action des eaux les plus sagement administrées. J'ai vu souvent, dans ces cas, que si les eaux ne guérissoient pas seules, elles aidoient la cure qu'opéroient ensuite d'autres moyens qui avoient été sans succès avant l'usage des eaux; je veux parler des vésicatoires, qui agissent bien plus sûrement après un long usage des eaux, qui ont rendu les humeurs plus mobiles, et qui ont de plus rétabli la transpiration.

CHAPITRE X.

Des maux de nerfs.

UNE source bien fréquente, de nos jours, d'une infinité de maladies, ce sont les maux de nerfs; c'est sous ce nom et sous celui de vapeurs, d'hypocondrie et de mélancolie, que nous allons nous en occuper : c'est plutôt par des descriptions que par des définitions qu'on peut faire connoître ces maladies. Les personnes qui en sont attaquées éprouvent les symptômes les plus variés et les plus disparates : il n'y a pas une partie du corps, pas une des fonctions de l'économie animale, qui n'offre des singularités et des bizarreries; douleurs errantes et diversifiées à l'infini de la tête aux pieds, extérieures ou intérieures, superficielles ou profondes, fugaces ou opiniâtres ; tensions, atonies, convulsions se succédant dans toutes les parties du corps; sentimens irréguliers de chaleur, ou de froid intérieurement ou extérieurement; changement plus ou moins éloigné de l'état naturel dans la manière de sentir des organes des sens, la vue, l'ouïe, l'odorat, le goût, le tact, dont la sensibilité et les fonctions éprouvent des anomalies singulières : les organes de la voix subissent des métamorphoses du même genre, ainsi que ceux de la respiration ; les mouvemens du cœur sont plus ou moins irréguliers : l'appétit se déprave, se perd, s'augmente, et souvent brusquement et sans raison apparente ; la plus petite quantité de l'aliment le plus sain occasionnera quelquefois des bouleversemens incroyables dans l'estomac, et, d'autres fois, les substances les moins propres à être digérées y sont reçues sans trouble et sans douleur; flatuosités incommodes, borborigmes tumultueux et insupportables dans tout le tube intestinal, qui tantôt semble être paralysé, tantôt en convulsion : gonflement considérable des hypocondres, de l'épigastre et de tout le ventre, avec des pulsations plus ou moins vives : applatissement et rétraction de toute cette cavité vers l'épine du dos; tantôt des urines extrèmement abondantes, claires et limpides, tantôt une suppression de cette évacuation : le ventre est constipé ou relâché; les organes de la respiration tantôt irrités, tantôt dans l'atonie; les muscles des extrémités tantôt foibles, tantôt exerçant des mouvemens de force incroyables : inégalité de caractère (*Pinel*), l'âme tantôt triste et sombre, tantôt gaie et même d'une gaîté vive; les affections sont fortes et même violentes, soit dans l'amour, soit dans la haine : le sommeil est rarement paisible et tranquille, il est presque toujours troublé par des rèves; le pouls est très-variable, mais, le plus souvent, il est tendu et concentré.

Quelles peuvent-être les causes, les raisons physiques, d'un tel désordre dans les idées, dans les sentimens, dans les sensations, dans toutes les lois de l'économie animale? On voit cet état survenir après des maladies qui ont énervé les forces, soit par leur longueur, soit par la mauvaise méthode du traitement : après des suppressions d'évacuations habituelles, comme celle des hémorroïdes, des règles, du lait, d'un exutoire: après un abus un peu prolongé des plaisirs de la table, de ceux de l'amour, des préparations narcotiques : après des excès dans les travaux du cabinet, où l'esprit est continuellement dans une forte contension : mais, sur-tout, après des affections vives et pénibles de l'âme, qui ont fait craindre pour la vie, pour l'honneur, pour la fortune, pour le bonheur de l'individu, ou de ses parens ou de ses amis.

L'ouverture des corps des personnes mortes, après avoir été atteintes de ces sortes de maladies, n'ont rien montré qui pût conduire à la connoissance du mécanisme de tous ces symptômes extraordinaires ; on est donc réduit à penser, que ces désordres tiennent à une disposition particulière des nerfs, qui les rend sensibles outre mesure à l'action des stimulans quelconques, soit internes, soit externes. (*Pinel.*)

Cet excès, ou cette dépravation de la sensibilité des fibres, peut bien être occasionnée par des causes physiques ; mais elle l'est sur-tout par les causes morales, comme chacun peut s'en convaincre par sa propre expérience : qu'une personne soit née foible et délicate, de parens déjà sujets aux affections nerveuses ; qu'elle ait été élevée dans la mollesse, qu'à l'aurore des passions, elle se soit trouvée placée dans des circonstances, où son âme a été effrayée, contrariée, balottée, par des événemens tristes, cruels, désespérans ; il est plus que probable, que cette personne aura des accès de vapeurs, de mélancolie, d'hypocondrie : si, à ces causes morales, il s'en est jointes de physiques, comme un mauvais régime, des excès dans les plaisirs de toute espèce, il y a plus de vraisemblance encore que la cohorte des affections nerveuses aura lieu ; et je trouve, que c'est avec raison, que le docteur Pinel dit : C'est le plus souvent un renversement total des lois de la nature, ou plutôt un oubli des règles fondamentales de la morale, qui multiplient à l'infini les affections spasmodiques ; et peut-être, ajoute-t-il, que cette excessive multiplication est la suite de la décadence des États, et l'avant-coureur de leur chûte. Ce n'est guère que dans la dernière moitié de ce siècle, qu'on a le plus fréquemment observé ce qu'on appelle *maux de nerfs, mélancolie nerveuse.*

Quel traitement imaginer pour guérir de semblables maladies ? N'est-ce point être injuste, continue Pinel, envers la Médecine, que d'exiger d'elle ce qui est souvent au-dessus de toutes les ressources de l'industrie humaine ; le pouvoir de ranimer des organes usés et flétris, de remonter des ressorts détériorés et sans énergie, de réparer, en un mot, tous les désordres ou les ravages des mauvaises mœurs, de l'abus des plaisirs, ou d'une manière de vivre la moins naturelle et la plus extravagante ? La guérison, si elle est au pouvoir de la nature humaine, peut-elle être tirée des foibles ressources de la pharmacie ? Et ne tient-elle pas le plus souvent à une réforme courageuse, à une sorte de nouvelle organisation morale, dont un esprit pusillanime s'effraie, mais dont une raison éclairée se fait une loi impérieuse.

On connoît le précepte que donnoit Montanus à ces sortes de malades : *De fuir les médecins et les médicamens, s'ils veulent obtenir une guérison solide.* L'expérience apprend, en effet, qu'il faut sur-tout placer sa confiance dans l'exercice du corps, une nourriture saine, une habitation salubre, et la recherche de tout ce qui peut entretenir la gaîté et la sérénité des affections morales.

Ces moyens sont bons ; mais, pour les employer,

un médecin est souvent nécessaire, mais ce n'est pas un de ces médecins, qui ne font des visites que pour faire des ordonnances : c'est un médecin philosophe, et qui soit l'ami du malade. Il pourra aussi, aux moyens de l'hygiène, en ajouter d'autres, qui ne laissent pas que d'avoir souvent du succès : je veux parler des bains, qui, tantôt froids, tantôt tièdes, deviennent salutaires, étant accompagnés de boissons, tantôt simplement délayantes, tantôt un peu toniques. J'ai vu à Plombières plusieurs cas de cette nature être traités avec utilité pour les malades : il est vrai que le traitement des eaux réussit moins aux malades de cette espèce, lorsque ce sont des affections morales profondes qui les occasionnent; mais on en voit chez qui elles sont produites par des dérangemens physiques de l'économie animale, comme suppression d'évacuations habituelles; et quoique des affections morales y ayent donné lieu d'abord, comme elles se sont évanouies, la médecine n'a plus eu à traiter que le mal physique qui en étoit la suite, et elle en a triomphé.

Les eaux de Plombières, dans les affections nerveuses, réussissent rarement, si on les emploie en bains chauds, et si les sujets sont d'un tempérament électrique; les bains très-tempérés, comme à 24, 25, 26 degrés leur conviennent bien mieux; il faut que la température du bain soit bien en harmonie avec la sensibilité des nerfs de la peau ; il faut que le malade éprouve, dans son bain, un état de bien-aise qui le calme et le réjouisse; un bain trop chaud ou trop froid, affecte la peau désagréablement et par sympathie; les organes intérieurs sont aussi affectés désagréablement, et quand la boisson de l'eau thermale

n'irrite point, n'échauffe point, elle contribue beaucoup à la régularité des fonctions digestives ; et c'est
encore un point essentiel pour la cure de ces sortes
de maladies.

Si les maux de nerfs , comme on en voit souvent,
viennent d'une répercussion d'humeur goutteuse ou
autre, qui s'est portée de l'extérieur à l'intérieur, alors
les bains et même les étuves tempérées réussissent,
en favorisant le retour de l'humeur à la circonférence : c'est ce que j'ai vu plusieurs fois à Plombières,
où les maux de nerfs ont disparu par l'apparition
d'une gale, ou d'une dartre à la peau : j'en citerai
des exemples.

CHAPITRE XI.

De la paralysie.

La paralysie consiste dans la suspension ou la cessation de l'action musculaire : elle est ordinairement accompagnée de la diminution de la sensibilité de la partie malade, et souvent aussi de l'amaigrissement de cette partie.

Bordeu distingue deux espèces de paralysies : l'une très-légère, qui dépend de l'estomac et des intestins, et l'autre, qui provient de l'embarras du cerveau.

Tout le monde sait, dit-il, que la cause de la vraie paralysie a son siége dans le cerveau et dans les différentes moëlles ; il ne paroît guère possible de déraciner cette cause, parce qu'il est nécessaire, pour obtenir la guérison d'une maladie, que la partie, dans laquelle la cause est enracinée, se gonfle, et quand la matière est bien préparée, elle doit s'évacuer par les organes excrétoires, situés dans le voisinage ; mais l'effort critique seroit presque mortel dans le cerveau, où il n'existe pas de canaux excrétoires. Bordeu conclut de là, que les paralysies qu'on guérit ou qu'on diminue, sont symptomatiques ou stomacales ; il pourroit se faire cependant, selon lui, que les purgatifs apportassent quelque soulagement, en procurant l'évacuation des sérosités qui formoient un œdème dans le cerveau.

En tout ceci, Bordeu a raison de dire, que la paralysie, qui a son siége dans le cerveau, est très-difficile à guérir, parce qu'effectivement on en guérit rarement. Quant à l'explication qu'il en donne, il est difficile de démontrer qu'elle est vraie ou fausse : la cause qui comprime l'origine des nerfs, pourroit cependant, à ce qu'il me semble, se résoudre, sans qu'il en résultât l'effet dont parle Bordeu ; au moins ai-je vu des paralysies, suites d'apoplexie, et qui paroissoient bien avoir leur cause et leur siége dans le cerveau, et qui cependant se sont dissipées, et les malades, quoique morts ensuite de la même maladie, ont vécu plusieurs années sains et non paralysés.

Les accidens qui arrivent, continue Bordeu, si subitement à une paralysie ou une apoplexie, sont l'effet d'une maladie qui a commencé depuis longtems ; ces attaques sont le dernier tems de la maladie ; c'est la dernière fièvre qui survient à une autre qui avoit été insensible ; on court donc des risques de se tromper, en assurant, que si on eût fait une saignée du pied, avant l'attaque, on l'auroit prévenue.

La dernière secousse, qui produit l'attaque, arrive souvent dans le tems de la digestion ; en effet, quand la cause ou le noyau d'une apoplexie s'est mûrie dans le cerveau, et qu'il y a acquis un gros volume, de façon qu'il soit devenu le point principal d'irritation, le travail de la digestion doit nécessairement mettre le trouble dans les fonctions du corps.

Les ouvrages des médecins font une assez longue énumération des causes de la paralysie, et qui sont les mêmes que celles qu'ils assignent à l'apoplexie : telles sont la suspension des flux sanguins habituels, comme hémorroïdaux, menstruels, ceux par les lochies ; la suppression de la sueur, des écoulemens séreux par des voies excrétoires naturelles ou artificielles : telles sont encore l'abus du mercure, l'usage inconsidéré des préparations de plomb, les convulsions, des passions violentes, une chûte, un coup sur la tête, l'excès des plaisirs de l'amour, une vie trop sédentaire, des chagrins profonds, une ivresse habituelle, une forte et continue contention d'esprit.

La paralysie vient souvent, dit Lieutaud, après l'apoplexie, après l'épilepsie, après la néphrétique, après une dyssenterie violente, après des accès de goutte ou de rhumatisme : les vieillards, les hypocondriaques, les scorbutiques, les vénériens y sont sujets : le froid excessif, l'abus des narcotiques, amènent souvent cette maladie, ainsi que des blessures, des fractures, des luxations, et la répercussion de maladies cutanées.

Des observations exactes, nous apprennent quelquefois le siége et la cause immédiate de la paralysie; que plusieurs fois elle a été guérie par les seules forces de la nature ; d'autres fois, par des stimulans et des toniques, quelquefois par l'électricité, selon Dehaën et Mauduyt : tantôt par les évacuans, soi tsaignées, soit vomitifs, soit purgatifs : tantôt par des affections vives de l'âme, comme joie, frayeur, colère ; et le docteur Pinel cite une cure de paralysie, contractée par la boisson du vin infecté d'acétite de plomb, (litharge), laquelle a été opérée en 40 jours par la respiration de l'air oxigéné, mêlé à l'air atmosphérique dans la proportion d'un à 20.

Il y a beaucoup de nuances dans les affections paralytiques, non-seulement quant au nombre des organes qui en sont atteints, mais encore quant à l'intensité de la lésion des muscles et des nerfs, ou de l'irritabilité et de la sensibilité. Ces diverses nuances peuvent porter des noms différens, comme ceux

d'hémiplégie, paraplégie, aphonie, torticoli, etc.
Mais l'essentiel à saisir c'est le siége et la nature de la
cause immédiate, laquelle paroît être une pression
exercée sur un ou plusieurs filets nerveux, ou par
un corps dur, ou par un fluide épanché; ou bien
c'est une atonie nerveuse, occasionnée par l'épuisement de l'excitabilité, ce que Brown appelle foiblesse directe; c'est dans ces derniers cas que les
stimulans et les toniques, gradués avec sagesse, réussissent : ces stimulans peuvent être moraux ou physiques. Les évacuans seront plus utiles dans les cas
où il y a pléthore et congestion, et l'usage des eaux
minérales qui guérit de ces affections ou qui les soulage, agit tantôt en excitant une fièvre qui produit
la résolution du noyau morbifique, tantôt en rétablissant des excrétions qui emportent la matière de
la congestion.

Les eaux de Plombières, comme salines et thermales, sont stimulantes, et d'autant plus efficaces
comme telles, qu'on les emploie plus chaudes, parce
que le calorique qu'elles contiennent jouit d'une
grande énergie par sa nature, énergie qui est d'autant plus grande qu'il est plus abondant.

Le bain, la douche et l'étuve pourront donc être
employés à un haut degré de chaleur, comme 5o,
32, 34, 36, suivant que l'âge, le tempérament et
l'intensité de la maladie le demanderont. Mais il faut
faire attention à l'état pléthorique sanguin du malade,
et ne point craindre la saignée avant l'usage des eaux,
sur-tout l'usage énergique, comme il faut purger, si les
indications y sont. Il seroit imprudent aussi d'employer incontinent les bains, douches et étuves très-
chaudes; il faut commencer par les tempérés, dont on

augmente l'activité insensiblement. Souvent les eaux de Plombières guérissent ou soulagent ces sortes de maladies, sur-tout celles qui viennent de rhumatisme, de goutte, d'humeur répercutée, de refroidissemens ou suites de blessures, de fractures et de luxations, sans exciter de crise bien apparente, mais par un rétablissement insensible de la transpiration et de la chaleur universelle ; quelquefois aussi elles occasionnent des troubles, des crises orageuses avec fièvre, qui sont suivies d'évacuations plus ou moins abondantes.

CHAPITRE

CHAPITRE XII.

Des vices de la menstruation.

LES vices de la menstruation sont ou la suppression du flux menstruel commencé, ou un excès, ou un défaut, ou un retard, ou une déviation de ce flux.

La suppression du flux menstruel est une source très-fréquente des maladies des femmes, et donne lieu à bien des accidens variés et plus ou moins graves : elle arrive tous les jours, soit par l'effet d'une frayeur soudaine, soit par un mouvement de colère, ou un accès de quelqu'autre passion vive ; soit par l'immersion imprudente des mains ou des pieds dans l'eau froide, ou par le passage brusque et subit du chaud au froid ; soit par une saignée faite à contre-tems, durant cette évacuation ; soit enfin par quelqu'autre cause morale ou physique imprévue.

Les effets qui en résultent sont des douleurs accompagnées de chaleur dans les lombes, des coliques plus ou moins vives dans le bas-ventre, des douleurs de tête, accompagnées quelquefois d'écoulement de sang par le nez, ou des vertiges qui peuvent dégénérer en apoplexie ; un serrement, une oppression de poitrine avec douleur et quelquefois avec crachement de sang, ou des palpitations de cœur. Quelquefois ce sont des alternatives de froid et de chaud avec un accès de fièvre, le pouls étant concentré. Tantôt c'est une dépravation de l'appétit avec des nausées, ou même des vomissemens. D'autres fois il s'ensuit

R

des affections nerveuses, spasmodiques, hypocondriaques, histériques, goutteuses, avec tension et gonflement des hypocondres et de l'épigastre. D'autres fois ce sera un ictère, accompagné d'œdème dans les extrémités, ou une inflammation des yeux ou de la gorge, ou un érysipèle. Enfin on en a vu résulter les maladies les plus graves, comme l'apoplexie, l'épilepsie, des fièvres, soit intermittentes, soit continues, et des inflammations graves, soit à la tête, soit à la poitrine, soit dans les viscères de l'abdomen. La suppression complète et brusque chez une femme très-sanguine, très-sensible, très-irritable, peut produire les accidens les plus graves parmi ceux que nous venons de détailler, tandis qu'elle n'en amenera souvent que de très-légers chez une femme phlegmatique et peu sensible.

Si on parvient à rétablir le flux menstruel supprimé, les accidens pourront disparoître et la santé se rétablir : quelquefois on y supplée par la saignée, ce qui diminue la gravité des symptômes ; et souvent en employant des moyens ultérieurs, comme des anti-spasmodiques, des délayans, des adoucissans, on est assez heureux pour empêcher les progrès du mal qui a fait la suppression ; mais, combien de fois cette suppression n'est-elle pas occasionnée par une cause morale énergique, et ne dure-t-elle pas plusieurs mois ? Alors une surcharge considérable a lieu dans les vaisseaux sanguins, et une tension très-grande existe dans les fibres nerveuses : de là des ruptures de vaisseaux intérieurement, des crachemens, des vomissemens de sang : de là souvent des engorgemens dans les viscères ; combien d'obstructions au foie, ou dans quelqu'autre viscère de l'abdomen, n'ont point d'autre cause : de là, de fréquens vices des digestions,

qui deviennent à leur tour la source d'autres maladies. J'ai vu depuis onze ans, à Plombières, beaucoup
de femmes qui ne devoient qu'à une cause semblable
l'origine de toutes leurs maladies.

Il est donc bien essentiel de réparer ce vice de la
menstruation le plutôt possible ; on y parvient d'autant
plus sûrement qu'on en connoît bien la cause, ainsi
que le tempérament de la malade : la saignée est sans
doute le principal remède ; celle faite avec des sangsues est préférable, parce qu'elle peut mieux servir à
déterminer l'abord du sang vers les parties de la génération : les pédiluves, les demi-bains, les étuves
locales, les boissons tantôt délayantes, tantôt anti-
spasmodiques, tantôt toniques, sont utiles ; quand la
suppression a duré long-tems, et qu'il s'en est suivi
des engorgemens considérables dans les viscères, alors
il ne faut pas s'opiniâtrer à vouloir rappeler les règles
par un abus des remèdes, appelés *emménagogues* :
il faut employer les délayans plus ou moins apéritifs, les bains sur-tout, les douches, les étuves, et quelquefois les évacuans ; imposer un régime convenable,
recommander l'exercice du corps, et attendre que la
nature, aidée de l'art, ait préparé la crise du retour
de la menstruation.

Quelquefois la suppression des menstrues n'est point
totale, mais seulement partielle : ce vice, dans la menstruation, ne produit pas des désordres aussi considérables qu'une suppression totale ; elle reconnoît les mêmes
causes, mais moins intenses, et elle peut avoir toujours
des suites fâcheuses ; c'est pourquoi il faut y remédier le plus promptement possible.

Ces sortes de suppressions ont souvent lieu chez
les jeunes filles qui commencent à se régler ; la moin-

dre cause suffit souvent pour diminuer l'évacuation, ou l'empêcher de se remontrer pendant plusieurs mois : quelquefois il ne faut d'autre remède que de l'exercice et de la dissipation, et un régime ; s'il survient des accidens un peu graves, comme des vomissemens, de la leucophlegmatie, une anasarque universelle, alors il faut recourir à des moyens plus actifs, qui seront, ou la saignée quelquefois, ou des apéritifs toniques, comme les eaux de Spa, ou de Bussang, ou des anti-spasmodiques, comme la camomille romaine, ou des stimulans qui donnent une secousse à toute la machine, comme le tartrite de potasse antimonié : on doit se conduire d'après les indications qui se présentent. J'ai vu une jeune fille de quinze ans, à qui il étoit survenu, dans un cas semblable, une anasarque énorme de la tête aux pieds ; je lui fis faire des scarifications aux pieds, et boire une tisane apéritive avec la racine d'asperge, le nitre et la boule d'acier : elle fut promptement guérie, et les règles revinrent le mois suivant sans accident. Je ne craindrois point, dans plusieurs de ces circonstances, de faire baigner les malades dans les eaux de Plombières, et de leur faire prendre l'étuve, parce que ces eaux sont légèrement toniques et stimulantes, et qu'elles portent à la peau et aux urines.

L'excès du flux menstruel tient, soit à une quantité trop considérable de sang évacué chaque mois pendant quelques jours, soit à un intervalle trop court entre les évacuations périodiques ; cet excès se reconnoît plutôt encore à la quantité de sang évacué, qu'au nombre des jours durant lesquels il coule : c'est pourquoi la vue des linges et l'état du pouls, sont des moyens plus sûrs pour en bien juger ; il faut aussi bien

connoître le tempérament de la malade, s'il est pléthorique ou non : un flux menstruel considérable n'est
pas toujours une maladie, et on en occasionneroit
plutôt en l'arrêtant; mais il doit être réputé nuisible,
quand il amène un état de débilité et de langueur, et
que sa quantité surpasse de beaucoup celle des évacuations habituelles. Ce vice, ou excès de flux menstruel, peut venir d'une constitution pléthorique ou
d'une maladie de la matrice contractée, soit par les
accidens d'un accouchement laborieux, soit par ceux
d'une fausse-couche ou une autre cause. Les femmes
sont sujettes aux flux excessifs des règles par des
causes occasionnelles, qui peuvent avoir lieu durant
la menstruation, comme des mouvemens violens de
quelque passion, un abus des plaisirs de l'amour, un
exercice outré du corps, tel que la danse, un effort
pour soulever un poids trop lourd, un abus des aro-
mates, des spiritueux, en un mot, des stimulans;
une fois que ces flux excessifs se sont succédés pendant quelque tems, l'empire de l'habitude les perpétue,
si on n'y remédie pas.

Lorsqu'un flux plus abondant que de coutume a
lieu, il ne faut pas toujours en venir incontinent à
des remèdes astringens; quand on n'aperçoit aucun
symptôme grave, comme défaillance, débilité marquée, il suffit souvent d'employer des moyens diété-
tiques; mais, quand ces vices de menstruation se re-
nouvellent trop souvent, et quand les forces s'épui-
sent sensiblement, qu'on a lieu de craindre les ca-
chexies, le marasme, l'hydropisie, alors il faut y
apporter remède : ces remèdes seront, ou les adoucissans farineux, ou les tempérans rafraîchissans, ou
les anti-spasmodiques, ou les évacuans, et un régime

approprié. J'ai vu quelques malades de cette espèce à Plombières, qui, par des bains tempérés, c'est-à-dire, de 25 à 26 degrés, et souvent moins chauds encore, et moyennant des injections ou douches ascendantes à peine tièdes, se sont rétablies : ces malades buvoient les eaux savonneuses tièdes avec du petit-lait, ou bien les eaux gazeuses de Bussang : elles observoient un régime sobre, évitoient les veilles et les exercices immodérés ; le rétablissement, l'augmentation même de la transpiration, sans moyens trop actifs, étoit ce qui procuroit le mieux être.

Il pourra paroître étonnant, que les eaux de Plombières puissent produire des effets salutaires, dans deux maladies qui paroissent absolument opposées, telles que la suppression ou le défaut de règles, et l'excès de cette évacuation.

Mais quand on considère les indications, les causes, et la différente manière d'administrer le remède, on cesse d'être aussi étonné ; quand une suppression vient de trop d'érétisme, de trop de crispation dans les fibres vasculaires, un bain tempéré, et même quelquefois un peu chaud et un peu prolongé, produit une détente salutaire ; et dans un flux trop abondant, les bains peuvent encore être avantageux, parce que ce flux excessif peut être occasionné par une excitabilité trop grande, que des bains extrêmement tempérés diminueront, ou par une atonie, que des bains un peu chauds dissiperont : mais il ne faut pas se tromper sur la cause du mal, et la température des bains doit être bien réglée ; les boissons doivent aussi être différentes, suivant la différence des causes, ou les toniques, ou les délayantes et adoucissantes.

Quant à l'aberration du flux menstruel, elle peut

se faire par des voies différentes et plus ou moins extraordinaires. Quelquefois les règles ont lieu par le grand angle de l'œil, par les narines, par les oreilles, par les gencives, par les alvéoles des dents, par le conduit salivaire, par les mamelles, par les voies urinaires, par l'ombilic ou par différentes parties des tégumens. On a vu aussi des blessures anciennes, des ulcères, être l'aboutissant de ce flux irrégulier. On peut en dire autant de certaines veines qui se sont ouvertes d'elles-mêmes, ou qui se sont distendues et ont formé des varices. Quelquefois cette évacuation déviée a affecté plusieurs routes à-la-fois, mais les voies les moins rares de cette aberration, et dont tout médecin a vu sûrement des exemples, ce sont celles du nez, des poumons, de l'estomac et des hémorroïdes.

Pendant la jeunesse, dit Pinel, l'écoulement cherche à se faire jour par les parties supérieures, comme la tête, les narines, la poitrine ; et de là des douleurs de tête, des yeux, des oreilles, des dents, du col, ou bien des affections catharrales, ou muqueuses variées. A mesure que les femmes avancent dans l'âge adulte, la direction vicieuse de la menstruation affecte la poitrine ; de là la difficulté de la respiration, la tension de la région précordiale ou des hypocondres ; de là des attaques d'asthme, des toux sèches, un resserrement entrecoupé de soupirs, et quelquefois une hémophtisie périodique. Les causes de ces déviations du flux menstruel ne sont pas toujours faciles à saisir : tantôt elles existent dans le système uterin, tantôt dans les autres viscères de l'abdomen, tantôt dans la poitrine, tantôt dans la tête.

Il faut moins s'amuser dans ces cas à arrêter ces évacuations insolites par des astringens et des narcotiques, que tâcher de rétablir les règles par les voies naturelles. Si la tendance qu'a le sang à se porter ainsi à des organes éloignés de la matrice, tient à une cause irritante connue et qui existe dans les parties supérieures, il faut la combattre par les moyens que l'expérience a signalés comme capables de l'atteindre; mais si cette cause n'est point connue, il faut s'en tenir aux moyens doux reconnus capables de ramener le sang vers l'utérus, comme sont l'exercice à pied, les pédiluves, les injections relâchantes dans le vagin. A ces moyens on peut ajouter les demi-bains, les étuves locales, l'usage réitéré des sangsues *ad vulvam.* J'ai vu de ces aberrations de règles par les poumons, c'est-à-dire, par le crachement de sang, se guérir par le retour de maladies cutanées, comme la gale et les dartres, et les bains de Plombières ont opéré de ces effets, c'est-à-dire, qu'ils ont rappelé à la peau le vice psorique. J'ai vu aussi cette déviation cesser après que les malades avoient rendu des vers, d'autres fois après qu'on avoit détruit les engorgemens des viscères abdominaux. Dans ces derniers cas, l'usage des eaux de Plombières est encore très-bien indiqué. La boisson de l'eau thermale, ou de l'eau ferrugineuse, les bains tempérés, les douches, ou sur les organes engorgés, ou sur l'habitude du corps, les étuves locales, ces moyens tendent à rétablir la circulation et à ramener le sang vers ses couloirs naturels. La cessation du flux menstruel, quoique naturelle, est encore une source de bien des maladies chez les femmes. L'époque de cette cessation varie : neanmoins on peut dire

qu'en général c'est depuis 45 à 5o ans. Une femme
d'une bonne constitution, qui a toujours été bien réglée, qui a eu des couches heureuses, et qui a mené
une vie sobre, un peu active et exempte de passions
violentes, supporte ordinairement sans accident cette
cessation du flux périodique. Les fonctions de la
matrice arrivent graduellement à leur terme. Ses
vaisseaux perdant insensiblement leur excitabilité,
et le sang n'étant plus aussi abondant et n'étant plus
déterminé régulièrement vers l'utérus, l'évacuation
ne se fait plus. Mais ces exemples d'un passage calme
et paisible au tems critique sont rares, et les médecins sont fréquemment consultés pour les accidens
qui accompagnent et qui suivent cette époque. Combien de femmes éprouvent alors des pertes fréquentes et considérables, qui, si elles ne les tuent pas,
les conduisent à des maladies graves, comme des ulcères de la matrice, des hydropisies, ou à un état de
consomption incurable. Telles sont les femmes d'un
tempérament pléthorique, qui ont vécu dans l'oisiveté et la bonne-chère, ou qui ont abusé des substances aromatiques et spiritueuses, et qui à l'approche
du terme de la cessation, loin de changer leur régime
et leur manière de vivre, l'ont continué. Combien de
femmes, si elles n'éprouvent pas des pertes funestes,
deviennent sujettes à tous les accidens que nous avons
décrits à l'article Hypocondries, douleurs spasmodiques, mouvemens convulsifs, flatuosités, hoquets,
suffocations, etc. etc. ? combien d'autres éprouvent
alors un délabrement des fonctions de l'estomac, des
affections rhumatismales ou arthritiques, des éruptions cutanées de différens genres, comme phlegmons, érysipèles, dartres, etc. ? chez d'autres ces

maladies qui attaquoient la peau ou les membres , pendant qu'elles étoient bien réglées , se portent à l'intérieur et assiègent les viscères ; de là un état de dépérissement , de langueur ; de là des engorgemens, des obstructions , des squires au foie , au pilore , à la rate , au pancréas , au mésentère , aux ovaires , à la matrice , à tout le système glanduleux. Combien de femmes encore deviennent à cette époque sujettes aux paralysies , à l'apoplexie ?

Un sang surabondant , et à l'évacuation duquel la nature étoit habituée, continue à distendre les vaisseaux , qui ne sont plus aussi souples , ni aussi susceptibles d'extension ; de là l'espèce d'atonie dans laquelle ils tombent et de là les stases et les engorgemens ; ou s'ils réagissent avec force, ils poussent cette masse sanguine vers des organes foibles , qui , ou lui livrent passage, et de là des hémorragies , ou qui retiennent ce fluide et en sont accablés , de là des inflammations, des épanchemens, des compressions, des tiraillemens de nerfs, des troubles dans les sécrétions et excrétions , et tous les désordres dont nous avons parlé. Il est bien plus avantageux de prévenir ces accidens que de les traiter. Toute femme sanguine , robuste et irritable fera sagement de prendre tous les moyens propres à diminuer la masse du sang , vers l'âge de 40 ans. Ces moyens sont la saignée , dès qu'on s'apercevra que les règles sont moins abondantes , et que les malades ont de la pesanteur à la tête, à la poitrine, au dos, aux lombes, dans les membres ; un exercice plus considérable du corps, une nourriture moins abondante , moins succulente, de doux laxatifs de tems en tems , une boisson moins échauffante, plus rafraîchissante, plus délayante ,

beaucoup d'eau et peu de vin , et des bains tempérés.

Si c'est une femme d'une constitution plutôt irritable et débile , alors la saignée ne lui convient point,
malgré qu'elle éprouve des pertes , l'irritabilité et la
débilité ne feroient que s'augmenter. Il faut alors
ordonner le repos , les tempérans acidules , et un
peu toniques, comme l'eau de Spa , de Bussang , soit
seules , soit coupées avec le petit-lait. On aura aussi
recours à quelques cordiaux que l'on donnera en tâ-
tonnant et à petite dose , et l'on restaurera la malade
avec une nourriture légère et de bons sucs. Elle boira
modérément du vin vieux avec de l'eau de Bussang ,
ou autre analogue , à ses repas.

En général, si la perte ou ménorragie n'excite point
d'accidens graves, comme des lypotimies fréquentes,
avec un pouls extrêmement débile, ou des convulsions, il ne faut point tenter de remèdes propres à
l'arrêter brusquement, comme astringens, la glace,
les saignées appelées *dérivatives*; il faut se contenter
de ceux que nous venons d'indiquer : l'état du pouls
et les forces vitales doivent servir de guide. Quand
la perte est calmée , arrêtée, que le pouls a repris
un peu de ressort, on peut employer quelques bains
tempérés : ceux de Plombières conviennent, attendu
qu'ils ne sont point débilitans, comme les bains domestiques ; qu'ils calmeront la trop grande irritabilité , n'étant point chauds , et qu'ils favoriseront
l'excrétion de la peau, avantage précieux dans tous
ces cas.

Beaucoup de femmes demandent aux médecins si
à cette époque ce sont les saignées ou les purgatifs
qu'il faut employer. Il faut user de la saignée, comme

nous l'avons déjà dit, quand la malade est naturellement très-sanguine, forte et robuste; et il faut la répéter, sans attendre que la ménorragie, ou perte arrive, mais aussitôt que les signes précurseurs s'annoncent, comme pesanteur, douleurs, vertiges. Il faut employer les purgatifs chez les femmes réplètes, qui mangent beaucoup, et qui étoient sujettes aux fleurs-blanches. On préférera les purgatifs doux aux irritans, et l'on peut en rendre le besoin plus rare, en changeant de régime, c'est-à-dire, en mangeant moins et des alimens moins nourrissans, comme des végétaux, au lieu de viande; en faisant beaucoup d'exercice, en prenant souvent des lavemens, ou des douches ascendantes alvines et utérines : ces derniers moyens sont d'une grande utilité, et l'on ne sauroit trop en recommander l'usage.

Le docteur Fothergill, qui a fait des réflexions et donné des préceptes très-sages pour faire éviter les dangers de cette époque très-orageuse pour les femmes, précise les circonstances où un cautère devient nécessaire vers le tems critique. « Si une femme, » dit-il, a été dès sa jeunesse sujette à des éruptions » cutanées et rhumatismales, à des ophtalmies, à » des gonflemens glanduleux, à des douleurs erran- » tes, le cautère, à cette époque critique, peut pré- » venir beaucoup d'accidens, et le renouvellement » des maux ».

Il recommande aussi beaucoup le régime et l'exercice. « Les femmes pléthoriques, ajoute-t-il, et su- » jettes à des écoulemens abondans, doivent se borner » à une nourriture prise des végétaux, renoncer en- » tièrement au souper, user de boissons douces et dé- » layantes, éviter les violens exercices, les grandes

» assemblées, les lieux échauffés et fermés, sur-tout
» vers l'époque ordinaire des règles, et dans les in-
» tervalles, l'exercice est fort nécessaire ».

J'ai déjà répété plusieurs fois dans mon *Recueil périodique d'Observations*, qu'un des meilleurs moyens
de prévenir les accidens de la cessation du flux menstruel, c'étoit de faire usage des eaux de Plombières
pendant plusieurs années. Leur usage doit être varié, suivant les accidens, suivant les tempéramens.
Les femmes extrêmement pléthoriques, dont le sang
est très-abondant en calorique, ne doivent point en
faire usage avant d'avoir diminué la quantité du sang,
et changé sa composition, tant par des saignées que
par un régime végétal et peu succulent, et l'emploi
de boissons délayantes et adoucissantes. Après ces
préliminaires, continuant le même régime, elles
pourront faire usage de nos bains tempérés à un
degré plus ou moins élevé, de manière à favoriser
la transpiration. Elles pourront aussi user de douches
sur toute l'habitude du corps, moyen très-salutaire
pour ouvrir les pores et rendre la circulation plus
libre, et sur-tout des douches ascendantes, utérines
et alvines, qui en rafraîchissent les viscères du bas-
ventre, et préviennent l'irritation. J'ose affirmer,
d'après l'expérience, que ces moyens sont très-effi-
caces pour prévenir les congestions et les engorgemens des viscères; mais il faut qu'on les accompagne
d'un régime sobre, d'un exercice modéré, et qu'on
les réitère pendant plusieurs années.

CHAPITRE XIII.

Des maladies laiteuses.

Tous les médecins ne sont point d'accord sur la part que le lait peut avoir dans la production des maladies des femmes. Dans le langage vulgaire, rien n'est plus commun que d'entendre accuser le lait d'être la cause de telle ou telle maladie. Tantôt ce sont des éruptions cutanées, sous des formes différentes, comme boutons, érysipèles, dartres, etc.; tantôt ce sont des douleurs de membres, qui simulent le rhumatisme, la goutte; ou c'est un dérangement des fonctions digestives, ou une affection de la poitrine : d'autres fois ce sont des coliques intestinales, quelquefois des paralysies, des tumeurs palpables, soit à l'extérieur, soit dans les viscères; quelquefois ce sont des névroses, comme vésanies ou aliénations de l'esprit, ou la mélancolie, ou l'hystérie, ou des spasmes, ou des convulsions, etc.

Il n'est pas toujours bien clair que ce soit le lait qui est la cause de ces affections morbifiques. Cependant, combien de fois ne voit-on pas des désordres subits survenir dans l'économie animale, à la disparition du lait dans les mamelles? Et pourquoi cette humeur déviée de ses voies naturelles ne pourroit-elle pas s'altérer, et devenir un irritant capable de causer du trouble dans des organes, pour lesquels cette humeur est insolite, et au stimulus de laquelle ils ne sont point accoutumés? Et ne voit-on pas, dans bien des occasions, la matière des excrétions présenter des signes d'une humeur laiteuse, qui, quoique bien dégénérée, a cependant encore, soit l'odeur, soit l'aspect de quelques élémens du lait? J'ai vu des évacuations par la matrice qui offroient une humeur blanche et parfaitement semblable à du lait dégénéré et coagulé. Ne voit on pas le lait s'écouler avec les lochies? Et pourquoi ne pourroit-il pas aussi sortir plus tard de la matrice? J'ai vu une femme, dont je parlerai dans la suite, dont les excrétions nazales et cutanées sentoient le fromage.

Lieutaud, dans son *Synopsis medica*, s'exprime ainsi, au sujet des maladies provenant du lait : « Il arrive souvent, dit-il, que les femmes n'ayant » point été bien purgées de leur lait, après leurs » couches, ce lait se dévoie, se mêle au sang, et » corrompt la masse des humeurs. De cette source » naissent beaucoup de maladies souvent très-re- » belles, et qui sont d'autant plus à craindre qu'elles » se manifestent plus tard, et que leur nature et » leur caractère sont plus obscurs. On appelle en » France ces sortes d'affections *lait épanché* ou *ré-* » *pandu*. On observe dans ces maladies une certaine » matière laiteuse, qui est tantôt rassemblée dans un » follicule, et qui tantôt affecte le tissu des solides. » On aperçoit des tumeurs à l'extérieur qui ont l'ap- » parence d'œdème; elles sont rénitentes et dolentes, » et souvent elles s'enflamment et donnent des abcès. » Mais on ne peut que conjecturer, ajoute Lieutaud, » la cause de ces maladies, quand elles assiègent le mé- » sentère et les poumons, et qu'elles se montrent sous » différens symptômes, tels que les suivans : cachexie » scrophuleuse, scorbutique, ou d'une autre espèce; » leucophlegmatie, ascite, hydrotorax, dévoiement

» opiniâtre, sueurs abondantes et fétides, accompa-
» gnées d'urines troubles; accès d'asthme ou de suffoca-
» tion; tubercules des poumons, engorgemens des vis-
» cères, furoncles, dartres, ou autres éruptions cuta-
» nées; douleurs rebelles, fièvres indomptables, trem-
» blemens, convulsions, stupeur, paralysies, etc. ».

Quoique Lieutaud convienne que tous ces accidens peuvent venir d'une autre cause que du lait, il pense cependant qu'il peut y donner lieu, lorsqu'il est dévié de ses routes et de ses organes naturels. Les affections trop vives de l'ame, l'impression subite du froid, la suppression des évacuations naturelles, le défaut de régime, le défaut de l'évacuation du lait après les couches, ou après la lactation, sont autant de causes qui peuvent porter le lait sur différentes parties.

Le docteur Chambon, dans son livre des *Maladies chroniques des Femmes*, à la suite des couches, reconnoît l'humeur laiteuse (ainsi que le fluide des lochies) comme une cause fréquente des maladies chroniques des femmes. « Il paroît, dit-il, que l'habitude
» où sont les praticiens de ne donner aux accouchées
» que les secours nécessaires pour calmer les grands
» accidens, auxquels elles sont exposées dans le tems
» des couches, est la cause la plus ordinaire des af-
» fections chroniques qui leur surviennent. Quand la
» matière du lait, ou des lochies, ne fait point d'ir-
» ruption sur les viscères, ou sur quelque autre partie
» du corps, on abandonne à la nature l'écoulement
» de l'un et la sécrétion de l'autre, sans considérer
» les suites de ces deux fonctions avec toute l'atten-
» tion qu'elles méritent ».

Dans l'énumération que fait Chambon des maladies chroniques occasionnées par l'humeur laiteuse,

on voit l'amaigrissement, la diarrhée, la continuité
de l'abord de cette humeur dans les mamelles; le
flux laiteux de la matrice, les taches de lait, qui
effacent la fraîcheur et la beauté; l'obstruction des
viscères, la phthisie pulmonaire, le rhumatisme, la
cachexie, le scorbut, l'hydropisie. Les femmes de la
campagne sont moins sujettes aux maladies laiteuses
que celles de la ville, parce que les travaux auxquels elles sont assujéties les premières, occasionnent
des sueurs qui achèvent d'expulser les restes du lait: et
parce qu'aussi, sans doute, les femmes de la campagne
sont plus sobres, moins sédentaires, et moins portées
aux passions fougueuses et aux chagrins cuisans.

Aucun médecin ne doute que le lait n'occasionne
très-souvent des maladies aiguës, dans le tems des
couches, comme on le voit par les fievres puerpé-
rales, comme on s'en assure par la dissection de celles
qui sont mortes de ces maladies : pourquoi donc cette
même humeur ne pourroit-elle pas occasionner aussi
des maladies chroniques, comme on voit d'autres
humeurs produire tantôt des maladies aiguës, tantôt
des maladies chroniques? Il me paroît incontestable
que l'humeur laiteuse peut être la cause de beaucoup
de maladies chroniques. Je n'entrerai point dans tous
les détails de la pathologie de ces différentes affections
morbifiques. Je dirai seulement que les differens accidens doivent varier selon la quantité et la dégénérescence de l'humeur laiteuse déviée, selon le siege
où elle se porte, selon l'état des solides et des liqueurs animales, selon l'énergie du principe vital,
et selon la manière de vivre et l'état du moral de la
malade. Quant au traitement, il doit être varié, à
raison de la variation des états pathologiques: néan-

moins il y a des médicamens plus particulièrement destinés à combattre la dégénérescence laiteuse ; comme les substances alkalines , la magnésie , les sels neutres , comme le sulfate de magnésie (sel d'epsom) le sulfate de potasse (sel de duobus) le carbonate de potasse (sel de tartre).

Plusieurs remèdes ont été vantés pour la guérison des maladies laiteuses, entr'autres la tisane de Veisse, l'élixir américain. En général tous ces remèdes ont guéri en procurant des évacuations , soit par les selles , soit par les urines , soit par les sueurs. Le remède de Veisse, que tous les médecins connoissent , est celui auquel j'ai vu produire le plus de guérisons: mais je lui préfère encore l'usage des eaux de Plombières , qui, à raison de leur qualité alkaline et de leur calorique, sont extrêmement utiles pour corriger la dégénérescence du lait , opérer la coction de l'humeur et l'expulser par tous les couloirs , soit les urines , soit la sueur, etc. La boisson , les bains, les douches , les étuves sur-tout réussissent à merveille dans ces sortes de maladies. J'en rapporterai plusieurs exemples remarquables ; mais ces eaux employées à la source sont infiniment préférables , attendu que les bains , les étuves et les douches font pénétrer le remède par tous les pores de la peau, et que par-là il devient bien plus efficace que par la simple boisson , surtout quand l'humeur laiteuse a formé des embarras considérables dans les viscères. Il faut aussi souvent recourir à l'usage des purgatifs, et ces remèdes sont bien moins sujets à agacer le genre nerveux, quand on fait un usage continuel des bains. Quoique les différens remèdes vantés dans le public pour la cure des maladies laiteuses ne réussissent pas toujours, et

que souvent même ils fassent du mal , il ne faut
pas pour cela les rejeter de la pratique ; leurs mauvais succès viennent bien souvent du mauvais emploi qu'on en fait. Il ne faut jamais perdre de vue le
tempérament de la malade , l'état de ses nerfs sur-
tout, et bien observer les effets du remède. Souvent
un sudorifique ne réussit point, quoiqu'il ait réussi
dans des circonstances analogues, parce qu'il stimule
trop , ou parce que l'humeur n'étant point assez de-
layée, ne peut passer par la peau. On peut dire la
même chose des anti-laiteux purgatifs, qui ne produisent point quelquefois l'effet désiré , parce que la
cure est mal dirigée. Que dirai-je des acides, que plusieurs ont voulu mettre en usage pour ces maladies ?
Il est reconnu que le lait dégénère plus vite par le
contact des acides, et que les alkalins et les savonneux le dissolvent mieux, et préviennent son épaississement ; et j'ai vu plusieurs cas où les maladies
n'ont fait qu'empirer par l'usage inconsidéré des acides : des maux de nerfs et des engorgemens glanduleux en ont été la suite.

Je trouve donc beaucoup d'avantage dans l'emploi
des eaux thermales de nature alkaline, pour combattre les maladies laiteuses ; elles délayent , elles
sont anti-acides, elles divisent , atténuent l'humeur
épaissie, elles stimulent légèrement les solides , et
ce stimulus peut être augmenté , ou diminué, suivant les degrés de la chaleur de l'eau et d'autres
moyens qu'on peut y joindre. Leur usage interne
et externe tend à ouvrir tous les couloirs ; de là des
urines abondantes , des transpirations, des sueurs
copieuses, et quand la nature le demande, rien n'empêche qu'on n'y ajoute aussi l'usage des purgatifs.

CHAPITRE XIV.

Des maladies cutanées.

Les maladies appelées *cutanées* sont très-variées, et par leurs formes, et par leurs causes, et par les symptômes qui les accompagnent, ainsi que par leur durée et le traitement qu'elles exigent.

La peau, où ces maladies viennent se manifester, n'est qu'une continuation du tissu cellulaire subjacent. Elle semble formée en général par le resserrement gradué de ce tissu qui devient plus étroit et plus multiplié dans les couches extérieures. Les cellules de la peau sont remplies d'une substance muqueuse ou gélatineuse qu'on en exprime facilement chez les enfans récemment morts. On ne découvre dans le tissu de la peau, ni parties tendineuses, ni parties musculeuses. Dans la peau desséchée et rendue transparente, on voit à la loupe de petites granulations opaques qu'on doit soupçonner être des follicules glanduleux destinés à des sécrétions particulières. Certaines parties de la peau, comme celles des aisselles, du nez, des paupières, des oreilles, des aines, en offrent de plus manifestes ; et ces follicules sont d'ailleurs indiquées par des sécrétions particulières distinguées par leur odeur, leur onctuosité et d'autres qualités sensibles. La peau a aussi ses vaisseaux sanguins, et elle est recouverte d'un tissu réticulaire qui passe pour le siége de la variété de ses couleurs, dans l'espèce humaine. C'est dans ce tissu qu'on rencontre de petits corps glanduleux, et les extrêmités papillaires des nerfs. Par-dessus ce tissu réticulaire se trouve l'épiderme, dont la structure écailleuse est regardée aujourd'hui comme organique, et est percée de petits trous de deux ordres : les uns plus grands sont faits, sans doute, pour recevoir les bulbes des poils, ou les aboutissans des glandes sébacées de la peau. Les autres, très-petits, sont probablement les orifices extérieurs des vaisseaux lymphatiques, ou absorbans. (*Pinel*).

La peau, conjointement avec les deux autres parties organiques qui la recouvrent, est l'organe de la transpiration ; elle est de deux sortes : l'une qui a lieu continuellement à toute la surface du corps, consiste dans une sorte de *halitus* de parties très-volatiles qui s'exhalent sans cesse, mais dont la quantité, dans un tems donné, varie suivant la saison, les vicissitudes de la chaleur et du froid, les affections de l'âme, etc. L'autre varie suivant les parties de la peau, et tient à une sécrétion particulière des matières grasses, onctueuses, muqueuses ou salines. Elle est marquée par des odeurs particulières, aux aines, aux aisselles, aux oreilles, etc. c'est le foyer de plusieurs maladies cutanées. Une troisième sorte de transpiration est proportionnée à la qualité des alimens et à leur digestion plus ou moins facile. Elle a lieu 4 à 5 heures après le repas, et peut varier, pour la quantité, suivant l'impression des diverses causes physiques ou morales. L'inhalation, autre propriété ou fonction de la peau, constatée d'après des expériences des chimistes, est appuyée sur un très-grand nombre de faits positifs (rapportés par Simson et Mascagni). Les phénomènes sans nombre qu'offrent les maladies cutanées, l'analogie parfaite entre les vaisseaux lym-

phatiques de la surface du corps et les vaisseaux lac-
tés, l'effet des pédiluves constaté par Mascagni, les
voies de communication des maladies contagieuses, etc. ne manifestent-ils point l'absorption cutanée? Les faits qu'on peut lui opposer, montrent seulement qu'elle a ses intermissions, ses anomalies, et
qu'elle peut être empêchée par une foule de circonstances. (*Pinel*).

La peau a aussi une force tonique. Elle est prouvée par les frissonnemens, les sentimens d'horreur,
le froid fébrile, etc. Vient-elle à être divisée par un
instrument tranchant? les levres de la plaie s'éloi-
gnent plus dans un jeune sujet que dans un vieillard, dans un homme robuste que dans un homme
foible.

La peau a une sympathie marquée avec l'estomac,
comme on le voit par une efflorescence subite de la
peau, par des pustules qui paroissent au visage,
pour avoir mangé certains alimens et bu certaines
liqueurs. Elle a aussi de la sympathie avec les intestins, puisque l'impression du froid produit souvent la diarrhée et les coliques. Elle en a avec les
poumons, puisque des éruptions cutanées répercu-
tées produisent souvent la phthisie. Elle en a aussi
une marquée avec les parties génitales.

Les causes des maladies de la peau peuvent donc
dépendre de sa structure, de ses fonctions et de ses
sympathies. Il y a de ces maladies qui tiennent aux
températures des climats. La lèpre, par exemple,
est commune dans l'Egypte-Inférieure, les îles de la
Grèce, les pays marécageux de l'Amérique, etc.
L'intempérance, l'usage des alimens irritans ou des
boissons trop spiritueuses, sont propres à faire con-

tracter des maladies cutanées qu'on ne peut guérir que par un changement de régime.

Le docteur Pinel, dont nous avons tiré ces idées sur les maladies cutanées, prétend qu'il faut bannir du langage médical les expressions d'acrimonie de la bile, de la lymphe ; parce que très-souvent les affections de la peau sont sympathiques et ont un caractère nerveux, dans les cas, dit-il, où il y a un écoulement d'une matière âcre et corrosive ; n'est-ce point par une dégénération morbifique de la partie elle-même, devenue un organe secréteur de cette matière, sans que pour cela la masse totale des fluides soit infectée ? Les déplacemens successifs, les changemens de ce vice morbifique ne sont-ils pas dus aux forces actives du système absorbant ou lymphatique ? J'avoue que ce que dit ici le docteur Pinel est un peu séduisant, et que j'ai été souvent éloigné de croire que la masse des humeurs eût contracté l'acrimonie que j'apercevois à la petite portion qui suintoit d'une partie de la peau ; parce que, me disois-je, si cela étoit ainsi, toutes les autres parties du corps, tant internes qu'externes, qui sont en contact avec une humeur aussi âcre, devroient être bientôt toutes corrodées ou détruites. Néanmoins quantité de phénomènes qui se passent tous les jours, semblent indiquer qu'il faut compter pour quelque chose, dans certaines maladies de la peau, les vices de la bile et de la lymphe.

Ne voit-on pas, par exemple, qu'à force de délayans et d'adoucissans on parvient à corriger, à détruire même de ces maladies, sans avoir recours à aucun remède local ? Et ne voit-on pas, comme le dit Pinel, que l'abus des alimens et des boissons trop irritans engendrent ces maladies? Il faut donc que, dans ces cas, les remèdes généraux qu'on emploie n'agissent que sur la petite partie de la peau qui est malade, ou sur la petite portion d'humeur qui est fixée là. Il faut donc aussi que le régime irritant n'agisse point sur la masse des humeurs, mais seulement sur une petite portion de l'humeur transpirable, à l'endroit où se manifeste l'efflorescence cutanée. D'après ces idées, les remèdes topiques devroient être employés de préférence. Cependant quel est le praticien qui ne convient pas que ces moyens sont souvent dangereux par les répercussions qu'ils occasionnent, et que les remèdes généraux délayans, adoucissans et évacuans donnent des résultats plus heureux?

Tous les différens organes sécrétoires secernent à l'aide d'un travail particulier et d'une ou de plusieurs humeurs primitives, une humeur particulière, soit recrémentitielle, soit excrémentitielle. Le foie, à l'aide d'un mécanisme particulier, et du sang et de la lymphe, secerne la bile ; le pancréas secerne le suc pancréatique ; les reins secernent l'urine. L'organe cutané a aussi ses sécrétions, qui ont lieu à l'aide d'un mécanisme particulier, et à l'aide de ses vaisseaux, de ses glandes, de ses nerfs, et de quelques fluides particuliers et primitifs de la lymphe sur-tout. La sécrétion peut être viciée, tantôt par la faute des organes secréteurs, tantôt par la faute des liqueurs premières. C'est ainsi que la sécrétion de la bile peut se faire mal par la faute du sang, et sans que le foie ait aucun vice organique, et la bile qui en résulte est de mauvaise qualité, et finit souvent par léser l'organe. On

en peut dire autant du pancréas et des reins, etc.
Ne peut-on pas dire aussi la même chose de l'humeur sécernée par l'organe cutané; qu'elle est de mauvaise qualité, tantôt par la faute de la peau ou de l'épiderme, ou du tissu réticulaire, et tantôt par la faute de la lymphe, et peut-être aussi par la faute de la bile et du sang. En outre, l'humeur sécernée est destinée, après sa secrétion, à être employée à quelque usage, ou à être expulsée. L'humeur provenant de la sécrétion de l'organe cutané est destinée à être expulsée : si un obstacle s'y oppose, elle stagne, croupit, se corrompt et corrode l'organe. De là une humeur morbifique qui peut, par métastase, vicier d'autres parties, et être répercutée et faire des ravages. Voilà pourquoi les remèdes généraux qui adoucissent, délayent et portent à l'extérieur, et retablissent en même tems les fonctions sécrétoires, sont utiles. Il est donc prudent, dans la cure des maladies cutanées, de s'occuper de l'état des humeurs animales, ainsi que des solides, et surtout des fonctions de l'estomac et de celles de l'organe de la peau. Le célèbre Lorri le pensoit aussi.

Pinel dit encore : les auteurs ont admis une distinction générale dans les maladies de la peau. Les unes sont dépuratoires, et les autres sont purement symptomatiques. Les maladies dépuratoires, sans offrir aucun effort, aucun travail critique, sont marquées par des éruptions, par une secrétion exubérante des liquides qui se portent à la peau, et dont il seroit imprudent de troubler l'excrétion. Telle est la croûte laiteuse des enfans nés de parens sains.

Ces éruptions, lorsqu'elles ne tiennent pas à un vice interne ou communiqué, sont souvent dues à

une irritation locale que produit le travail de la den-
tition, et à une surabondance de sucs lympalhiques
qui ne sont pas assez assimilés ou expulsés par la
transpiration : aussi ces éruptions ont-elles sur-tout
lieu pendant l'hiver, et elles attaquent sur-tout les
enfans élevés délicatement, et dont les membres sont
peu exercés et peu endurcis aux impressions de l'air.
Il faut favoriser le développement de ces croûtes par
des émolliens mucilagineux ; il faut renouveller souvent les linges, éviter l'usage des astringens, et faire
une heureuse diversion par des frictions sèches sur
le tronc et les membres. Quelquefois cette tendance,
à l'extérieur, est plus ou moins imparfaite, ou même
contrebalancée par l'action du système lymphatique
ou absorbant ; de là des affections internes, comme
des tranchées, des suffocations, des palpitations du
cœur, des mouvemens convulsifs, de violentes cé-
phalalgies. Les maladies cutanées symptomatiques
exigent un traitement varié, suivant la nature de
l'affection primitive qui les a fait naître. Quelquefois par la suppression du flux hémorroïdal, il se
forme, dans certaines parties extérieures, des dartres,
des pustules, une sorte d'éruption galeuse. Alors
l'usage des sangsues doit être alterné avec celui des
laxatifs, des amers et des eaux minérales. La cessation des menstrues peut aussi donner lieu à des éruptions à la peau, et c'est alors que, comme nous l'a-
vons dit précédemment, Fothergille trouve l'emploi
des exutoires très-utile. « Les maladies de cet ordre,
» propres aux accouchées (et qui doivent être re-
» gardées comme mauvaises crises), demandent
» l'usage des évacuans, des eaux minérales salines,
» et de l'exercice du corps. Si une maladie interne

» étoit alternative avec une éruption dartreuse, se-
» roit-il à propos de chercher à guérir cette dernière
» maladie ? »

Il est des cas où on l'a tenté avec succès, mais
il faut bien se méfier des miracles vantés et attri-
bués aux topiques ; il ne faut que des remèdes généraux, et employer en même tems les exutoires.

Cette distinction en maladies dépuratoires et maladies symptomatiques, prouve qu'il faut chercher
ailleurs qu'à la peau la cause de plusieurs maladies
cutanées. C'est au médecin à discerner dans laquelle
de ces deux classes est placée celle qu'il a à traiter,
et après les généralités que nous venons d'exposer,
il ne sera plus question que de deux espèces de maladies cutanées qu'on voit le plus ordinairement à
Plombières : ce sont les dartres et la gale.

La maladie cutanée appelée *dartres*, quoique assez
clairement connue, en apparence, offre cependant
beaucoup de confusion dans la description qu'en
ont donnée les anciens et les modernes. Sans doute
que la variété des formes, la diversité des causes et
la durée de ces affections, a donné lieu à cette confusion. Quoi qu'il en soit, l'ouvrage de Lorri et celui
de Bell, sur les ulcères, renferment le plus de faits
propres à caractériser la nature des dartres.

Toutes les dartres ont un caractère mobile, dit
Pinel, fugace, et difficile à saisir : quelquefois leur
apparition est alternative avec le flux hémorroïdal ;
d'autres fois elle lui succède. Même phénomène relativement à la goutte ou aux affections de rhumatisme.
On a vu aussi d'autres affections chroniques se terminer par une éruption périodique de dartres, au printems ou à l'automne. Des causes inconnues produisent

quelquefois des éruptions dartreuses, de même qu'elles donnent lieu à des maladies spasmodiques. La grossesse fait paroître aussi des dartres, qui disparoissent par l'accouchement. Il y en a d'autres que produisent la rétention des règles, ou leur cessation, et qui menacent la tête, l'estomac, les poumons. Elles peuvent être les symptômes d'une autre maladie, comme du scorbut, des écrouelles, du mal vénérien. Lorri convient que ce n'est ni dans les altérations du sang, ni de la bile, qu'il faut chercher le vice dartreux, mais plutôt dans le système lympathique, sur-tout dans les glandes lympathiques abdominales, inguinales et thorachiques, puisque l'affection de ces glandes est souvent alternative, ou simultanée avec les dartres, sur-tout quand le traitement local n'est pas dirigé avec prudence.

J'ai eu occasion de vérifier plusieurs fois à Plombières la mobilité de cette espèce de maladies, et leur alternative avec d'autres affections, comme mouvemens spasmodiques, affections de poitrine, dérangement du flux menstruel. Une jeune personne entre autres, mariée maintenant, mère de famille et bien portante, et dont je rapporterai l'observation plus détaillée ci-après, fut délivrée d'une phthisie commençante et d'une rétention de menstrues, par l'apposition d'une éruption dartreuse et galeuse à la peau. Une autre fut délivrée de convulsions par une éruption du même genre : les eaux de Plombières, en bains et boisson, opérèrent ces effets. Je connois plusieurs personnes qui, à chaque éruption d'un flux hémorroïdal, éprouvent des éruptions de nature dartreuse, à la peau du visage sur-tout, ainsi que quand ce flux hémorroïdal est long-tems sans paroître. Un flux abondant par les hémorroïdes, ou procuré par les saugsues, fait disparoître l'éruption cutanée. Quand cette éruption n'a point lieu, ni le flux hémorroïdal, il survient souvent des douleurs violentes dans quelques-uns des viscères de l'abdomen, comme le foie, les intestins, les reins. Le rétablissement du flux hémorroïdal dissipe ces accidens. Est-ce la pléthore sanguine simplement qui les occasionne, ou faut-il admettre une acrimonie du sang, ou de la bile, ou de la lymphe?

Ce qu'il y a de certain, c'est que, sans aucun remède, ni même sans changement de régime, ces accidens se passent par la seule diminution de la pléthore sanguine. Ceci explique pourquoi quantité de gens de la campagne ou du peuple ont adopté la pratique de se faire saigner quand ils ont des maladies de peau. En diminuant la pléthore, ils désemplissent les vaisseaux cutanés, et de là une sécrétion plus parfaite de cet organe, ou bien une force centrifuge moins active. Cependant ces éruptions reparoissent avec la pléthore sanguine. La diminution de cette pléthore ne fait donc qu'opérer la disparition de la maladie cutanée, sans l'extirper.

Les formes sous lesquelles les dartres se présentent, sont : 1°. la forme de *dartres farineuses*. Cette dartre paroît indistinctement sur toutes les parties du corps; elle consiste en petits boutons, qui finissent par tomber en desquammation farineuse, et la peau est saine au-dessous. 2°. La *dartre pustuleuse*, qui se montre sous forme de pustules séparées, quelquefois sur le tronc, en manière de zone, d'autres fois sur les extrémités. Ces pustules se dessèchent, et laissent des douleurs plus ou moins incommodes dans les parties affectées. Quelquefois ces pustules forment des plaques; elles ne contiennent d'abord qu'un peu de sérosité limpide, qui devient ensuite une matière jaunâtre, qui, en se desséchant, forme une croûte comme galeuse. Quelquefois, après la chûte de la croûte, la peau paroît saine; quelquefois il y a une apparence d'excoriation ou d'ulcération superficielle. 5°. La *dartre miliaire;* elle simule quelquefois la marche d'une maladie aiguë, et paroît en parcourir les périodes. Si on la regarde à la loupe, lors de son apparition, on y voit une quantité innombrable de vésicules séreuses, distinguées entre elles par un petit limbe rouge. On reconnoît aussi dans les parties intermédiaires ces germes qui laissent voir dans l'intérieur un fond transparent, et d'un jaune sale. Ces vésicules se dessèchent, tombent en petites écailles, et sont sujettes à se reproduire de nouveau, dans le même ordre. C'est cette succession d'éruptions, semblables à des grains de millet, qui constitue sa nature, et justifie sa dénomination de *dartre miliaire.* Souvent elle est accompagnée d'un prurit incommode, qui ôte quelquefois le sommeil, et produit des souffrances vives. 4°. La *dartre rongeante* ou *vive :* elle paroît d'abord sous la forme de petites ulcérations, qui se rassemblent peu-à-peu en plaques, d'où découle une sérosité viciée et corrosive qui sert à les étendre. Irritée par la chaleur, elle cause quelquefois des élancemens et un prurit atroce. Cet ulcère cutané se porte à la peau, en épargnant les parties subjacentes. Quelquefois cette dartre devient un ulcère phagédénique, en corrodant les parties subjacentes;

et c'est ce qui a engagé Lorri, d'après Galien, à en faire une espèce particulière, sous le nom de *dartre phagédénique.* (Pinel.)

La difficulté de guérir les dartres a fait imaginer bien des remèdes, tant internes qu'externes, qui tous ont leurs momens de vogue et de dépréciation. Les deux moyens qui ont conservé le plus de partisans parmi les gens sages, sont l'usage des eaux thermales et le changement de régime. Les topiques ont opéré quelques guérisons, dont, le plus souvent, on n'a pas bien vu la raison, et il en est résulté bien des accidens. Il est vrai qu'un grand nombre de ces accidens ne doit point retomber sur l'art, attendu que ce sont les malades qui se décident d'eux-mêmes, et contre l'avis des médecins, à employer ces moyens répercussifs. Le traitement que l'on suit aux eaux minérales, vient souvent à bout de guérir les dartres : quelquefois il ne fait qu'en adoucir le caractère et les incommodités. On en peut dire autant du régime. Le moyen le plus sage est de faire marcher ces deux traitemens ensemble. Les bains agissent en rétablissant les sécrétions de la peau, et en redonnant à la lymphe plus de fluidité et de douceur. Les boissons appropriées, et aussi abondantes que l'estomac peut les supporter, produisent des effets analogues à ceux du bain ; et le régime bien observé, et qui doit consister à se priver de tout ce que l'expérience a appris être nuisible, fait que les fonctions de l'organe cutané ne sont jamais troublées par les affections sympathiques de l'estomac, et qu'en outre le chile résultant des digestions est de bonne qualité. Ce traitement, s'il ne guérit pas toujours radicalement, a au moins deux avantages : 1°. de n'occasionner jamais de répercussion ; 2°. de soulager. J'ai vu beaucoup de malades qui, attaqués de dartres anciennes et rebelles, venoient tous les ans à Plombières, parce que, disoient-ils, quoique ce moyen ne les guérît pas, il ne manquoit jamais de les soulager beaucoup, en diminuant l'irritation et l'inflammation de la peau, et en leur rendant l'appétit et le sommeil. Mais il ne faut pas imaginer que ce traitement obtienne un effet bien marqué, à moins qu'on ne le prolonge long-tems. Il faut plusieurs années de régime, de bains, de boisson, et souvent de douches et d'étuves pour guérir; et les purgatifs doivent aussi entrer dans le traitement. Les bains domestiques sont utiles, mais ils n'ont point la même efficacité que ceux des eaux thermales. Un autre avantage qui résulte encore de l'usage des bains, et de la boisson abondante et délayante dont on s'abreuve aux eaux, c'est que les exutoires, auxquels on est souvent obligé de recourir, agissent bien plus efficacement après ce traitement, parce que les humeurs ont acquis plus de douceur et plus de mobilité. Les étuves et les douches sur toute l'habitude du corps aident merveilleusement les effets des bains et du régime.

La gale est une maladie très-ancienne, très-commune, et sur la nature de laquelle on n'est point encore d'accord. Galien la rapportoit à une humeur mélancolique; Silvius, à un acide corrosif; Vanhelmont à un ferment particulier : beaucoup de modernes la font consister dans une acrimonie de la sérosité et de la lymphe ; et quelques-uns prétendent, que la cause de la gale est un petit insecte, espèce de ciron, qu'on trouve dans les pustules de la gale.

Voici la description de cette maladie; elle se montre ordinairement

ordinairement aux mains, entre les doigts : on ressent d'abord un peu de démangeaison, qui est à peine sensible à l'air et pendant le jour, et qui le devient plus le soir et au lit ; de petits boutons se font apercevoir : ils se multiplient et se montrent, nonseulement aux mains, mais encore aux poignets, aux bras, aux lombes, aux jambes, aux cuisses, et au creux de l'estomac : la maladie n'a point de marche bien fixe, elle s'étend plus ou moins et plus ou moins vite ; les boutons, qui ne contiennent d'abord qu'une sérosité limpide, deviennent des pustules, qui sont plus ou moins nombreuses, plus ou moins rapprochées ; la démangeaison est dans la pustule même : « et c'est dans la petite vésicule lymphatique et trans-
» parente, qui se forme à son sommet, avant son des-
» séchement, qu'on trouve, dit-on, le petit insecte ».
J'avoue que je l'ai cherché plusieurs fois sans l'avoir pu trouver ; ce qui fait que, sans en nier l'existence, je suspends au moins mon jugement sur cette cause de la gale. Les autres lésions, gerçures, ou excoriations de la peau, dit Pinel, « qu'on remarque
» quelquefois sur les galeux, ne sont que l'effet du
» frottement violent, ou de l'action des ongles, dont
» on s'est servi pour se gratter : quelquefois le mal
» se soutient à un degré modéré ; mais, quelquefois,
» par la négligence des objets de propreté, et par l'ex-
» tension extrême du principe contagieux, les tégu-
» mens en peuvent être très-infectés, ou bien l'invasion
» de la maladie peut se faire avec une grande violence :
» alors les veilles sont continuelles, le prurit devient
» presque convulsif ; il y a maigreur, dégoût des ali-
» mens, fièvre lente, propagation du mal à l'intérieur,
» une toux sèche, et un prompt dépérissement ».

T

Comme on ne rencontre pas toujours les petits insectes susdits, dans toutes les éruptions pustuleuses, qu'on désigne sous le nom de *gale*, on demande si ces dernières affections cutanées méritent bien le nom de *gale* qu'on leur donne : on répond à cela, que les éruptions à la peau, qui ont un caractère critique, et qui terminent souvent des maladies fébriles, n'ont que l'apparence de la gale, sans avoir le vrai caractère, qui est la présence de l'insecte, et qu'elles méritent un traitement particulier. Quant au danger de la rétropulsion, d'où résultent souvent des affections internes très-dangereuses, comme des maladies graves de la poitrine, des inflammations, des fièvres d'un mauvais caractère : on répond à cela, que ces insectes, sans doute, ne sont point répercutés dans l'intérieur des viscères, mais qu'ils sont quelquefois tellement multipliés à la peau, que l'irritation qu'ils excitent, détermine un tel afflux de sérosité lymphatique, qu'en employant de simples répercussifs, il se fait un transport de ces dernières à l'intérieur, et qu'il en résulte des lésions des viscères, de même que lorsqu'on supprime un exutoire ; l'on conclut de là, que lorsque la gale est récente, et qu'elle a été contractée par contagion, on peut négliger les moyens internes, et se borner à des onctions propres à faire périr les insectes qui propagent cette maladie cutanée. C'est pourquoi on voit souvent une cure parfaite, produite par le seul usage des onguens sulfureux, ou mercuriels, par les ablutions, ou bains d'eaux alkalines, ou des lotions avec la décoction de tabac, etc.; mais, que de prudence ne faut-il pas pour guérir, sans risque, des gales invétérées, accompagnées de vices organiques, et dans un âge avancé, ou compliquées d'autres maladies ? avec quelle précaution ne faut-il point combiner les sucs épurés des plantes, la décoction des bois sudorifiques, les bains, les évacuans, et faire concourir même le bain de vapeur et l'usage des eaux thermales ? (*Pinel.*)

On n'a peut-être jamais vu plus de maladies fébriles, succéder à la rétropulsion de la gale, que pendant le cours de la guerre de la révolution ; combien de jeunes militaires, qui se traitoient eux-mêmes, dans cette maladie cutanée, avec le seul secours des topiques, comme la décoction de tabac, les onguens faits avec la poudre à canon, le poivre, la suie et quelques graisses, sont tombés ensuite dans des fièvres graves, longues, rebelles, et souvent mortelles. Il faut bien croire que, dans ces cas, il y a eu rétropulsion d'une humeur âcre, qui, se portant de la peau sur les viscères, est devenue, pour ceux-ci, un stimulant trop fort, qui a interverti les fonctions de la plupart des organes sécrétoires et excrétoires ; il faut bien croire aussi, que la pathologie humorale mérite d'être prise ici en grande considération, puisque, dans ces cas, on ne venoit à bout de guérir les malades que par un long usage de moyens délayans, adoucissans, auxquels on ajoûtoit, en tems et lieu, les remèdes propres à favoriser les excrétions, soit alvines, soit cutanées, comme les laxatifs, les bains, les exutoires. J'ai vu de ces maladies ne se terminer qu'après 30, 40, 50, 60 jours et plus, et souvent par le retour de la gale à la peau, qu'il ne falloit point traiter par des topiques, mais par le petit-lait rendu diaphorétique, par les fleurs de sureau, par les bains, les étuves, les purgatifs et les exutoires. En général, quelque fréquente que puisse être la cause de la gale par les insectes,

T 2

il n'en est pas moins démontré, que cette maladie peut exister sans eux, et que c'est souvent à une sérosité âcre qu'elle est due; et que pour suivre un traitement sage et prudent, on doit, en employant les topiques, même dans les cas récens, recourir aussi aux remèdes généraux pris intérieurement, et surtout aux délayans un peu diaphorétiques, aux bains, soit simples, ou ceux d'eaux thermales, aux étuves et purgatifs réitérés.

Quand les maladies de la peau sont compliquées d'un vice connu, comme scrophuleux, scorbutique, vénérien, on sent bien qu'alors il faut diriger le traitement de manière à combattre le vice reconnu existant. J'en ai vu guérir à Plombières, de ces maladies, dans lesquelles le virus syphillitique jouoit un rôle : l'usage des bains, des étuves, et du rob de Laffecteur, ont parfaitement réussi.

Je crains beaucoup moins l'effet des répercussifs pendant l'usage des bains et des étuves de Plombières, parce que ces derniers moyens entretiennent constamment le mouvement du centre à la circonférence.

Un effet très-connu de certaines eaux minérales, comme de plusieurs de celles qui sont en Suisse, c'est d'occasionner une vraie maladie de peau : après avoir pris un certain nombre de bains dans ces eaux, il manque rarement de se faire une éruption plus ou moins considérable à la peau, et l'on continue de se baigner jusqu'à ce que l'éruption se soit dissipée, et alors les malades se sentent ordinairement soulagés ou guéris : voilà ce qui prouve que les maladies de la peau sont souvent dépuratoires, et qu'elles ne dépendent point toujours d'un vice de la peau, mais bien d'un vice des humeurs, soit du sang, soit de la lymphe ou autre. On voit aussi à Plombières, assez fréquemment, ce qu'on appelle *des ébullitions*, qui sont une infinité de très - petits boutons rouges qui, quelquefois, couvrent une partie assez étendue du corps, et quelquefois une petite partie seulement, et qui sont accompagnés de plus ou moins de déman-geaison : cette ébullition se dissipe assez ordinaire-ment d'elle-même, soit en continuant les bains, soit en les discontinuant ; elle est plutôt suivie de bons que de mauvais effets.

CHAPITRE XV.

Des engorgemens et obstructions des viscères.

Nous avons vu que la plupart des maladies chroniques, dont nous venons de nous entretenir, pouvoient donner lieu à des stases, à des engorgemens, qui se changent bien souvent en obstructions et ensuite en squirres; les affections stomacales, les diminutions ou suppressions d'évacuations habituelles sanguines, ou autres; la cessation du flux menstruel, la déviation du lait, la répercussion ou métastase des maladies cutanées et arthritiques, le *strictum*, occasionné par les affections nerveuses; ce sont-là autant de sources des engorgemens et des obstructions des viscères; maladies très-fréquentes, et souvent difficiles à guérir. Ce ne sont pas là encore les seules causes qui y donnent lieu : beaucoup de maladies aiguës, inflammatoires et autres, se terminent souvent par une résolution, ou une crise imparfaite, et laissent après elles le noyau d'engorgemens, qui deviennent ensuite des obstructions, et même des squirres, si on n'y remédie : beaucoup de fièvres intermittentes, mal traitées, laissent aussi dans les viscères des engorgemens et des obstructions.

On peut dire que ces dernières affections, sont toujours le produit d'autres maladies antécédentes, qui ont porté sur un organe quelconque un stimulant extraordinaire, qui a déterminé, soit une inflammation, soit une congestion lente d'humeurs de diverse nature, du strictum dans les solides de cette partie ; et de l'abord des liquides surabondans, soit sanguins, soit lympha-tiques, résulte l'engorgement des vaisseaux, celui du tissu cellulaire qui les unit, ainsi que la pression ou le tiraillement des filets nerveux qui s'y distribuent ; pour peu que les choses durent en cet état, les fluides s'épaississent, les fibres trop distendues, trop compri-mées, tombent dans l'atonie, et les causes premières continuant d'agir, le noyau s'augmente et s'étend par l'afflux de nouvelles humeurs et l'imperméabilité des parties engorgées.

Il y a de ces engorgemens qui se forment très-len-tement et presque sans qu'on s'en aperçoive, parce qu'ils ne causent point de dérangement notable dans la santé. Il y en a qui se forment assez promptement et acquièrent un volume considérable en peu de tems. J'ai vu des engorgemens et obstructions du foie que les malades ne rapportoient pas à plus de deux ou trois mois de date, (parce qu'ils n'avoient trouvé de lésion sensible dans leur santé que depuis ce tems-là), et ces obstructions étoient énormes, tandis que chez d'autres malades on en rencontre qui sont à peine palpables, et qui datent depuis plusieurs années. J'ai remarqué assez constamment, que les engorgemens survenus après la suppression d'évacuations sangui-nes, habituelles et abondantes, comme d'hémorroïdes, ou de règles, prenoient un accroissement prompt. —

Les femmes, généralement parlant, sont plus su-jettes que les hommes aux maladies d'engorgemens et d'obstructions; il y en a plusieurs raisons : 1°. elles ont par la nature plus d'évacuations sanguines habi-tuelles : toutes sont ou doivent être réglées, et bien des causes les exposent journellement à la diminution, ou à la suppression de ces évacuations périodiques; 2°. le flux menstruel, à une certaine époque, doit cesser chez elles, et alors elles sont exposées à bien des accidens de pléthore; 3°. l'humeur laiteuse est souvent déviée de ses couloirs et portée sur les viscères; 4°. elles ont les nerfs plus sensibles, et sont, par conséquent, plus sujettes aux spasmes, aux convulsions et aux resserremens des solides; 5°. elles sont ordinairement plus oisives, plus sédentaires, de là une plus grande disposition aux vices des excrétions et des sécrétions, aux stases des humeurs, et à l'atonie des solides.

Ces maladies, quoique venant originairement de la même source, diffèrent par plusieurs caractères essentiels; l'obstruction tient le milieu entre le simple engorgement et le squirre; dans l'engorgement, ou ne sent au toucher que défaut de souplesse, une résistance légère; dans l'obstruction, on sent une dureté manifeste; dans le squirre, cette dureté est considérable, et le malade n'éprouve presque point de douleur, ou point du tout même quand on presse la tumeur squirreuse. Les autres caractères qui différencient ces affections du même nom, c'est-à-dire, tel engorgement, ou tel autre, etc. sont : 1°. le siége; un engorgement, une obstruction, un squirre, peuvent exister, ou dans le poumon, ou dans le foie, ou dans la rate, ou dans le pancréas, ou dans le mésentère, ou dans un rein, ou dans le péritoine, ou dans l'épiploon, etc.; il n'y a point d'organe qui ne puisse en être attaqué, et la diversité du siége de la maladie produit des symptômes et des accidens différens : les obstructions des glandes des poumons, soit lymphatiques, soit bronchiques, causent la toux, l'asthme, la phthisie, l'hydrothorax : l'obstruction du foie cause la jaunisse, les maux d'estomac, les douleurs de l'hypocondre droit, et terminent souvent les jours par une suppuration du viscère, ou tue plus lentement en produisant l'hydropisie ; l'obstruction du pylore cause des vomissemens que rien ne calme, des aigreurs continuelles, le marasme et la mort : l'obstruction du mésentère amène une fièvre lente, un dépérissement progressif qui devient extrème, bientôt un dévoiement continuel et la mort, plus ou moins lentement ; l'obstruction du pancréas produit aussi le vomissement, un flux abondant de salive, des douleurs fréquentes d'estomac et de mauvaises digestions, et elle mène aussi à la mort, si on n'y remédie ; l'obstruction de la rate cause une douleur sourde dans l'hypocondre gauche, avec de la difficulté de respirer, porte à la mélancolie, mais on peut la supporter assez longtems sans souffrir beaucoup et sans mourir ; les obstructions du péritoine et de l'épiploon, sont souvent plus gênantes que douloureuses, et se supportent assez long-tems sans accidens bien graves ; cependant elles occasionnent des dérangemens de digestions, de la gène dans la respiration, et souvent un dérangement dans les excrétions habituelles : l'obstruction de la matrice occasionne un poids et un tiraillement fatigant, soit aux aines, soit aux lombes, soit au fond du vagin, et souvent des hémorragies suivies d'ulcères, et accompagnées de douleurs atroces qui ne se terminent que par la mort.

2°. Les obstructions diffèrent par la nature de l'humeur qui y a donné lieu, tantôt c'est le sang, tantôt c'est le lait, tantôt c'est une humeur goutteuse, tantôt c'est un vice dartreux ou galeux, ou scrophuleux, ou vénérien ; tantôt c'est la bile, ou le suc pancréatique, ou quelqu'autre humeur dont la coction ou l'excrétion a été arrêtée, au milieu d'une maladie, par des remèdes mal appropriés et mal administrés, comme le quinquina, les narcotiques, etc. cette diversité de causes, ou stimulans, en amène dans les symptômes, et en exige dans le traitement. Mais ce seroit une grande erreur de croire qu'il suffit, pour guérir la maladie, d'employer les remèdes propres, soit à rappeler l'évacuation supprimée, soit à purger l'humeur qui ne l'a pas été, soit à combattre le vice arthritique, galeux ou dartreux, etc. Il faut sans doute que le traitement soit dirigé de ce côté jusqu'à un certain point ; mais l'essentiel est d'attaquer l'engorgement et l'obstruction dans son siége, en agissant et sur les solides et sur les fluides, tant par des remèdes généraux que locaux. J'ai vu bien des obstructions qui avoient pour cause une suppression de règles ancienne, et qui ont été guéries avant que le flux menstruel fût rétabli, et pour la guérison desquelles on n'a pu faire usage ni des saignées, ni des sangsues. Il a fallu fondre l'obstruction par des apéritifs, par beaucoup de bains, beaucoup de douches, des purgatifs et un régime austère. L'obstruction résoute, la malade ayant repris des forces, les règles sont revenues. Les vrais emménagogues alors sont les fondans ; quelquefois cependant j'ai vu que dans des engorgemens des viscères abdominaux, avec suppression ou grande diminution du flux menstruel, on étoit obligé de recourir aux saignées, soit générales, soit particulières, parce qu'il y avoit des symptômes manifestes de pléthore et qu'il étoit prudent de désemplir les vaisseaux, pour éviter une augmentation des engorgemens existans. Si on étoit toujours appelé au premier moment de la formation du noyau d'un engorgement, il seroit possible de le détruire promptement par le rétablissement de l'évacuation supprimée, ou par l'application d'un exutoire qui rappeleroit l'humeur déviée à son premier siége; mais quand le mal a déjà jeté de profondes racines, et que les liquides sont déjà très-épaissis et les solides très-obstrués et agglutinés, on ne peut plus que par un travail critique et un vrai mouvement fébrile excité dans la partie, détruire l'engorgement, et pour cela il faut du tems, de la prudence, de la variété dans le traitement, et une combinaison de moyens pris dans la thérapeutique et le régime. Dans la cure des obstructions, il faut soutenir ou exciter le principe vital, il faut délayer, inciser, adoucir, calmer, combattre les vices existans, disposer les voies ex-crétoires, et saisir à propos les moyens d'évacuer quand la nature le demande, et par les voies qu'elle indique.

3°. Le sexe, l'âge, le tempérament et le moral des individus, apportent aussi de la différence dans les symptômes, les accidens et le traitement des obs-tructions. Les femmes, comme nous l'avons vu, y sont plus sujettes que les hommes, pour plusieurs rai-sons que nous avons détaillées. Les hommes contrac-tent ces maladies, soit par la cessation du flux hé-morroïdal, soit par la métastase de l'humeur arthri-tique ou cutanée, soit par l'abus des plaisirs de la table ou de l'amour, soit par l'effet des passions fortes, soit à la suite de chûte, de coups, de blessures qui ont intéressé quelques viscères, etc. L'enfance est sujette aux obstructions et aux engorgemens des viscères, comme l'âge adulte. Le carreau, maladie si bien décrite par le docteur Baumes, consiste dans des obstructions des glandes du mésentère. Combien de fois ne voit-on pas chez les enfans les glandes, autres que celles du mésentère, engorgées, soit par l'effet du vice rachitique, ou scrophuleux, soit par l'effet d'une mauvaise nourriture, ou de maladies mal soignées! La prédominence de l'acide et des glaires chez les enfans, une mauvaise éducation physique, tant pour les alimens de mauvaise qualité, que pour le défaut de propreté et d'exercice, en outre, des vices physiques acquis de leurs parens, sont autant de causes d'engorgemens des viscères. J'ai vu à Paris, une petite fille de six ans qui, à la suite d'une fièvre-quarte, avoit tout le mésentère farci d'obstructions. J'ai vu à Plombières, deux petits garçons, l'un de douze ans, dont tous les viscères de l'abdomen étoient obstrués à la suite d'une fièvre-quarte; l'autre, âgé de quatre ans, né d'un père plein d'obstructions, et qui avoit le mésentère excessivement engorgé. Le bon régime, le bon air, beaucoup d'exercice, de la propreté, l'usage des frictions, des bains, et peu de remèdes, voilà le traitement qui convient aux enfans.

Les engorgemens et les obstructions, chez les personnes d'un bon tempérament, sont bien moins difficiles à guérir que chez les sujets habituellement malades et cacochimes. Ce qui donne ordinairement le plus de déboire aux médecins dans la cure de ces maladies, ce sont un système nerveux trop mobile et le défaut de sobriété; ce sont là deux sources de désordres qui contrarient beaucoup l'effet de tous les remèdes. Un naturel doux plus gai que triste et exempt de passions violentes et tumultueuses, offre aussi moins d'accidens dans les maladies en question, et plus de ressource pour la guérison.

Lieutaud divise les engorgemens et obstructions, tant de la poitrine que de l'abdomen, en deux classes : tantôt c'est le sang, tantôt c'est la lymphe, qui est cause de ces maladies. Les jeunes gens pléthoriques, dit-il, tombent souvent, à la suite de suppression d'évacuations sanguines, dans des engorgemens sanguins des poumons ou du foie, et alors ces affections naissent souvent subitement, et sont accompagnées de phlogose, avec douleur et chaleur; et les engorgemens lymphatiques naissent ordinairement chez les mélancoliques, les phlegmatiques, les cachétiques, les scrophuleux, les scorbutiques : ils succèdent aussi, dit-il, quelquefois aux engorgemens sanguins et aux inflammations intérieures. Les engorgemens désignés sous le nom d'*obstructions* sont, dans les premiers tems, exempts de douleur, ou ne sont accompagnés que d'une douleur obscure, et causent souvent peu d'incommodité ; mais s'ils augmentent, ils dégénèrent bientôt en squirre. Quelquefois ces obstructions participent à-la-fois du caractère sanguin et du caractère lymphatique, tant à raison du tempérament du malade, qu'à raison du mauvais traitement qu'on leur fait subir : c'est ce que j'ai vu souvent, dit Lieutaud, dans ma pratique et dans la dissection des cadavres.

Il est bien rare effectivement de ne pas rencontrer dans la pratique que les obstructions participent des deux caractères mentionnés par Lieutaud. J'ai vu souvent par la dissection des cadavres que les obstructions des viscères offroient à-la-fois et des noyaux purulens, qui étoient le résultat d'une inflammation occasionnée par le sang, et des matières glaireuses formées par une lymphe épaissie, et quelquefois en même-tems des concrétions biliaires; et l'on voit souvent, lorsque ces maladies se guérissent, les excrétions être tantôt sanguines, comme des pertes, des flux hémorroïdaux, et tantôt bilieuses ou glaireuses. Les excrétions de cette dernière espèce sont fort communes, et l'on aperçoit sur-tout des changemens notables dans l'état des obstructions, après que les malades ont rendu des paquets de matières glaireuses. Ces matières, dit-on, sont l'effet de la maladie, et point sa cause. Je veux bien croire qu'elles n'existoient pas en aussi grande quantité, ni dans un état de si grand épaissement dans le début de la maladie, et que la durée du mal a augmenté la quantité et la qualité de spissitude de ces humeurs; mais il n'en est pas moins qu'elles sont devenues causes après avoir été effets, et que ce n'est que par leur expulsion que l'obstruction se guérit.

Dans l'énumération des causes qui donnent lieu à ces engorgemens, soit sanguins, soit lymphatiques, Lieutaud fait mention du sang trop abondant, trop bouillant; du travail excessif du corps, de l'usage d'alimens trop échauffans, des excès de la table, du vin, du vice des humeurs, soit héréditaire, soit contracté; de l'oisiveté, des chagrins, des méditations profondes, d'un mauvais régime, de la suppression des évacuations, et de la rétropulsion des humeurs cutanées.

Lieutaud parle ensuite du diagnostic de ces maladies, et dit qu'il est souvent très-obscur, non-seulement pour les obstructions récentes, mais encore pour celles qui sont anciennes, attendu que le tact ne peut souvent les atteindre, soit parce qu'elles sont profondément situées, soit parce que le corps est gros et replet. On explore, dit-il, facilement le foie et la rate, chez les personnes maigres, et qui manquent d'embonpoint; mais il est difficile de bien palper le pancréas et le mésentère (parce qu'ils sont très-recouverts par d'autres parties); et en outre plusieurs viscères obstrués n'en sont pas plus volumineux, mais sont au contraire plus maigres et plus retirés, et souvent il y a lieu de douter si la rénitence que trouve le tact, vient du viscère lui-même ou d'une tumeur qui y est accolée, ou si elle n'est qu'implantée au tissu cellulaire. Ce sont là autant de sources d'erreurs, dans le diagnostic, et il convient de chercher d'autres signes qui puissent l'éclairer. Ces signes sont, dit Lieutaud, la proéminence du bas-ventre, la pâleur de la face, l'œdématie aux pieds, sur-tout autour des malléoles; de la gêne dans la respiration, une petite toux. Ces signes se rencontrent non-seulement dans les engorgemens et obstructions des poumons, mais encore dans ceux du foie et de la rate; en outre les malades ont des anxiétés, des palpitations de cœur, du dégoût pour les alimens, la bouche sèche, les digestions mauvaises, beaucoup de vents manifestés par des rots et le gonflement de l'estomac; le ventre ou trop libre, ou trop resserré, les urines blanches. La maladie ayant fait des progrès, les forces diminuent, le sommeil s'éloigne, et il se déclare une petite fièvre, qui s'augmente après avoir mangé.

Tels sont, dit Lieutaud, les signes généraux qui indiquent que les engorgemens existent ou dans la poitrine, ou dans l'abdomen. Il y en a de particuliers qui dévoilent plus spécialement le siége du mal. L'empêchement de la déglutition fait soupçonner une tumeur squirreuse, soit dans le pharinx, soit dans l'œsophage. L'ictère, ou jaunisse, annonce la lésion du foie; les symptômes de scorbut avec rénitence de l'hypocondre gauche, décèle la lésion de la rate. Le flux-de-ventre et l'atrophie doivent faire soupçonner le mal dans le mésentère, sur-tout chez les enfans. Le vomissement opiniâtre vient de l'obstruction du pylore, ou du cardia, ou du pancréas. La passion iliaque et le flux dyssentrique donnent à croire que le mal existe dans le tube intestinal. Il faut aussi chercher à s'éclairer par les signes qui indiquent un vice, soit vénérien, soit scorbutique, soit scrophuleux, soit cancéreux, etc.

Je conviens, avec Lieutaud, de la difficulté qui se rencontre souvent, quand il s'agit de reconnoître l'existence d'un engorgement ou d'une obstruction, et sur-tout du vrai siége de ces maladies. Une grande habitude de palper est néanmoins d'un grand secours dans ces sortes d'occasions : mais il ne faut pas imaginer que l'on puisse toujours, à la première exploration, reconnoître parfaitement l'état des viscères malades. Souvent le météorisme et la tension du ventre empêchent d'y rien distinguer. Il faut attendre que toutes ces parties soient devenues plus souples pour en juger. Quelques bains, quelques étuves, des lavemens préparent merveilleusement bien les choses à cet effet. La grande habitude de palper donne aussi la connoissance des meilleures positions que doit tenir le malade pour qu'on fasse cet examen plus parfaitement. Il faut toujours le faire placer de manière que tous les tégumens de l'abdomen

soient

soient dans le plus grand relâchement possible. La difficulté de bien palper le mésentère n'est grande, que quand le sujet est fort gros et replet ; mais dans un état d'embonpoint ordinaire, et quand il n'y a ni météorisme, ni tension, on peut distinguer, en y mettant de l'attention, l'état obstrué de ce viscère. Le pancréas est plus difficile, à raison de sa position sous l'estomac ; néanmoins on y parvient souvent quand l'estomac est vide, l'abdomen bien détendu, et que ce viscère est sensiblement obstrué ; car il déborde alors au-dessous de l'estomac.

Le foie est facile à palper dans son petit lobe, qui est placé dans la région épigastrique sous les tégumens. On peut aussi tâter une partie du grand lobe qui déborde un peu les côtes à droite, et le bord inférieur de ce grand lobe, sur tout lorsque le malade est placé de manière que la tête et le tronc forment un plan incliné, et que l'abdomen, par la flexion des cuisses sur le tronc, est bien détendu. Cet examen peut bien se faire aussi lorsque le malade est assis, et qu'il a la tête et le corps un peu penchés en avant. Mais, dans toutes les situations possibles, on ne peut palper la majeure partie du grand lobe, qui est cachée dans l'hypocondre droit sous les côtes.

La rate peut être palpée aussi dans l'hypocondre gauche en enfonçant un peu la main sous les côtes ; mais on rencontre quelquefois, comme le dit Lieutaud, des tumeurs qui ne sont que superposées à un viscère : cependant on peut encore quelquefois les distinguer, parce que ces sortes de tumeurs sont superficielles, plus mobiles et souvent moins douloureuses. Les engorgemens ou obstructions du pylore sont encore assez faciles à sentir, néanmoins le petit

V

lobe du foie obstrué descend quelquefois assez bas pour qu'il soit possible de prendre l'un pour l'autre. J'ai rencontré il y a deux ans, à Plombières, chez une femme de 45 ans, un foie si énormément volumineux et dégénéré, qu'il occupoit toute la capacité de l'abdomen, de manière que croyant, en la palpant avant sa mort, que le mésentère étoit obstrué aussi comme le foie, je n'avois pu cependant palper que le foie. J'ai rencontré aussi la même année à Plombières, chez un jeune volontaire, une dégénérescence aussi monstrueuse du mésentère; ce viscère remplissoit également toute la capacité de l'abdomen, au point qu'il n'y avoit que ce viscère qu'on pût sentir en palpant le malade; je me trompois donc, lorsqu'en palpant l'épigastre et les hypocondres, je croyois trouver aussi le foie et la rate obstrués. Cette année j'ai reconnu aussi une erreur dans laquelle nous étions tombés en palpant un homme de 45 ans, qui avoit des vomissemens continuels, et chez lequel on sentoit manifestement une obstruction qu'on jugeoit être au pylore. Le corps ouvert nous fit voir que l'obstruction étoit au cardia. Le malade étoit mort, sans avoir pu faire usage des eaux, en arrivant à Plombières. Le docteur Deguerre et moi nous nous trompâmes aussi une fois sur un malade qui mourut à l'hôpital de Plombières : nous avions bien reconnu la principale obstruction, et qui fut cause de la mort; elle étoit au pylore : mais nous avions jugé qu'il y en avoit une autre vers le milieu du mésentère, et qui a u toucher paroissoit assez dure. L'ouverture du corps nous fit voir que ce que nous avions pris pour un squirre du mésentère étoit la colonne vertébrale que nous avions sentie à travers l'abdomen qui étoit extrêmement maigre.

Quelquefois il existe sous les muscles, soit dans l'épiploon, soit dans le péritoine, des engorgemens lymphatiques qui forment une espèce de gâteau qui empêche de sentir et de reconnoître l'état des viscères subjacens ; et ce n'est que quand cette espèce de croûte est fondue que l'on peut bien palper les viscères. Ces engorgemens de l'épiploon, ou du péritoine sont en général peu sensibles, c'est-à-dire, qu'ils causent peu ou point de douleur quand on les palpe, et même qu'on les presse. J'en ai vu un considérable, il y a plusieurs années, à Plombières, chez une femme de 48 ans. Cette malade avoit un ventre énorme, il étoit extrêmement tendu et toute la masse étoit mobile. La malade faisoit bien toutes ses fonctions, et n'éprouvoit d'autre incommodité que celle d'un peu de gêne dans la respiration, quand elle marchoit, ou qu'elle montoit, car elle dormoit couchée presque à plat. En la palpant elle ne ressentoit aucune douleur, et la douche ne lui en occasionnoit pas davantage. La malade mourut, et l'ouverture nous montra qu'il y avoit eu dans une poche formée par les feuilles du péritoine un squirre assez considérable qui étoit tombé en putrilage, et avoit donné lieu à un épanchement considérable de matière liquide et très-fétide qui avoit été long-tems retenue renfermée dans une poche, et qui avoit fini par la rupture de la poche, par former un épanchement dans l'abdomen qui avoit fait périr la malade. La membrane du péritoine avoit pris beaucoup d'épaisseur et de densité. J'avois vu aussi à Plombières, plusieurs années auparavant, une malade qui paroissoit avoir le même genre d'engorgement. Cette dernière n'étoit point mariée, et elle éprouvoit une suppression depuis plusieurs années. Elle fit usage des eaux en bains, en douches et en boisson ; elle partit de Plombières sans paroître soulagée ; et j'ai appris depuis qu'elle se portoit bien, et qu'elle s'étoit mariée. Chez cette dernière les engorgemens paroissoient appartenir plutôt à l'épiploon. J'ai vu cette année une jeune femme mariée, qui n'a point eu d'enfant, et qui éprouvoit une suppression depuis plusieurs années. Elle ressentoit beaucoup des symptômes de la malade qui avoit un squirre dans le péritoine avec épanchement dans le même viscère. Son ventre étoit gros, mobile, insensible ; mais elle digéroit et dormoit mal, et n'alloit que rarement et difficilement à la garde‑robe, et avoit maigri considérablement. Il y avoit toute apparence que c'étoit un engorgement du péritoine.

Les engorgemens et obstructions des ovaires sont encore assez faciles à reconnoître par le tact, quand les femmes ne sont pas trop grasses et trop replettes, ainsi que ceux des ligamens de la matrice ; mais ces maladies deviennent plus difficiles quand c'est le corps de la matrice qui est obstrué. Cela est plus facile pour le col de cet organe.

Malgré l'utilité du tact, plus grande que ne l'a présentée Lieutaud, pour la reconnoissance des engorgemens et obstructions des viscères, il est indispensable d'avoir recours, pour la perfection du diagnostic, aux signes qu'il a détaillés, et qui se tirent de la lésion des fonctions de ces viscères. Je crois aussi devoir observer que dans le traitement de ces maladies on ne coure pas risque de commettre des erreurs graves, en traitant une obstruction du mésentère pour une du petit lobe du foie ; par la raison que les moyens qu'on emploie pour l'une, ne peuvent nuire à l'au-

tre , étant toutes deux attaquables par les mêmes
moyens généraux et locaux. Les obstructions succèdent plus ou moins promptement aux engorgemens
qu'on ne guérit pas , et elles deviennent à leur tour
plus ou moins promptement des squirres. Mais quand
ces maladies ont acquis un certain volume et une
certaine dureté , elles occasionnent des accidens graves ; en comprimant les parties voisines , elles donnent lieu aux inflammations , à la formation du pus ,
à la pourriture , et bientôt la mort en est la suite.
Plusieurs personnes cependant ont vécu assez long-
tems avec un viscère obstrué , ou squirreux , lorsque
les fonctions du viscère lésé se faisoient encore un
peu , et que les malades vivoient de régime. Celle de
la rate peut exister 15 et 20 ans sans occasionner la
mort. Celles du foie sont quelquefois long-tems sans
causer la mort. Ces différences tiennent sur - tout à
la cause de la maladie , mais encore plus à la constitution des sujets , à leur force , à leur état de santé
habituelle , aux affections de l'âme , au régime , et
au traitement qu'on suit.

Il est un terme où , quand les obstructions sont
arrivées , non-seulement les remèdes sont inutiles ,
mais encore nuisibles. C'est quand l'obstruction est
devenue squirreuse. Mais la ligne de démarcation
qui sépare l'obstruction du squirre ne paroît pas encore bien déterminée ; car j'ai vu des obstructions
très-dures et peu sensibles se résoudre , et d'autres
de même nature prendre , après les mêmes moyens ,
la terminaison de la pourriture et donner la mort :
où tout squirre n'est pas incurable , ou bien ceux
qu'on prétend avoir guéris n'étoient que des obstructions. Quoi qu'il en soit de la différence entre le

squirre et l'obstruction, différence qu'il n'est pas facile de bien fixer, malgré tout ce qu'en ont dit les auteurs, je pense que la curabilité, ou l'incurabilité des obstructions tient plus à la qualité et à la nature de l'humeur qui les forme, et à l'état plus ou moins voisin de la désorganisation des solides, au traitement plus ou moins bien dirigé, qu'à toute autre cause. Voici les effets que j'ai vu résulter du traitement des obstructions. Ou bien elles ont été parfaitement dissoutes, ou bien elles n'ont été que diminuées, ainsi que les accidens qui les accompagnoient ; ou bien elles sont restées les mêmes, et les malades ont vécu plus ou moins long-tems ; ou elles se sont terminées par pourriture, par suppuration, et la mort s'en est suivie ; ou bien encore elles ont amené l'hydropisie, qui a également produit la mort. Celles qui se sont terminées par suppuration offroient une désorganisation considérable dans le viscère obstrué : j'en ai vu de cette espèce au foie et au mésentère. Une partie du viscère offroit plusieurs foyers d'une matière plus épaisse que le pus ordinaire, blanche et inodore, et qui ressembloit parfaitement à du suif. Une autre portion du même viscère n'offroit qu'une matière semblable à une pomme pourrie, et dans le même viscère, le foie, toute la bile contenue dans le vésicule du fiel étoit devenue concrète et présentoit un calcul du poids de deux gros. La maladie avoit été occasionnée par de grands chagrins à l'époque de la cessation des règles : la malade avoit beaucoup souffert. Il y avoit eu inflammation, on l'avoit saignée, mais les secours avoient été demandés trop tard. Le mésentère que j'ai vu énormément obstrué étoit pareillement

tout-à-fait désorganisé, et offroit des dégénérescences du même genre que les précédentes. Le sujet
étoit un jeune homme qui avoit été malade plusieurs
années de la fièvre, qui avoit été tantôt intermittente, tantôt continue, et qui avoit long-tems langui
et pâti dans les hôpitaux de l'armée. Il avoit souffert
de toutes les manières. Les deux malades dont je
viens de parler arrivèrent mourans à Plombières.
Chez la première l'obstruction étoit très-sensible et
douloureuse ; chez le second elle étoit insensible.
L'une avoit donc l'apparence squirreuse, et l'autre
point. Toutes deux se sont terminées de la même
manière, par la pourriture et la suppuration.

Je pourrois citer d'autres exemples d'obstructions
dans les viscères qui offroient les mêmes symptômes
et les mêmes variétés. Parmi celles que j'ai vu se
guérir, il y en avoit de très-sensibles et très-dures,
et d'autres qui étoient dures et à peine sensibles.
Elles étoient placées dans les mêmes viscères que
celles qui s'étoient terminées par la mort ; mais sûrement ces viscères n'étoient point désorganisés de
même, et les remèdes ont pu diviser la matière
obstruante et l'expulser, et les solides se rétablir
dans leur état naturel.

Quand les obstructions amènent l'hydropisie, cela
tient à la débilité et à l'atonie des vaisseaux absorbans qui cessent de faire leurs fonctions, et à ce
qu'il y a compression sur les vaisseaux lymphatiques.
Souvent les remèdes employés pour combattre les
obstructions ne les atteignent point, et produisent
cette débilité, et par suite l'hydropisie. Souvent c'est
le mauvais régime qui, de concert avec l'obstruction, cause cet effet délétère. Les purgatifs trop stimu-

lans et trop souvent répétés occasionnent ces accidens. Un régime trop relâchant ou trop échauffant
peut en faire autant; et j'ai vu quelquefois même,
que les moyens qui avoient prise sur les obstructions,
et qui les fondoient sensiblement, finissoient par
avoir l'inconvénient de débiliter trop les solides, et
d'amener des infiltrations, avant-coureurs de l'hydropisie. Il faut alors cesser incontinent l'emploi de
ces moyens utiles sous un point de vue, mais nuisibles sous un autre, et recourir à de doux stimulans et toniques qui corrigent la débilité et le relâchement; et on peut revenir ensuite aux premiers
moyens, mais il faut suivre exactement leurs effets
pour s'arrêter aux moindres signes qui annoncent
la foiblesse. C'est ainsi que j'ai vu plusieurs fois
l'usage des eaux de Plombières opérer efficacement
la fonte des obstructions et les guérir; mais il a fallu
les interrompre et leur substituer des boissons toniques
ferrugineuses et autres remèdes analogues.

La manière dont les obstructions se forment, établit encore une grande différence entre elles. Celles
qui sont le produit d'une inflammation, qui s'est terminée par induration, diffèrent beaucoup, au rapport du docteur Chambon, de celles qui se sont
formées lentement, par la congestion d'une humeur
qui s'est déposée insensiblement sur un viscère. Ces
dernières sont toujours moins dures, moins rénitentes
que les premières, et les petits vaisseaux sont moins sujets à être oblitérés et désorganisés, et par conséquent
leur guérison doit être plus facile et plus prompte.

L'on conçoit, d'après tout ce que nous venons
de dire des obstructions, que toutes celles qui ont
le même siége, ne doivent pas pour cela être trai-

tées de même, et que l'on ne doit pas s'attendre qu'elles guérissent toutes, ni aussi promptement, ni aussi facilement. Les raisons qui doivent faire craindre qu'elles n'aient une terminaison fatale, sont leur grande dureté, des inflammations, un état tout-à-fait cachétique de l'individu, une grande déperdition de ses forces, et la lésion d'un grand nombre de fonctions de l'économie animale. On a lieu d'espérer, au contraire, une terminaison heureuse, quand l'obstruction est peu dure, quand elle s'est formée sans inflammation, quand elle n'est point accompagnée de trop de lésions essentielles, quand le malade est d'une constitution physique naturellement bonne, quand la déperdition de ses forces n'est pas grande, et quand il a pris la ferme résolution de suivre constamment les avis d'un médecin sage et éclairé. Quant aux obstructions qui n'obéissent à l'action d'aucun traitement sagement dirigé et continué pendant un tems suffisant, il faut les abandonner à la nature, en évitant soigneusement tout ce que l'on a observé leur être nuisible (1). Le traitement convenable dans les engorgemens et obstructions ne peut être unique; il doit être varié. Je vais passer en revue les moyens que l'expérience a démontré être les plus utiles dans les diffé-

______

(1) Je suis étonné que des personnes très-instruites d'ailleurs révoquent en doute l'existence des obstructions ou tumeurs volumineuses des viscères. Pour sortir de ce doute, il ne faut que voir beaucoup de maladies chroniques, palper exactement les viscères dans ces maladies, suivre attentivement la marche de l'accroissement et du décroissement de ces tumeurs ou obstructions, et chercher, autant que cela est possible, la confirmation de ces vérités dans l'antopsie cadavérique.

rentes circonstances ou les différentes espèces de ces maladies.

1°. La saignée est un excellent moyen de prévenir la formation d'une congestion sanguine, qui donneroit immanquablement un engorgement ou une obstruction. Elle doit être employée toutes les fois que des évacuations sanguines habituelles sont supprimées ou retardées, ou diminuées, et qu'il en résulte des signes évidens de pléthore. Il ne faut pas craindre de la réitérer, jusqu'à ce que tous les symptômes qui la nécessitent soient dissipés. On employera la lancette ou les sangsues, suivant que le médecin le jugera préférable.

Quand l'engorgement ou même l'obstruction sont formés, il ne faut plus recourir à la saignée, à moins qu'on ait à craindre l'inflammation, et que le malade ne soit très-pléthorique. Alors on peut et l'on doit en faire usage, mais avec plus de parcimonie, sans quoi on risqueroit, en en abusant, d'amener l'atonie des solides et une débilité qui nuiroit aux efforts de la nature et de l'art pour opérer la guérison.

2°. Les vomitifs trop violens, et employés mal-à-propos, ont souvent donné lieu à des engorgemens ou obstructions du foie. Néanmoins ils peuvent être employés quelquefois avec succès, soit au commencement, soit dans le cours du traitement de ces maladies, dans les cas de certaines affections stomacales, causées, soit par un mauvais régime et des excès de table, dans ceux de la déviation du lait, qui quitte ses couloirs naturels pour se porter sur l'estomac, dans ceux de répercussions ou métastases des affections cutanées ou rhumatiques qui se portent sur les régions précordiales. Un vomitif produit souvent les plus heureux effets pour arrêter la congestion et reporter l'humeur et les oscillations du dedans au dehors. Dans le traitement de ces maladies, il faut aussi quelquefois y avoir recours, tant pour évacuer des matières fondues et dont la stagnation seroit nuisible, que pour réveiller le principe vital et solliciter, par cette secousse, les fonctions sécrétoires et excrétoires qui languissent. Mais il faut les proportionner aux forces et à l'irritabilité des malades, et les éviter dans les cas où l'on a des raisons de craindre les violens spasmes nerveux.

3°. Les vésicatoires ou exutoires sont d'un puissant secours dans les engorgemens qui se forment à la suite des répercussions et de suppression d'exutoires antérieurs, et dans le cours du traitement. Ils aident à empêcher la continuation de la congestion, tandis que d'autres remèdes attaquent celle qui existe. Ces écoulemens artificiels une fois établis, il n'est point prudent de les supprimer avant que la cure soit radicale. Nous avons déjà dit qu'à l'époque de la cessation des règles, les femmes qui étoient atteintes de maladies cutanées ou rhumatismales, ne pouvoient que retirer la plus grande utilité des exutoires, et sur-tout pour éviter que par la répercussion de ces humeurs, il ne se forme des obstructions. On peut donner aux hommes sujets au flux hémorroïdal le même conseil. Le moxa a quelquefois été très-utile dans ces sortes de cas.

4°. Les purgatifs, dont nous avons dit qu'on abusoit souvent dans la cure des obstructions, ne doivent pas pour cela en être exclus; il ne s'agit que de savoir les employer à propos et de les bien choi-

sir. En général il faut préférer les plus doux ; la
manne, le séné, les sels neutres, la rhubarbe, le
catholicon, l'électuaire lénitif, peuvent presque suffire dans tous les cas, avec la magnésie calcinée,
la limonade tartarisée : souvent même il suffit de
recourir aux lavemens ou aux douches ascendantes.
Mais il est rare qu'on puisse se dispenser d'employer
ces évacuans, parce que, sans cela, l'humeur fondue n'étant point évacuée, peut allumer des fièvres
dangereuses ou éprouver des métastases nuisibles.
Les indications qui annoncent le besoin de purger
sont le défaut d'appétit avec une bouche amère, une
langue chargée, un pouls plein. C'est ici qu'il ne
faut point être un enthousiaste de la pathologie anti-
humorale et de la doctrine de Brown. Que l'humeur bilieuse, soit glaireuse, soit laiteuse, cause la
maladie ou en soit un effet, il faut l'évacuer quand
elle surabonde ; et loin de débiliter les malades et de
leur nuire, on avance, au contraire, leur guérison.
Les purgatifs sur-tout, durant les traitemens des
eaux minérales, sont moins sujets à irriter, parce
que les humeurs sont plus mobiles et les solides plus
souples. Mais, entreprendre des cures de cette nature, sans bains, sans douches, sans boissons abondantes, mais simplement par des poudres et des pilules plus ou moins irritantes et purgatives, c'est
alors qu'on a raison de craindre des effets dangereux. Si ces derniers remèdes ont quelquefois réussi
seuls, les exemples sont rares ; tandis que ceux qui
prouvent qu'ils ont été nuisibles sont nombreux.

Quand les remèdes désobstruans de la classe des
purgatifs irritans réussissent, c'est parce qu'on a affaire à des tempéramens abreuvés de sérosités et pi-

luiteux, et pour lesquels les délayans et les adoucissans seroient inutiles ou nuisibles.

5°. Les fondans. La liste des moyens auxquels on attribue cette qualité est longue; mais nous ne parlerons que de ceux dont l'efficacité est le mieux constatée par l'expérience.

L'eau doit être mise à la tête des remèdes désignés sous le nom de *fondans*. Seule elle est délayante, apéritive, et imprégnée d'autres substances elle devient incisive. Un vrai fondant est ce qui est capable de délayer, d'atténuer, d'inciser les liquides épaissis, coagulés, d'ouvrir les canaux obstrués en agissant, soit sur les liquides, soit sur les solides; l'eau soit seule, soit rendue médicamenteuse, peut agir sur les liquides immédiatement et médiatement, en excitant la réaction des solides. Ces assertions sont si claires, qu'il seroit superflu de s'amuser à les démontrer. Je ne veux qu'entrer dans l'examen des différentes manières dont l'eau peut-être employée comme médicament fondant, et des différentes substances qui, mêlées ou combinées avec l'eau, augmentent sa vertu fondante.

Les principales substances qui, mêlées ou combinées avec l'eau, augmentent sa qualité fondante, sont les sels neutres, et principalement ceux qui s'y dissolvent le plus facilement, comme l'acétite de potasse (terre folliée de tartre), le muriate de soude (sel marin), le tartrite de potasse (sel végétal), le sulfate de magnésie (sel d'epsom), le sulfate de potasse (sel de duobus), le sulfate de soude (sel de glauber), le muriate ammoniacal (sel ammoniac), le carbonate de potasse (alkali fixe végétal), le carbonate de soude (alkali marin ou minéral). L'art peut faire ses combinaisons , et la nature les fait aussi : de là, quantité d'eaux minérales salines qui sont fondantes, telles que celles de Plombières, celles de Vichi, de Bourbonne, de Barèges, toutes reconnues fondantes par l'expérience , et contenant quelques-uns des sels mentionnés ci-dessus, mais qui conviennent plus ou moins à certains malades , suivant la différence des tempéramens , suivant qu'ils ont la fibre plus ou moins excitable , et le sang plus ou moins bouillant et saturé de calorique.

Certains végétaux donnent à l'eau bouillante plusieurs principes, soit salins, soit extractifs, soit savonneux, qui augmentent aussi sa vertu fondante. Ceux qu'on emploie le plus communément à cet effet , sont les chicorées , la patience , le chiendent, la garance, la saponnaire, le cresson, la scolopendre, la fumeterre, la racine d'asperge , de fraisier, la carotte , l'oignon, le cerfeuil, le raifort, et plusieurs autres. On fait bouillir ces plantes dans l'eau, et on en forme, soit des tisanes , soit des apozèmes, soit des bouillons , en y ajoutant, soit un sirop, soit des sels , soit quelque substance animale, comme veau , mouton, grenouilles. Quelquefois , au lieu de faire bouillir ces plantes dans l'eau, on les pile seules dans un mortier , et l'on en extrait le jus, que l'on exprime ensuite à travers un linge ou une chausse. On boit ce jus , ou brute, ou dépuré, c'est-à-dire, clarifié, soit pur, soit mêlé à une moitié ou un tiers de petit-lait, ou d'eau de veau ou de poulet , suivant l'indication qu'on veut remplir, ou suivant que l'estomac a plus de facilités à le supporter.

Ces médicamens fondans sous forme liquide , recoivent de l'eau une bonne partie de leur vertu, ainsi que du calorique dont ils sont imprégnés; car ils sont plus efficaces chauds que froids.

Le petit-lait est encore un médicament liquide fondant, très-communément employé; on le donne, ou seul, ou avec quelqu'un des sels dont nous avons parlé, ou mêlé à la décoction, ou à l'infusion, ou au jus des plantes dont nous venons de faire mention.

Les autres remèdes fondans d'une efficacité reconnue, sont les savons alkalins, qui s'emploient plus ordinairement sous forme sèche, en bols et pilules, et qui agissent comme dissolvans et comme stimulans. L'oignon de scille, que l'on emploie tantôt sous forme liquide, comme dans l'oximel scillitique, le vinaigre scillitique, le vin scillitique; tantôt sous forme sèche en bols et en pilules. Ce remède stimule assez puissamment et excite sur-tout l'expectoration et les urines, et même les vomissemens. On ne doit l'employer qu'en petite dose; et dans les cas d'engorgemens et d'obstructions, on le donne plus communément sous la forme sèche.

La magnésie, terre qui fait la base du sulfate de magnésie (sel d'epsom), est encore un bon fondant. Elle est employée, tantôt sous forme sèche, tantôt sous forme liquide, c'est-à-dire, délayée dans de l'eau. Ce médicament est un excellent absorbant des aigres ou acides des premières voies, et il forme, avec ces acides, un sel neutre qui est fondant et laxatif : la magnésie calcinée est plus efficace, et devient même purgative. C'est un remède doux et qui peut se donner aux enfans, aux femmes délicates, et qui n'occasionne jamais d'irritation ni d'accidens fâcheux.

Les gommes ammoniaque et de gayac sont encore

de bons fondans, dont on use communément sous forme de bols et de pilules, et qui agissent sur les fluides et sur les solides.

Les résines de jalap, de scammonée, et l'aloès sont encore des médicamens regardés comme fondans. Ils sont des stimulans énergiques des solides, qui provoquent les sécrétions et les excrétions, et qui excitent une puissante réaction des solides. Mais il ne faut s'en servir qu'avec sagesse et modération, et pour des sujets chez qui la sérosité et la pituite abondent.

L'extrait de ciguë a été fort vanté comme fondant ; mais je n'y ai jamais reconnu cette vertu.

Les cloportes sont réputés aussi apéritifs et fondans ; mais ils le sont peu.

On compte encore parmi les fondans très-actifs plusieurs préparations de fer, d'antimoine et de mercure. Telles sont, parmi les préparations de fer, les limailles de fer ou d'acier, l'oxide de fer (éthiops martial ou safran de mars). Le fer se trouve aussi dans plusieurs eaux minérales : telles sont celles de Plombières, de Bussang, de Pyrmont, de Spa, de Forges, de Passy. Le fer et ses préparations sèches ou combinées avec l'eau, est un excellent apéritif tonique, qui stimule légèrement les fibres relâchées, et convient bien lorsque les autres fondans délayans ont produit l'atonie , et que l'on a affaire à des malades qui ont en général la fibre lâche. Aussi ai-je vu réussir souvent les eaux de Bussang, dans les cas où d'autres fondans aqueux paroissoient nuisibles ou peu efficaces. Ces remèdes sont donc très-bien indiqués, sur-tout vers la fin de la cure des engorgemens et des obstructions. Les viscères, dit

le

le docteur Chambon, qui ont été engorgés, ont souffert des extensions considérables; et par cela même ils ont perdu leur élasticité.

Ils sont incapables de réagir sur les fluides qui les parcourent; ils s'y accumulent, y stasent. s'y épaississent, et forment bientôt d'autres engorgemens ou donnent lieu aux hydropisies; pour prévenir ces accidens, il est essentiel de leur rendre la force qu'ils avoient perdue: c'est alors que le fer et ses préparations, ainsi que les eaux minérales ferrugineuses, sont utiles.

Parmi les préparations antimoniales employées comme fondantes, on peut compter le tartrite de potasse antimonié (tartre émétique), à petite dose; les oxides d'antimoine, comme l'oxide d'antimoine sulfuré rouge (kermès minéral); l'oxide d'antimoine sulfuré orangé (soufre doré d'antimoine); l'oxide d'antimoine alkalin (fondant de Rotrou): ces remèdes se donnent à petite dose, et ne conviennent pas trop aux personnes qui ont la fibre irritable.

Parmi les préparations de mercure reconnues comme fondantes, on emploie le muriate de mercure doux (mercure doux), et le muriate de mercure sublimé (sublimé corrosif); la première de ces préparations est moins active que la seconde: ce sont des remèdes qu'il ne faut manier qu'avec prudence; ils ont l'inconvénient de dissoudre un peu trop le sang et d'affecter les nerfs: ils ne sont guère mis en usage, que quand les personnes chez lesquelles on veut les administrer, comme fondans, ont été atteintes du virus vénérien, et qu'on a lieu de soupçonner qu'elles n'ont pas été bien guéries.

L'ipécacuanha donné à doses réfractaires, comme

X

un demi-grain, et continué long-tems, est encore un bon fondant.

Tels sont les médicamens vantés et employés dans les engorgemens et obstructions des viscères; mais les eaux minérales, et sur-tout celles de Plombières, ont acquis une réputation dans ce genre, qui est confirmée et consolidée par l'expérience de plusieurs siècles. C'est vraiment le désobstruant par excellence, et le plus propre à faire la médecine hippocratique, c'est-à-dire, à opérer la coction et la crise des maladies; ces eaux seules procurent souvent des soulagemens notables et des guérisons; et avec leur usage, beaucoup d'autres fondans sont plus utiles ou moins nuisibles.

J'ai exposé, au commencement de cette section, leur manière d'agir et toutes les différentes méthodes de les administrer.

CHAPITRE XVI.

De quelques maladies des voies urinaires.

Il y a quelques affections des voies urinaires, qui trouvent un secours très-efficace dans l'usage des eaux de Plombières : ce sont, par exemple, les affections catarrhales de la vessie, et celles provenant de la rétropulsion de quelqu'humeur âcre sur ce viscère : telles que les humeurs de rhumatisme, de goutte, de dartre, etc. L'affection catarrhale de la vessie, est une maladie qui se rencontre plus ordinairement chez les personnes âgées, quelquefois chez des adultes, et rarement chez les jeunes-gens ; l'urine, dans cette maladie, contient une grande quantité de matière muqueuse, qui s'épaissit et offre une viscosité étonnante, au point qu'elle a peine à sortir de la vessie, et occasionne de la douleur, la dysurie, la strangurie. Cette matière muqueuse, glaireuse, blanchâtre, et presqu'inodore, diffère du pus par sa qualité colante et visqueuse : elle est produite par la tunique interne de la vessie irritée, soit par une pierre, soit par une humeur âcre déposée sur cet organe : cette affection ne peut-être mieux comparée qu'à celle appelée *coriza*, occasionnée par l'irritation de la membrane interne du nez, et d'où résulte un écoulement abondant de matière muqueuse : quelquefois le catarrhe de la vessie est sans fièvre, et quelquefois il est accompagné de fièvre. Quand la matière est purement muqueuse, glaireuse et peu odorante, sans melange de pus, on peut espérer de la guérir : mais cet espoir s'évanouit, quand la matière est très-abondante, très-fétide et purulente, et accompagnée de fièvre lente et de marasme. J'ai vu cet été, à Plombières, une maladie de ce genre chez une femme d'environ 60 ans, qui a subi, il y a environ 5o ans, l'opération du cancer au sein avec un succès complet; elle rendoit, avec douleur, des urines qui déposoient une très-grande quantité de cette matière muqueuse : elle n'avoit point de fièvre, mais le pouls étoit plein. Le dépôt dés urines paroissoit uniquement glaireux : elle a bu l'eau thermale de Plombières à la dose de 8 gobelets tous les matins, pendant 20 jours : ensuite elle se baignoit pendant deux heures dans un bain de 28 degrés ; je lui ai fait faire usage, en même-tems, de la magnésie et de la terre folliée de tartre (acétite de potasse), et elle a été purgée plusieurs fois : ce traitement lui a parfaitement réussi ; elle urine maintenant sans douleur, la matière muqueuse est presque nulle; la malade digère bien et dort bien : les eaux de Plombières, en boisson et en bain, ont divisé l'épaississement de l'humeur muqueuse; elles ont rétabli la transpiration : la magnésie et l'acétite de potasse ont aidé cet effet, et les purgatifs ont entraîné, par les selles, beaucoup de cette matière glaireuse, et l'ont détournée de la vessie; en outre, les bains, la boisson et le régime, ont diminué l'irritation de la tunique interne de la vessie, et il s'est moins produit de matière muqueuse.

Dans plusieurs autres cas semblables, j'ai vu des succès marqués de l'usage des eaux de Plombières employées en bains, quelquefois en douches, quelquefois en étuves et en boisson; mais il faut observer un régime strict, se purger souvent, et il est sage

d'établir un exutoire, tant pour hâter l'effet des remèdes, que pour prévenir les rechûtes, sur-tout quand
la maladie doit sa naissance à la rétropulsion d'une
humeur âcre, soit dartreuse, soit rhumatismale, soit
arthritique, soit d'une autre espèce.

J'ai vu une autre guérison, d'une maladie de la vessie, opérée par les bains et douches de Plombières :
c'étoit une paralysie de ce viscère avec incontinence
d'urine, occasionnée par une chûte grave sur les lombes : il y avoit paralysie de la vessie et des extrémités
inférieures.

X 5

CHAPITRE XVII.

De quelques affections des membres.

IL y a des affections morbifiques des extrémités qui sont la suite de fractures, de luxations, de convulsions, de douleurs de rhumatisme, de brûlures, de blessures, et qui consistent dans la rétraction des tendons, dans la foiblesse, l'amaigrissement des muscles et le raccourcissement des membres

Dans ces sortes d'accidens, lorsqu'ils ne sont pas trop anciens, les bains et les douches tempérés, et quelquefois un peu chauds, réussissent ordinairement fort bien; ces deux moyens, en faisant pénétrer l'eau dans le tissu des parties, leur redonnent de la flexibilité, et rendent de la force aux solides, raniment la circulation et la chaleur : mais il faut de la constance dans leur usage; il n'y a pas d'année où l'on ne voye à Plombières, beaucoup de cures et de soulagemens de ces sortes d'affections des membres.

CHAPITRE XVIII.

De quelques maladies des yeux.

QUELQUES ophtalmies, quelques tayes, trouvent aussi dans l'usage des eaux de Plombières un avantage manifeste, qu'il faut, il est vrai, aider de quelques autres moyens, soit topiques, soit remèdes généraux : les affections susdites, qui proviennent de maladies cutanées qui ont essuyé des métastases, ou de quelque résidu de matière critique qui s'est déposé sur les organes de la vue, ont besoin de beaucoup de bains, d'étuves, de douches, tant sur l'occiput et la nuque, que de douches ascendantes sur les yeux. Ces moyens rendent à l'humeur de la fluidité, en corrigent l'âcreté, et préparent son expulsion par quelques voies excrétoires : il faut toujours traiter la maladie principale, qui consiste dans une humeur morbifique âcre ; c'est pourquoi les bains, les douches, les étuves, et une boisson abondante, conviennent. Je citerai, dans les observations, plusieurs exemples de maladies de ce genre, qui ont été guéries ou soulagées à Plombières.

CHAPITRE XIX.

OBSERVATIONS DE PRATIQUE, ou Cures de maladies différentes, opérées par les eaux de Plombières.

L'EXPÉRIENCE raisonnée a toujours été et sera toujours la meilleure boussole en médecine. Elle n'est point le pur empyrisme, qui consiste à se conduire de la même manière dans tous les cas à-peu-près semblables, sans réflexion et sans égard aux nuances qui les différencient ; mais elle consiste dans une observation réfléchie et méditée de la marche des maladies, de l'influence des climats, des saisons, de la constitution de l'air, des âges, des sexes, des passions, des tempéramens, et dans l'observation exacte des effets de l'hygiène et des médicamens.

La curiosité naturelle à l'homme, l'amour de la gloire, la manie de vouloir absolument se distinguer, de marcher dans un sentier nouveau, d'éclipser la réputation de ses rivaux, quelquefois de la jalousie, et quelquefois aussi l'amour de l'humanité : ce sont là autant d'aiguillons qui ont agi et qui agissent encore sur ceux qui cultivent l'art de guérir, et qui les portent à imaginer des moyens nouveaux d'expliquer la naissance, la marche, les phénomènes des maladies, et la manière d'agir des remèdes. De là les systèmes plus ou moins vraisemblables et plus ou moins variés.

Tous conviennent que la méthode hippocratique, qui consistoit sur-tout dans l'observation, est la meilleure, et dans l'étude et dans la pratique de la médecine. Les chimistes eux-mêmes, les plus habiles dans tous les tems, ont avoué qu'ils ne pouvoient rendre raison de toutes les dégénérescences de nos humeurs, ni de toutes les causes qui font dévier les organes de leurs fonctions naturelles, ni de la manière d'agir de la plupart des médicamens, et que dans la pratique, il falloit toujours consulter l'expérience. Quoique les chimistes modernes aient poussé l'analyse des corps, et sur-tout de l'air, de l'eau et des substances animales, beaucoup plus loin que leurs prédécesseurs; quoique cette analyse plus parfaite semble donner une connoissance plus intime des compositions et décompositions qui ont lieu dans les solides et les liquides du corps humain, cela suffit-il pour nous dispenser de consulter l'expérience et l'observation sur la différence des symptômes de deux maladies du même nom, et qui ont lieu chez deux sujets différens, ainsi que sur la différence de la marche et de la terminaison de ces maladies, et sur la différente manière d'agir des mêmes médicamens, ou sur les mêmes résultats amenés par des médicamens différens? Qu'une maladie existe par *suroxigénation* ou *désoxigénation*, cela peut donner une idée plus juste de l'agent principal, de la cause du désordre existant, et du changement de la combinaison chimique qui vient de se faire, soit dans les solides, soit dans les fluides; mais cela n'apprend pas toujours par quels moyens, par quelles voies, dans quel organe principalement s'est opéré ce phénomène, ni pourquoi il en est résulté tel symptôme plutôt que tel autre, ni pourquoi tel remède qui a guéri l'un n'a pas guéri, ou même a tué l'autre. Il est une chose à observer dans les maladies et dans l'effet des remèdes, et qui est indépendante de toute combinaison chimique, c'est l'action vitale qui excite dans l'économie animale, tel ou tel désordre, suivi, ou de la destruction de la maladie ou de celle du malade, qui fait que la sensibilité, l'excitabilité, sont augmentées ou diminuées par tel ou tel moyen physique ou moral. Quelle combinaison chimique opère la coction de l'humeur dans la plupart des maladies ? Comment une saignée, un vomitif, un vésicatoire, un calmant, une impression morale forte, ont-ils opéré cette combinaison, qui a favorisé la crise et la coction ? Dans quelques maladies occasionnées par des virus ou miasmes particuliers, la science des combinaisons chimiques peut recevoir une application heureuse ; mais dans la plupart des maladies qui intéressent tout le système, il sera toujours plus sûr d'étudier les mouvemens de la nature, pour savoir ce qui facilite ou ce qui empêche l'ouvrage de la coction et de la crise, que de se livrer à l'étude unique de la science des combinaisons innombrables qui peuvent avoir lieu entre les fluides et les solides, et les principes médicamentaux qu'on y introduit. Ceci nous ramène toujours à penser et à dire que la pathologie la plus vraie et la plus utile à la science médicale, est celle qui est composée de la pathologie humorale et de la pathologie nerveuse. La chimie fera beaucoup de bien à la médecine, quand elle s'unira, pour la pratique, à l'observation et à l'expérience ; mais elle lui sera nuisible quand elle voudra la diriger seule.

Observations des affections stomacales.

Première Observ. Un homme de trente-six ans, qui étoit d'une constitution physique foible et délicate, étoit, depuis plusieurs années, sujet à des douleurs d'estomac, accompagnées de flatuosités et de difficiles digestions. Il ne pouvoit supporter le beurre surtout, ni aucun aliment où il entrât. Il ne connoissoit point d'autre cause de cette maladie que des vomissemens fréquens, dont il avoit été tourmenté sur mer en faisant le voyage de l'Amérique septentrionale, où il avoit fait la guerre. Il avoit usé de beaucoup de remèdes appelés *stomachiques* avant de venir à Plombières, mais inutilement. Il y vint pour la première fois en 1791, mais il y fit peu d'usage des eaux, y étant venu cette fois pour accompagner son épouse qui en avoit grand besoin, et dont je rapporterai l'observation après celle-ci. Il ne fit, pour ainsi dire, que tâter le remède. Mais l'année suivante, soit qu'il fût encouragé par le bien qu'en avoit éprouvé son épouse, soit qu'il fût dégoûté de tout autre médicament, il revint de bonne heure et resta six mois et demi à Plombières.

Il y fit usage des eaux pendant tout ce tems, et l'événement prouva qu'il avoit bien fait de persister et de ne point se décourager; car ce ne fut qu'après plus de quatre mois qu'il commença à sentir du soulagement.

La cause de cette affection stomacale venoit des spasmes violens qu'avoit éprouvés l'estomac et les organes digestifs en général, durant les vomissemens que le malade avoit essuyés sur mer, soit en allant en Amérique, soit en revenant. L'estomac affoibli,

les sucs gastriques étoient devenus peu propres à opérer la digestion ; de là il s'étoit amassé beaucoup de
matières glaireuses qui avoient produit des engorgemens dans les régions épigastrique et mésentérique.
En palpant le malade, on sentoit évidemment ces
régions empâtées, engorgées. Les fibres étoient roides et sèches par défaut de nutrition, et les engorgemens exerçant une pression sur l'aorte, on sentoit
des rebondissemens considérables de cette artère.

Pendant tout le tems que ce malade a été à **Plom-**
bières, il a pris constamment quatre heures de bain
dans une cuve, au degré 26 de Réaumur, et une
heure de douche, tant sur la région épigastrique,
que sur la région ombilicale. La boisson fut très-
variée, et en général elle étoit peu abondante, parce
que l'estomac se soulevoit contre. Le petit-lait ne
passoit point, l'eau thermale pure irritoit. Il commença par une infusion de scolopendre et de fleurs
de violettes : ensuite il but l'eau thermale coupée
avec l'eau de veau. Il vivoit sobrement, du mouton,
ou du poulet grillés, ou rôtis, un peu de légumes
accommodés au bouillon. Il se promenoit beaucoup
au grand air, et évitoit soigneusement le froid qui
l'incommodoit beaucoup.

Ce malade ne fut pas quatre mois et demi sans
ressentir quelque soulagement. Il souffroit moins et
digéroit moins péniblement : mais ce n'a été qu'après
ce tems que l'humeur, qui causoit l'engorgement
des viscères, a commencé à devenir mobile et à s'é-
vacuer. Quoique l'irritation des solides ait pu précé-
der la formation de la grande quantite de glaires
qui existoient ici, il n'en est pas moins vrai qu'il
falloit, sans irriter ces solides, diviser, inciser cette

humeur nuisible et l'expulser. C'est ce qu'ont fait les bains, les douches et la boisson, dont on aidoit encore l'action par des moyens pharmaceutiques doux, comme la magnésie, soit seule, soit mêlée à quelques grains de tartrite acidule de potasse, soit un peu de potasse, soit un peu de rhubarbe, soit quelques grains de sel d'absinthe mêlés avec autant de poudre de fleurs de camomille romaine. Ces remèdes pharmaceutiques qui, seuls et employés longtems, n'avoient pu guérir le mal, étant aidés de l'action des eaux de Plombières en bain et en douche, ont produit le meilleur effet. Ce ne fut qu'après quatre mois et demi de l'usage de ces moyens, que le malade commença à rendre, par les selles, une grande quantité de glaires mêlés de bile, et ce ne fut qu'après ces évacuations qu'il digéra beaucoup mieux, et que les régions malades et engorgées devinrent de plus souples au tact, et que les nerfs furent moins irritables.

Le malade, durant son traitement, essuya une attaque très-forte de rhumatisme à un bras. Elle fut guérie par l'application de sangsues et de fomentations émollientes sur la partie malade, et par l'usage de quelques étuves.

Enchanté du grand soulagement qu'il éprouvoit, il ne quitta Plombières qu'à la fin d'octobre : il partit très-content. Mais il n'a dû ce grand bien aux eaux de Plombières, que parce qu'il a eu du courage et de la constance; et c'est dans les maladies de ce genre sur-tout, qu'il en faut. Les stomachiques purement toniques ou calmans ne pouvoient rien ici. Ils n'alloient point à la cause. Il falloit un remède qui délayât, qui divisât l'humeur épaisse, et qui la

détachât des fibres auxquelles elle étoit collée : il
falloit que ce remède ne fût, ni irritant, ni débilitant. Telles ont été les eaux de Plombières. Il falloit aussi de la sobriété. Dans les affections stomacales elle est de rigueur. Les bains et douches trop
chauds eussent irrités; il les falloit tempérés ; il
fallut aussi des purgatifs doux. Il y avoit asthénie,
selon Brown ; mais ses fortifians et ses stimulans
n'eussent pas produit le bon effet des eaux de Plombières. Il a fallu ici avoir égard aux solides et aux
liquides.

2ᵉ. *Observ.* L'épouse du malade, qui fait le sujet
de l'observation précédente, étoit venue à Plombières, en 1791, pour des douleurs d'estomac accompagnées d'un dérangement de la menstruation.
La malade étoit, ainsi que son mari, d'une constitution physique foible et délicate. Elle étoit âgée d'environ vingt-huit ans, et elle avoit eu plusieurs enfans.
Ses maux d'estomac et le dérangement des règles
tenoient aussi à des empâtemens du mésentère et à
une extrême sensibilité et irritabilité des solides.
Madame fit usage des eaux de Plombières en bains,
en douches, pendant environ deux mois : elle but
beaucoup de petit-lait, et prit beaucoup de magnésie. Ces moyens doux, point irritans, mais suffisamment actifs pour délayer et atténuer l'humeur épaissie
produisirent un bon effet. La malade eut des évacuations considérables de glaires et de bile; les organes
de la digestion se rétablirent insensiblement. La circulation du sang, qui se faisoit mal dans les viscères
abdominaux, à cause des engorgemens qui existoient,
se fit mieux, et la menstruation se rétablit. Après
deux saisons, Madame se trouva beaucoup mieux,

et le mieux augmenta encore chez elle ; de manière que quand elle revint l'année suivante, en 1792, pour accompagner son mari, elle ne souffroit plus de l'estomac, digéroit bien, et étoit bien réglée. Elle voulut cependant prendre quelques bains et quelques gros de magnésie, pour achever, disoit-elle, d'extirper ce qui pouvoit rester encore de ses anciens embarras des viscères. Ce traitement de précaution délaya et fondit des humeurs qui furent évacuées par les selles. Les règles survinrent, coulèrent bien, et après leur écoulement la malade reprit des bains, des douches et de la magnésie pendant un mois, observant d'ailleurs un régime exact et faisant beaucoup d'exercice.

Ce traitement améliora encore sa santé. L'abdomen étoit devenu très-souple depuis des évacuations glaireuses et bilieuses qu'elle avoit eues en dernier lieu.

Monsieur et madame Del.... avoient amené avec eux leurs enfans : un petit garçon de trois ans surtout, qui avoit habituellement le ventre gros et bouffi, et qui digéroit fort mal. Il n'est pas bien étonnant que cet enfant fût né avec des dispositions aux engorgemens du mesentère et aux mauvaises digestions, le père et la mère en étant attaqués. On le baigna, on lui fit boire trois petits verres d'eau thermale le matin, et on le purgea de tems en tems avec six gros de sirop de chicorée composé. Ce traitement réussit très-bien au petit malade, dont on régla d'ailleurs le régime, et auquel on fit faire le plus d'exercice possible. Il est actuellement très-bien portant.

Ces trois maladies venoient à-peu-près de la même cause, et elles ont été guéries par les mêmes moyens.

L'abondance des glaires étoit sur-tout occasionnée
par la foiblesse des organes digestifs, et de là étoit
venu l'empâtement du mésentère. Les eaux de Plombières, en divisant cette matière muqueuse, stimuloient aussi légèrement les fibres et réveilloient leur
ton. Les purgatifs bien choisis et administrés convenablement ont expulsé l'humeur morbifique surabondante, et les digestions se rétablissant insensiblement, il ne s'en est plus formé, ou très-peu.

3e. *Observ.* Un homme de trente-quatre ans, d'un
tempérament délicat, pituiteux et bilieux, étoit sujet,
depuis plusieurs années, à des douleurs d'estomac périodiques qui d'abord n'avoient duré qu'un mois chaque année, qui ensuite duroient deux mois et plus,
et ce mauvais état des digestions se dissipoit par une
diarrhée de quelques jours.

Ici la nature sembloit amener elle-même le remède
à la maladie. Cependant le malade voyant que chaque année la durée du mal augmentoit, que ses digestions devenoient toujours plus lentes et plus pénibles désira y remédier. Son médecin, qui s'aperçut
qu'il se formoit des embarras dans les viscères, que
la région épigastrique devenoit plus sensible et plus
tendue, prit le parti de l'envoyer à Plombières. Un
vice acide dénoté par des aigreurs qu'éprouvoit le
malade, paroissoit la cause du dérangement de l'estomac. Il but l'eau thermale, se baigna dans un bain
tempéré pendant deux heures. La boisson ne passoit
bien que quand il la prenoit dans le bain. Je fis aussi
prendre quelques douches sur la région épigastrique
qui commencoit à s'engorger, et quelques gros de
magnésie que le malade délayoit dans l'eau thermale.
Ces moyens dissipèrent les aigreurs, rétablirent les
digestions,

digestions, et la santé devint fort bonne. Le traitement ne dura qu'un mois.

4ᵉ. *Observ.* Une jeune fille de vingt ans étoit sujette à des douleurs d'estomac et à des digestions pénibles, sans qu'on pût trop en assigner la cause, si ce n'est à des spasmes de ce viscère. La boisson de l'eau thermale et des bains tempérés, pendant un mois, ont rétabli ses digestions et dissipé ses douleurs. Elle s'est mariée depuis, elle a eu plusieurs enfans; et ses douleurs d'estomac étant revenues, elle a pris le parti de faire usage de nouveau des eaux de Plombières, comme la première fois, et elles lui ont également réussi. Il n'y avoit point d'engorgement sensible des viscères, la menstruation se faisoit régulièrement; on ne pouvoit donc accuser que la trop grande sensibilité nerveuse et l'état spasmodique de l'estomac. La boisson et les bains tempérés ont remédié à ce défaut, à deux époques différentes. Ici il n'y a point eu de crise proprement dite. Les spasmes ont disparu sans évacuation notable. Tandis que, chez les malades des trois observations précédentes, la maladie, qui paroissoit avoir commencé par l'excès d'irritabilité des solides, s'étoit accrue, étoit devenue vraiment humorale, et avoit produit l'engorgement des viscères. Alors rien d'étonnant qu'il ait fallu plus de tems pour les guérir.

5ᵉ. *Observ.* Une femme de vingt-huit ans, mère de plusieurs enfans, éprouvoit des douleurs d'estomac et vomissoit souvent. Elle avoit, en même tems, une éruption partie boutonneuse, partie croûteuse, à la tête. Elle avoit des doutes sur son état, parce qu'à sa dernière époque elle avoit vu très-peu. Elle avoit eu recours à un vésicatoire à la nuque avant de me con-

Y

sulter, et ce vésicatoire, qu'elle avoit eu trois mois, n'avoit apporté aucun changement à son état.

L'éruption étoit la même, et les douleurs d'estomac et les vomissemens. Toutes ces incommodités étoient survenues après une couche, de manière qu'on pouvoit soupçonner l'humeur laiteuse d'y jouer un rôle. Ce fut mon avis, et comme on étoit en hiver, je conseillai à la malade, qui vouloit se faire appliquer un second vésicatoire, d'attendre la belle saison pour faire usage des eaux de Plombières, et, pour s'y préparer, je lui fis prendre le remède de Veisse; il soulagea, mais ne guérit point. Il est bon d'observer que cette malade, qui a une très-belle peau, l'a constamment sèche, et qu'elle transpire peu et difficilement. Elle vint à Plombières pendant la belle saison de 1792; je la palpai, ainsi que M. Degnerre qui y étoit alors. Nous trouvâmes au bas de l'épigastre un empâtement sensible au tact, et qui, étant pressé, excitoit une douleur assez vive à la malade. Elle but l'eau thermale, à la dose de dix à douze verres tous les matins; elle se baigna pendant deux et trois heures tous les jours, dans un bain à 28 degrés, et elle fit ensuite usage de la douche sur la région épigastrique. Loin que la douche lui occasionnât de la douleur, elle lui causoit plutôt une sensation agréable. Malgré ces exercices qui favorisent la transpiration, la malade avoit toujours la peau sèche. Y ayant indication de purger, elle le fut; après quoi elle continua sa boisson, ses bains et la douche. Alors la transpiration commença à se faire mieux. L'éruption avoit toujours lieu; les règles parurent et coulèrent bien, et la malade n'avoit plus de soupçon d'être grosse. Après les règles, outre ses exercices ordinaires, la malade fit aussi usage de l'étuve la plus chaude : il me parut très-essentiel d'exciter un peu vivement l'excrétion de l'organe cutané. Elle sua beaucoup et se sentit soulagée. Elle me dit que pendant qu'elle étoit à l'étuve, il lui sembloit qu'il lui sortoit quelque chose de froid de la tête. Je la purgeai après quelques étuves, et elle les continua derechef, ainsi que les bains et la douche. La transpiration étoit bien rétablie, et l'éruption à la tête étoit fort diminuée, ainsi que les douleurs d'estomac, et les vomissemens n'avoient plus lieu. Après deux saisons de ce traitement, la malade retourna chez elle. Je lui conseillai de boire le petit-lait, dans lequel on feroit infuser la fleur de sureau, et de se faire appliquer un vésicatoire à la jambe, pour suppléer à la transpiration, que je soupçonnois bien qui se feroit mal, quand elle ne se baigneroit plus et qu'elle ne prendroit plus l'étuve. Elle a suivi ce conseil, et toutes ses incommodités sont disparues, et l'éruption, et les maux d'estomac.

Le défaut de transpiration, un reste de lait infestant la masse des humeurs et irritant les nerfs de la région épigastrique, telles étoient les causes de cette affection morbifique. Les délayans administrés abondamment, tels qu'ils le sont à Plombières, en boisson, bain et douche, convenoient donc parfaitement. Le premier vésicatoire n'avoit opéré aucun bien, parce qu'il n'avoit fait qu'irriter, et que l'humeur n'étoit point assez mobile. Tandis que le second a moins irrité, ayant été appliqué dans un moment où les liquides étoient plus délayés, la peau plus souple et plus transpirante. L'humeur laiteuse avoit aussi été neutralisée par l'eau alkaline de Plombières, et éliminée tant par les selles que par les urines, et surtout par les sueurs.

Cette maladie étoit beaucoup plus humorale que nerveuse dans son principe. Ensuite elle est devenue aussi nerveuse. C'est ainsi qu'elles s'engendrent presque toutes; et de simples qu'elles ont été d'abord, elles deviennent presque toutes mixtes. La bonne médecine est celle qui a égard à ces deux sources de nos maladies, et qui les attaque tantôt conjointement, tantôt séparément, suivant les indications et toujours avec les moyens les mieux adaptés à la sensibilité et à l'irritabilité des malades, sans perdre de vue le vice des liquides, leur surabondance, leur mobilité, leur état de coction et le *quo vergit*.

Dans l'exemple ci-dessus, on avoit commencé par où il falloit finir. On vouloit détourner et évacuer l'humeur par un exutoire; mais il falloit auparavant préparer cette humeur à la dérivation et à l'élimination. Il falloit donc la détremper, et la purger à mesure que l'orgasme avoit lieu; et il falloit aussi rétablir l'excrétion, dont la suppression avoit donné lieu à la maladie, et établir ensuite l'exutoire pour éliminer le reste de l'humeur, devenue mobile, et pour suppléer, par la suite, l'excrétion cutanée, tout en favorisant la mobilité des liquides par une boisson convenable.

La malade en question a été cinq ou six ans fort bien; mais ayant laissé l'exutoire se fermer, et ayant négligé d'y suppléer, l'éruption s'est remontrée avec les maux d'estomac. Elle est revenue à Plombières, où elle a fait usage des eaux comme la première fois, et avec le même succès; et je lui ai conseillé de remettre un vésicatoire et de l'entretenir; ce qu'elle aura soin de faire, sans doute, ayant pour elle l'expérience, qu'elle auroit tort de ne point écouter.

6ᵉ. *Observ.* Une jeune personne de vingt ans vint à Plombières en 1795, pour des vomissemens très-fréquens, auxquels elle étoit sujette depuis plusieurs années. Des affections morales paroissoient avoir donné lieu à la maladie. Les nerfs étoient très-mobiles, et les évanouissemens fréquens en étoient la suite. La jeune personne avoit le teint fort pâle ; elle avoit beaucoup maigri, et à peine avoit-elle mangé, qu'elle rejetoit par le vomissement ce qu'elle avoit pris. La menstruation étoit assez régulière, mais peu abondante. En palpant la région épigastrique, on y trouvoit de l'engorgement, qui étoit douloureux quand on le pressoit.

Elle fit usage des eaux en bains de quatre heures dans le bassin tempéré, de douche sur l'épigastre, et elle but l'eau thermale, à laquelle elle joignit l'usage de la magnésie, tantôt seule, tantôt mêlée à la rhubarbe, tantôt à la cannelle, comme fondant, anti-acide et un peu tonique, moyennant l'addition de la rhubarbe ou de la cannelle.

La jeune malade resta quarante jours à Plombières, à faire usage des moyens dont nous venons de parler, et qui lui réussirent bien. A son départ elle n'avoit point vomi depuis quinze jours. Elle digéroit assez bien. Son teint étoit meilleur, et ses forces un peu remontées.

Elle partit dans cet état de mieux être, mais on ne pouvoit regarder encore la cure comme parfaite.

De retour chez elle, le mieux se soutint quelque tems, mais ensuite les vomissemens reparurent, parce qu'elle eut quelques chagrins. Ils durèrent encore

quatre mois. Elle revint à Plombières une seconde
fois, mais dans un état meilleur que celui où elle étoit
lors de son premier voyage. Elle ne vomissoit plus
que très-rarement; l'engorgement de l'épigastre étoit
presque nul, mais les évanouissemens étoient encore
fréquens, les nerfs très-agacés, et la menstruation
encore peu abondante.

La malade fit usage des eaux comme la première
fois, en bains, douches et boisson. Comme elle avoit
plus de force, elle faisoit plus d'exercice. A sa dernière saison, au lieu de l'eau thermale, elle but l'eau
ferrugineuse de Plombières, le matin et à ses repas,
dans le dessein de donner plus de ton et d'exciter plus
fortement les règles. Elle reprit beaucoup d'embonpoint, mangeant bien et ne vomissant plus, les règles
venant plus abondamment, et les évanouissemens
étant plus rares. Elle retourna chez elle fort contente,
et elle m'a écrit plusieurs fois que sa santé se soutenoit.

Les peines morales ont affecté ici le genre nerveux, et il en est résulté une augmentation excessive de sensibilité, sur-tout dans les nerfs de la
région épigastrique. De là le bouleversement des
facultés digestives, et par suite le dérangement de
la menstruation. Il s'est formé ensuite pléthore locale
sanguine et bilieuse, et la subversion des fonctions
du système nerveux a subsisté aussi, parce que les
peines morales subsistoient. Celles-ci ayant diminué,
et les remèdes physiques convenables ayant été employés, la cause physique et ses effets ont aussi éprouvé
de la diminution. Les eaux de Plombières en bain,
en douche, en boisson, ont rétabli la transpiration,
la circulation du sang et la sécrétion de la bile, à

l'aide, sur-tout, de la distraction que l'on étoit parvenu à procurer à la malade. Les affections morales
ayant reparu, les accidens s'étoient aussi montrés
de nouveau, mais moins vivement. Les premiers
remèdes réitérés ont obtenu un succès plus complet,
parce que la cause morale étoit plus atténuée.

Il ne falloit ici que des moyens doux physiques,
et des distractions morales du même genre, qui, heureusement se sont rencontrées, et tout est rentré dans
l'ordre.

7ᵉ. *Observ.* Une femme de quarante ans passés, qui
a eu plusieurs enfans, qui est grasse et replette, et d'un
tempérament pituiteux, digéroit mal depuis près d'un
an, et vomissoit souvent. Elle vint à Plombières
en 1793, et y fit usage de la boisson de l'eau thermale, des bains et de la douche sur la région de l'estomac. Ce traitement excita une grande fonte d'humeur pituiteuse et bilieuse. Il fallut purger souvent,
et les purgatifs évacuèrent une énorme quantité de
glaires et de bile, qui, en stagnant et en s'épaissis-
sant dans les premières voies, gênoit les digestions
et occasionnoit les vomissemens, et auroit sûrement
fini par occasionner des engorgemens et des obstructions dans les viscères.

Cette maladie étoit assez simple et peu compliquée. Elle intéressoit peu le système des solides. Il
ne falloit que délayer et fondre la pituite des premières voies; c'est ce que firent la boisson, les bains et
la douche, qui opérèrent la cure, à l'aide de quelques
purgatifs qui évacuèrent l'humeur. Au bout d'un mois,
la malade se trouva bien et ne vomissoit plus.

Des maladies de ce genre pourroient souvent se
guérir, sans doute, sans le secours des eaux de Plom-

bières, en s'astreignant chez soi à délayer beaucoup, en se purgeant et en observant un régime. Mais on fait ordinairement tout cela beaucoup mieux aux eaux, où l'on s'accoutume à boire abondamment sans répugnance et sans être distrait, comme on l'est ordinairement chez soi ; et d'ailleurs, le bain et la douche que l'on prend à Plombières, et qu'on ne trouve pas dans sa maison, ajoutent beaucoup à la promptitude de l'effet des autres délayans. Aussi voit-on tous les ans aux eaux, plusieurs personnes qui y viennent uniquement pour se bien purger, et qui s'en trouvent bien.

8°. *Observ.* Un homme d'environ quarante-huit ans éprouvoit depuis plus d'un an, de violentes douleurs à l'estomac, et avoit des digestions très-pénibles. Le malade ne savoit trop quelle cause assigner à sa maladie, si ce n'est qu'il avoit essuyé du chagrin dans les premiers tems de la révolution. (C'étoit l'an 2.) Je le palpai à son arrivée à Plombières. La région épigastrique étoit gonflée et tendue. Le malade but l'eau thermale coupée avec la tisane de chicorée, parce que seule elle échauffoit trop, et à ses repas il buvoit l'eau de Bussang avec très-peu de vin. Il se baigna tous les matins dans le bassin tempéré ; le bain trop chaud lui faisoit mal. Il prit aussi la douche sur l'épigastre. Il paroissoit y avoir un engorgement au petit lobe du foie ; c'est pourquoi je lui fis boire l'eau de Bussang, qui est aussi un excellent apéritif dans les cas d'épaississement de la bile et d'engorgement du foie. Ce traitement agit avec une promptitude étonnante sur la cause du mal ; car le malade ne fut pas plus de vingt-un jours à Plombières, et quand il partit, il ne ressentoit plus de douleur à l'épigastre, qui n'étoit plus ni tendu, ni gonflé, et il digéroit parfaitement bien.

Il y avoit dans cette maladie un principe humoral, mais les solides péchoient sur-tout par une trop grande irritabilité. Les bains tempérés calmèrent beaucoup cet érétisme, la boisson, qui passoit fort bien, faisoit aussi l'effet d'un bain calmant intérieur, et la douche sur l'épigastre avoit dissipé les légers engorgemens qui se formoient au petit lobe du foie, et avoit ranimé la sécrétion et excrétion de la bile. L'eau de Bussang avoit aussi concouru au même but. Ce malade s'est fort bien porté depuis.

9°. *Observ.* Une femme de quarante-huit ans, qui avoit le teint très-jaune et qui ne pouvoit rien digérer, faisoit usage des eaux de Plombières depuis plus d'un mois sans m'avoir consulté. Elle avoit bu l'eau thermale et s'étoit baignée quelque tems. Comme il lui étoit survenu de la fièvre, elle avoit discontinué ses bains et me consulta. Il y avoit indication de surabondance d'humeur délayée et stagnante dans les premières voies, en conséquence je la purgeai ; elle eut des selles très-fétides et très-abondantes pendant plusieurs jours. La fièvre diminua. Je la palpai. L'abdomen au côté droit de la région ombilicale présentoit encore de la dureté. Je réitérai l'usage des purgatifs qui évacuèrent encore une énorme quantité d'humeur qui séjournoit sûrement depuis longtems, tant elle étoit fétide. Ces évacuations diminuèrent encore la fièvre, qui cessa absolument par l'enflure qui survint à une jambe, et dès-lors je ne trouvai plus ni tension, ni gonflement à l'abdomen. Cette enflure de la jambe a été dissipée à l'aide de quelques apéritifs et de quelques purgatifs, et les digestions furent très-bien rétablies. Ici le mouvement fébrile avoit été très-utile, ce fut un vrai *conamen naturæ morbum curare molientis*. Les eaux employées au hasard et sans ordre produisirent une vraie crise, qu'il a fallu aider par les purgatifs. La métastase qui se fit sur la jambe débarrassa aussi les viscères et termina la fièvre. Cette malade ne fut point malheureuse, quoiqu'imprudente en se dirigeant elle-même d'abord; mais elle eût couru des risques si les purgatifs, ordonnés à propos, n'eussent pas déterminé les évacuations critiques. C'est ainsi que souvent on use avec danger et à son détriment d'un remède excellent en lui-même, mais qui peut devenir nuisible par la mauvaise manière de s'en servir, ou en n'aidant pas son action des moyens convenables. La maladie étoit ici toute humorale. Les délayans et les évacuans étoient seuls indiqués.

10e. *Observ.* Un jeune homme de vingt ans vint à Plombières au mois de fructidor an 4, sortant d'une maladie aiguë qu'il avoit essuyée à l'armée. Il avoit le teint jaune, le ventre extraordinairement resserré, et les hypocondres tendus et gonflés. Il digéroit mal et avoit souvent des accès de fièvre fugaces.

Ici c'étoit une affection chronique résultant d'une crise imparfaite de la maladie aiguë. Toute l'humeur n'étoit point évacuée, et les solides étoient encore foibles et irritables. Le malade but l'eau savonneuse coupée avec le petit-lait, de préférence à l'eau thermale, à cause de la constipation opiniâtre. Il se baigna dans un bain tempéré, pendant deux heures tous les matins, prit beaucoup de lavemens et de l'électuaire lénitif. Ces moyens délayèrent, détendirent et évacuèrent doucement sans trouble, et sans irritation. Il fut nécessaire aussi d'imposer un régime sévère au malade, parce que le travail d'une digestion un peu pénible excitoit la fièvre. Les purgatifs proprement dits, même assez doux, ne l'évacuoient presque pas, tandis que les lavemens et l'électuaire lénitif qu'il prenoit tous les jours, le purgeoient bien et sans fatigue. Il suivit ce traitement pendant un mois à Plombières. Il partit très-content et très-satisfait, son teint étant meilleur, ses forces commençant à revenir, les hypocondres étant devenus souples et l'appétit plus franc, et la digestion n'étant plus aussi laborieuse. Sa santé s'est améliorée tous les jours davantage, et depuis ce tems il se porte à merveille.

Dans cette maladie, les solides avoient autant besoin d'être calmés que le reste d'humeur avoit besoin d'être évacué. Le traitement devoit donc être calmant, légèrement purgatif, et sur-tout le régime devoit être sévère, sans cela les autres moyens eussent été inutiles.

11e. *Observ.* Une pauvre femme d'Epinal vint à Plombières en 1794, pour y chercher du soulagement à une cardialgie violente survenue à la suite d'une couche. Elle fit usage des eaux thermales en boisson, et en bain. Elle prit aussi plusieurs étuves, attendu que je soupçonnois qu'une humeur laiteuse étoit en partie cause de son mal. Pendant ce traitement il lui survint une perte utérine très-considérable, ce qui fit suspendre l'usage des eaux, et employer les moyens propres à calmer la perte. Cet accident arrêté, et les forces revenues, l'estomac se trouva guéri.

Les lochies avoient peu coulé après la couche, il s'étoit formé une pléthore sanguine, et c'étoit là la cause de la cardialgie. C'est une cause plus fréquente qu'on ne l'imagine des douleurs d'estomac, du défaut d'appétit et des digestions pénibles. Je l'éprouve moi-même constamment toutes les fois que mes vaisseaux sont trop pleins de sang. Dans ces cas la saignée est le vrai stomachique.

Les eaux de Plombières, l'étuve sur-tout, déterminèrent la perte chez cette pauvre femme, et cette perte la guérit. Cet effet de l'étuve de provoquer le flux menstruel m'a été confirmé par un grand nombre d'exemples. Ce moyen accélère considérablement la circulation du sang.

12e. *Observ.* Une fille d'environ trente ans, née et habitant à la campagne, ayant toujours eu une santé délicate, souffroit de l'estomac depuis six mois; son teint étoit jaune et elle maigrissoit beaucoup. L'épigastre et l'hypocondre droit étoient tendus et gonflés, et les règles peu abondantes. Elle vint à Plombières au commencement de fructidor an 3. Je regardai la maladie comme tenant à l'imperfection de la menstruation, d'où étoit résultée une pléthore ou surcharge sanguine dans les vaisseaux du foie et du système gastrique. Je fis boire à la malade l'eau thermale le matin, et celle de Bussang aux repas avec un peu de vin. Elle se baigna dans le bassin du bain neuf qui est tempéré, et ensuite elle fit aussi usage de la douche, tant sur l'abdomen que sur les lombes. Les premiers jours la douche lui étoit très-douloureuse, mais insensiblement cette douleur ne se fit plus sentir, à mesure que les parties devinrent plus souples et plus détendues. Comme elle avoit souvent des aigreurs, je lui fis prendre de la magnésie dans la vue de neutraliser l'acide de l'estomac, et de diminuer l'irritation de ce viscère. Je lui fis faire usage aussi à ses repas, de la poudre stomachique composée de fleurs de camomille romaine, de sel d'absinthe et de quelques grains de rhubarbe.

Il falloit ici détendre les solides, assouplir les vaisseaux, faciliter la circulation du sang, et tâcher de provoquer une menstruation plus abondante. C'est ce qu'opéra le traitement que je viens de détailler et dont la malade fit usage pendant un mois environ. L'appétit revint, après des règles plus abondantes. L'épigastre et l'hypocondre droit devinrent souples, et le sommeil, qui fuyoit la malade depuis long-tems, revint enfin. Le bain et la douche avoient donc produit d'heureux effets en détendant les solides et en facilitant la circulation.

13°. *Observ.* Un homme de quarante ans étoit sujet à des douleurs d'estomac, accompagnées de vomissemens journaliers ; je lui conseillai l'usage des bains, parce que je regardois cette affection stomacale comme produite par une gale répercutée. La gale reparut, et les vomissemens cessèrent, ainsi que les douleurs d'estomac. La gale disparut encore, et les vomissemens revinrent. Le malade vint à Plombières, et y fit usage des bains, de la douche sur toute l'habitude du corps, et de l'étuve; il se fit une éruption considérable sur tout le corps, et l'estomac fut une seconde fois débarrassé des vomissemens et de la douleur. Je conseillai la continuation des mêmes moyens, et je purgeai fréquemment le malade; alors l'estomac a continué de bien digérer, et la maladie cutanée s'est dissipée insensiblement.

Cet exemple semble bien prouver la répercussion d'une humeur de la peau à l'intérieur. En pareil cas, on ne peut sans doute conseiller rien de mieux que les bains, les douches, les étuves et la boisson des eaux de Plombières. Ces moyens sont bien faits pour délayer l'humeur, l'adoucir, la rendre mobile, et lui ouvrir les voies de l'élimination. Je rapporterai par la suite d'autres exemples de cette nature.

Je pourrois citer plusieurs autres faits semblables aux précédens ; mais comme il m'en reste beaucoup d'autres à détailler, relativement à d'autres espèces de maladie, je grossirois trop cette partie de mon ouvrage, et d'ailleurs cela deviendroit fastidieux. Les exemples cités sur les affections stomacales, prouvent assez l'efficacité des eaux de Plombières dans ces circonstances ; il est des cas de cette nature où le mal ne cède point aussi facilement aux eaux, mais nous avons vu qu'il falloit du courage, de la patience et de la sobriété.

J'ai vu aussi à Plombières des maladies de l'estomac qui n'ont pu y guérir, et que rien, à mon avis, ne peut guérir : ce sont les obstructions au pylore. Sur quatre ou cinq malades de cette espèce, aucun n'a reçu de soulagemens, ni des eaux en boisson, ni du bain, ni de la douche. Il y a aussi des affections de l'estomac qui tiennent à des causes éloignées, comme des obstructions, des engorgemens d'autres viscères voisins : nous en parlerons à l'article *Engorgemens* et *obstructions*.

Des pâles-couleurs.

Cette maladie est bien souvent accompagnée du dérangement de l'estomac, comme nous le verrons dans les exemples qui vont suivre ; c'est pourquoi nous la plaçons à côté de la première.

14e. *Observ.* La malade qui va faire le sujet de cette observation, est un des premiers faits impor-

tans que j'aie vus à Plombières, et une des premières
cures qui m'ait fait le plus de plaisir ; c'étoit une jeune
fille de 22 ans, grande et bien faite , et dont la santé
étoit dans l'état le plus déplorable lorsque je la vis
pour la première fois à Epinal, à mon retour de Paris,
en 1790 : à peine avoit-elle la force de parler et de
marcher. Son teint étoit d'un pâle mêlé de jaune ;
elle crachoit le sang de tems en tems , et n'étoit presque point réglée : ce qui faisoit d'autant plus craindre pour sa poitrine, qu'une de ses sœurs en étoit
morte, et qu'elle étoit née d'une mère qui ne l'avoit
pas bonne. Tout le monde la regardoit comme poi-
trinaire décidée. Cependant, je ne désespérai point de
la guérir , si je pouvois parvenir à bien rétablir le flux
menstruel. C'étoit à la fin de l'hiver : je lui conseillai
de faire usage , chez elle, de demi-bains domestiques ;
elle n'en eut pas pris pendant un mois , que son état
s'améliora ; elle buvoit en même tems une tisane
adoucissante et légèrement tonique. Les règles commencèrent à couler mieux , et elle prit un peu plus
de force. Je la faisois promener le plus qu'il étoit possible au grand air, quand le tems le permettoit. Au
bout de deux mois de ce traitement, la malade allant
infiniment mieux , je vins à Plombières. Le mieux
continua encore pendant un mois , au bout duquel
tems il y eut une rechûte, parce que la malade avoit
voulu se dispenser de continuer ses demi - bains.
Je lui écrivis de Plombières qu'il falloit absolument
qu'elle y vînt ; elle suivit mon conseil. Je sus alors
qu'elle avoit eu autrefois une humeur à la peau , qui
avoit disparu, et que depuis , sa santé s'étoit altérée. C'étoit une raison de plus d'insister sur l'usage
des bains ; elle étoit toujours très-pâle, peu réglée ,

avoit souvent des palpitations de cœur et peu de force, et digéroit mal : elle fit une première saison, durant laquelle elle prenoit des demi-bains à 27 degrés, buvoit l'eau savonneuse, coupée avec un quart de lait, le matin, et l'eau de Bussang avec peu de vin aux repas. Il falloit chercher à pousser à la peau et aux règles, sans nuire à la poitrine. Cette première saison opéra peu de changement, si ce n'est une petite augmentation de forces. Je conseillai une seconde saison, la malade la fit, et le mieux devint plus sensible : le teint s'anima, et il commença à paroître à la peau une efflorescence dartreuse.

La malade, après cette seconde saison, retourna chez elle, où elle continua d'aller de mieux en mieux; une vraie gale se montra. Je retournai à Epinal, où je vis la malade tous les jours, et j'augurai fort bien de l'éruption qui s'augmentoit journellement. Je ne lui fis faire usage que d'une tisane, légèrement diaphorétique. La gale devint très-considérable; et à mesure que l'humeur se portoit à la peau, le teint s'animoit et étoit rose. Les règles vinrent bien. Elle a gardé cette gale plusieurs mois, et ensuite il survint des furoncles qui ne firent qu'améliorer l'état de la malade : elle s'est mariée depuis, et à eu plusieurs enfans.

Les eaux ont produit dans cette occasion l'effet le plus avantageux; elles ont déterminé vers la peau une humeur qui irritoit les parties internes, et dérangeoit les fonctions de plusieurs viscères, notamment du poumon, de l'estomac et de l'utérus; et cette humeur ayant été diminuée par l'organe cutané, ces viscères ont repris leurs fonctions naturelles; mais il a été nécessaire de surveiller l'administration des eaux. Il n'étoit n'étoit pas indifférent que la malade prît des bains entiers ou des demi-bains, ni qu'elle prît ces bains plus ou moins chauds, ni qu'elle bût l'eau thermale ou l'eau savonneuse. Les demi - bains favorisoient davantage la circulation vers les parties utérines. Les bains tempérés étoient moins stimulans et moins échauffans, et l'eau savonneuse convenoit mieux que l'eau thermale, à cause de la délicatesse de la poitrine, et à cause des crachemens de sang qu'il falloit éviter.

15ᵉ. *Observ.* Une jeune fille de dix-huit ans vint à Plombières en 1792, digérant mal, ayant le teint pâle, une grande foiblesse dans tous les membres, et n'étant point réglée, elle avoit la poitrine bonne, et étoit bien constituée : il ne paroissoit point qu'il y eût de lésion essentielle d'aucun viscère, ni de vice marqué dans les humeurs, de l'atonie dans les solides, l'organe de la menstruation pas encore assez développé, telles étoient les causes apparentes de la maladie. Je fis baigner la malade dans un bassin à 28ᵈ.; elle but l'eau ferrugineuse de Plombières, et elle prit aussi des douches sur les lombes et sur l'abdomen, pour animer la circulation paresseuse. Ce traitement lui a fort bien réussi : les fibres ont pris plus de ressort, la circulation s'est accélérée, l'estomac à mieux digéré, et le teint s'est un peu coloré ; et de retour chez elle, les règles n'ont pas tardé à paroître, et depuis la jeune personne s'est parfaitement bien portée, ayant continué quelque tems l'usage des eaux de Bussang.

Cette maladie étoit fort simple et point compliquée, aussi a-t-elle été guérie facilement et promptement.

16e. *Observ.* Une jeune personne de vingt ans, grande
et très-bien faite, et d'une constitution physique naturellement forte, étoit attaquée de chlorose ; elle avoit
le teint extrèmement pâle, les lèvres sur-tout ; ses
forces étoient anéanties ; elle avoit de fréquentes palpitations de cœur ; elle n'étoit point ou presque point
réglée. Les viscères de l'abdomen étoient empâtés,
et l'estomac digéroit lentement. Elle vint à Plombières en l'an 5 : elle y fit usage des bains, de la douche, et des eaux thermales en boisson, et de celle de
Bussang : elle fut sensiblement mieux, et elle retourna
chez elle. Mais dans l'intervalle de l'été de l'an 5 à
celui de l'an 6, les accidens revinrent : la foiblesse
étoit considérable, la jeune malade pouvoit à peine
marcher. La pâleur étoit extrème ; il y avoit même
œdématie des extrémités inférieures. Les palpitations
de cœur étoient fortes et fréquentes, et l'engorgement
des viscères abdominaux, étoit très-sensible au
tact. La malade avoit de l'appétit, mais elle digéroit
fort mal ; elle but l'eau thermale, coupée avec le petit-lait, à la dose de 10 à 12 verres tous les matins.
Elle se baigna 3 heures, dans un bain de 27 à 8
degrés, et dont la chaleur fut ensuite augmentée jusqu'à 29 et 30 degrés. Après 15 jours de bains, elle
prit aussi la douche sur tout l'abdomen, et même
sur toute l'habitude du corps, et cela pendant une
heure. Ces moyens, aidés de l'exercice à pied, à cheval et en voiture, redonnèrent des forces, ranimè-
rent la circulation, fondirent les engorgemens des viscères, que des purgatifs évacuoient ensuite.

La malade buvoit aussi aux repas l'eau ferrugineuse
de Plombières, ou l'eau de Bussang, coupée avec du
vin. A la seconde saison, elle prit en outre tous les

matins quatre onces de jus d'herbes, telles que chicorée, cerfeuil, bourrache et cresson ; elle prit aussi, durant cette seconde saison, ses bains et sa douche un peu plus chauds, et tous les soirs elle prenoit un bain de jambe fort chaud. Elle supportoit fort bien cette augmentation de chaleur, qui devenoit un moyen plus actif de fondre les engorgemens, et de déterminer le flux menstruel.

Après les jus d'herbes, elle fit usage de pilules martiales, toniques et apéritives, tout en continuant ses bains, ses douches et la boisson, et l'exercice à pied et à cheval, gravissant les montagnes qui entourent Plombières. Ce traitement lui réussisoit à merveille ; son teint se coloroit, les palpitations diminuoient ainsi que les engorgemens des viscères. Ses forces étoient augmentées, au point qu'elle faisoit à pied des courses de plusieurs lieues dans des chemins difficiles. La malade resta à Plombières près de trois mois.

A sa dernière saison, la malade fit aussi usage de l'étuve, qui étoit très-indiquée, pour fondre l'humeur glaireuse, pour accélérer la circulation, pour favoriser la transpiration.

La malade partit de Plombières dans un état bien différent de celui dans lequel elle y étoit arrivée. Son teint étoit coloré ; elle avoit de la force ; les palpitations ne se faisoient presque plus sentir ; l'abdomen étoit souple ; les purgatifs, souvent réitérés, avoient évacué une grande quantité de glaires ; les règles commençoient à couler un peu abondamment. La continuation des martiaux, de l'exercice, et une nourriture saine, ont achevé sa cure. J'ai revu depuis la malade à Paris, et sa santé étoit fort bonne.

La constitution forte de la malade, et le bon état de ses nerfs, permettoient d'employer des moyens forts et actifs, comme des bains chauds, des douches chaudes, des étuves. Malgré cela, il étoit expédient, pour hâter et assurer la cure, d'y joindre encore, et les jus d'herbes, et les martiaux. Les purgatifs étoient aussi d'une nécessité indispensable. Le traitement agissoit comme fondant actif, mais n'évacuoit point la pituite abondante qui empâtoit les fibres des viscères. Il falloit donc ici aider la nature, et expulser au-dehors l'humeur mobile. Les solides péchoient par atonie, et les liquides par épaississement. Le traitement employé, sur-tout les bains chauds et les étuves, en fondant les humeurs épaisses, ranimoient aussi le ton des fibres; et une fois la menstruation bien établie, la cure ne peut que devenir solide.

16ᵉ. *Obser.* Une jeune personne de vingt ans avoit tous les symptômes de la chlorose, et n'avoit cependant point le teint pâle; c'étoient des pâles-couleurs, avec des couleurs assez animées. Elle n'étoit point réglée; elle digéroit mal : son appétit étoit fort irrégulier et bizarre. Elle n'avoit point de forces; elle n'aimoit point à se donner du mouvement. Elle avoit tous les symptômes de la chlorose, excepté la pâleur du teint.

Elle vint à Plombières en 1791 avec son père. Elle fit usage des eaux en boisson et en bain. Elle but tantôt l'eau de Plombières, tantôt l'eau de Bussang; insensiblement son état devint meilleur. Elle resta à Plombières deux saisons. Ses forces augmentèrent, son appétit devint plus réglé, et ses digestions meilleures. Je l'ai revue plusieurs fois depuis, et elle jouit d'une fort bonne santé.

La jeune malade étoit suffisamment sanguine, mais le sang ne prenoit point son cours naturel, à cause de trop d'érétisme dans le système utérin. Les bains calmèrent cet érétisme, et le sang, qui affectoit de surcharger la poitrine, prit alors une autre route, et la menstruation s'établit à l'avantage de la poitrine et de l'estomac.

17e. *Observ.* Une jeune fille de quinze ans étoit chlorotique depuis six mois environ. Elle ressentoit des douleurs de lombes, d'estomac et de tête. Elle étoit extrêmement pâle, mangeoit peu, et toutes sortes de drogues, de préférence à des alimens sains. Les règles avoient à peine paru une fois. Elle but l'eau thermale et l'eau ferrugineuse; elle se baigna dans un bain tempéré, et prit la douche sur toute l'habitude du corps. On lui faisoit faire le plus d'exercice à pied que l'on pouvoit. Ce traitement, d'un mois, ranima les forces, la circulation, et excita un peu l'appétit. Quand la malade quitta Plombières, elle étoit mieux, mais il fallut continuer encore, attendu la briéveté de son séjour aux eaux, l'usage des eaux martiales pendant quelque tems, avant que la menstruation se rétablît. Il n'y avoit point de vice essentiel dans le système des solides ni des fluides; mais il falloit que la nature eût le tems de se développer, et le traitement employé tendoit à faciliter cet effet.

18e. *Observ.* Une jeune personne de dix-sept ans vint à Plombières en l'an 4, ayant un teint pâle et jaune, une grande foiblesse dans les membres, les jambes très-enflées, et n'ayant éprouvé encore qu'une seule fois le flux menstruel. La boisson de l'eau ferrugineuse, des bains tempérés de deux heures, de l'exercice, même celui de la danse, ont fait disparoître l'enflure, la foiblesse et le mauvais teint, dans l'espace d'un mois que la jeune malade est restée à Plombières. Elle prit aussi l'étuve trois fois, et elle fut purgée deux. Chaque jour on s'apercevoit du mieux. Il n'y avoit ni obstruction, ni engorgement dans aucun viscère ; il n'y avoit qu'atonie des vaisseaux, que les bains, l'eau ferrugineuse et l'exercice dissipèrent.

Un plus grand nombre d'exemples de cette nature n'est point nécessaire pour prouver l'efficacité des bains, des douches et des étuves de Plombières, ainsi que de la boisson, tant des eaux thermales que des eaux ferrugineuses, dans les cas de chlorose. Quand cette maladie est accompagnée d'engorgemens considérables des viscères, ou d'un vice bien marqué des humeurs, la cure est plus difficile, plus longue ; mais toutes les fois qu'il ne faut que hâter le développement des organes, accélérer la circulation, ou détruire une excitabilité trop grande, les eaux de Plombières administrées convenablement, réussissent assez promptement.

Fluor albus.

19ᵉ. *Observ.* Une femme de vingt-huit ans avoit, depuis une couche laborieuse, une santé des plus délabrées : flux blanc très-considérable, douleur d'estomac insupportable, foiblesses ou défaillances fréquentes, amaigrissement, et mobilité excessive du système nerveux.

Il y avoit eu lésion assez grave des parties de la génération dans l'accouchement ; de là venoit la prin-

cipale cause d'irritation, et un principe d'humeur
laiteuse s'y joignoit.

Cette malade fit d'abord usage des eaux en bains
tempérés, en douches ascendantes, et elle buvoit
l'eau de Bussang. Ce traitement continué pendant
une saison de vingt et quelques jours, ne produisit
pas d'effet marqué.

Les purgatifs ici ne paroissoient pas indiqués, tant
à cause de la foiblesse qu'à cause de l'irritation des
nerfs. Je craignois que l'étuve n'augmentât encore
la foiblesse et le relâchement; cependant quelques
réflexions me déterminèrent à employer ce moyen.
D'abord j'avois observé que les bains un peu chauds,
comme à 28 degrés, lui réussissoient mieux que ceux
plus tempérés, comme à 26 degrés. En second lieu,
la malade avoit une espèce d'instinct que l'étuve lui
feroit du bien, et elle me sollicitoit de lui permettre
d'y aller. En troisième lieu, l'humeur laiteuse donnoit une indication d'ouvrir les pores de la peau,
qui étoit assez sèche. Je lui fis donc prendre l'étuve :
elle s'en trouva fort bien : elle lui redonnoit des forces, au lieu de l'affoiblir; l'irritation se calmoit plutôt
qu'elle ne s'augmentoit, et la transpiration se rétablit.

Ces effets tournèrent sensiblement au mieux être
de la malade, qui partit de Plombières plus forte,
le *fluor albus* ayant diminué considérablement, et
la santé, au total, s'étant fort améliorée.

L'augmentation de la transpiration, et la diminution de l'érétisme, occasionnée par les bains et l'étuve,
ont donc été les moyens salutaires employés par l'art
pour opérer le bien de cette malade. Nous allons voir,
par l'exemple suivant, qu'il faut varier le traitement
dans cette maladie.

20ᵉ. *Observ*. Une femme de trente ans environ, mariée depuis plusieurs années, n'avoit point eu d'enfant, et étoit tourmentée par un *fluor albus* des plus abondans, d'une matière blanchâtre et épaisse. Elle n'avoit pas maigri sensiblement, parce qu'elle avoit conservé un assez bon appétit et d'assez bonnes digestions. C'étoit un tempérament extrêmement pituiteux. Les règles étoient peu abondantes, et le flux blanc étoit et copieux, et presque continuel, mais peu âcre. Il étoit vraisemblable qu'un afflux aussi considérable d'humeur muqueuse sur la matrice, nuisoit à la fécondité.

La malade fit usage, pendant deux saisons, des eaux de Plombières, en bains tempérés d'abord, puis un peu plus chauds, comme à 28 degrés. Elle but l'eau thermale le matin, et l'eau de Bussang aux repas. Elle fit usage de la douche ascendante utérine et de l'étuve locale utérine. Il y avoit ici deux indications principales à remplir, de fortifier les fibres du système utérin, d'en calmer l'irritabilité, et de détourner de la matrice le flux de l'humeur muqueuse. Les bains augmentoient la transpiration et calmoient; la douche ascendante fortifioit les voies utérines; l'eau de Bussang étoit un tonique général. J'employai de plus des pilules, composées d'extraits amers et de purgatifs. Ces pilules évacuoient journellement par les intestins une grande quantité de glaires.

Ce traitement, qui dura environ deux mois, produisit l'effet le plus heureux. Le flux blanc diminua de la manière la plus sensible; la transpiration cutanée se fit mieux, et l'humeur muqueuse se portoit sur le canal intestinal. Je conseillai à la malade, en partant, de continuer chez elle l'usage des injections toniques, pour suppléer les douches ascendantes, de continuer la boisson de l'eau de Bussang, de faire beaucoup d'exercice en plein air, et de faire toujours usage de ses pilules. Le mieux a continué, et s'est même augmenté, au point que la malade est devenue grosse; mais malheureusement un accident lui fit faire une fausse-couche, et lui donna beaucoup de chagrin. Cela renouvela un peu le *fluor albus*. Elle revint à Plombières, et y suivit le même traitement que la première fois, qui réussit encore fort bien; mais l'abondance du flux blanc n'étoit plus aussi grande que la première fois.

21e. *Observ.* Une femme mariée, d'environ trente-huit ans, et qui n'a jamais eu d'enfant, a les nerfs très-sensibles. La menstruation se fait assez régulièrement, mais elle est suivie d'un fluor albus abondant, et qui épuise la malade. Ce qui l'inquiétoit le plus, c'étoit sa foiblesse. Elle commença par boire l'eau savonneuse, parce qu'elle avoit la poitrine délicate, et par se baigner dans un bain tempéré. Comme son médecin ordinaire, dans son pays, lui avoit sur-tout recommandé la douche, elle avoit une envie démésurée de la prendre. Je le lui permis, après quelques bains, et lui recommandai de la prendre sur toute l'habitude du corps. Elle trouva que cet exercice l'avoit ranimée et fortifiée. Elle la continua pendant trois jours avec le même succès. Ses règles étant survenues, elle fut obligée d'interrompre ses exercices. Les règles passées, je palpai la malade, et je trouvai l'épigastre et l'hypocondre droit un peu gonflés. Au lieu de l'eau savonneuse, elle but pendant ses règles l'eau thermale. Elle en fut très-contente, parce qu'elle lui tenoit le ventre libre, chose peu ordinaire, car elle resserre plutôt le ventre que l'eau savonneuse. Ensuite la malade fut purgée, à l'aide de la magnésie calcinée, à la dose de deux gros. Elle reprit ses exercices de bains et de douche, dont elle fut toujours fort contente. Les règles reparurent au bout de dix-neuf jours. La malade les croyant cessées, prit la douche sans m'en parler, et elle eut le malheur de la laisser tomber sur un sein. Il survint à cette partie une tumeur dolente qui l'inquiéta beaucoup, et dont cependant elle ne me parla qu'après quelques jours. Il y eut saignement de nez, et le sang avoit l'air de faire irruption vers les parties supérieures. J'ordonnai une saignée, qui fut exécutée, et je fis appliquer un vésicatoire au bras, du côté malade, et sur le sein, un cataplasme de carotte, excellent résolutif, en pareil cas, auquel j'ai vu produire souvent du bien, et jamais de mal. La malade prit en outre, tous les jours, pendant quelque tems, un gros de magnésie calcinée, qui lui tenoit le ventre libre, et elle continua le bain. Tout cela dissipa bien vite l'engorgement de la glande du sein, après quoi l'exercice de la douche fut recommencé, et la malade y joignit celui de la douche ascendante.

Le traitement susdit employé pendant deux mois, fortifia beaucoup la malade, et diminua le fluor albus.

Ici les solides étoient dans une grande atonie, et les liquides très-appauvris. C'étoit le cas de la débilité générale de toute l'habitude du corps, et qu'on ne pouvoit combattre par aucun moyen plus efficace que par les toniques intérieurs et extérieurs. J'ai appris depuis, que cette malade se portoit beaucoup mieux, après l'usage qu'elle avoit fait des eaux de Plombières.

22ᵉ. *Observ.* Une femme de trente et quelques années étoit sujette à un flux blanc très-âcre et très-abondant, accompagné de douleurs au col de l'utérus. Cette femme avoit eu plusieurs enfans. Elle avoit maigri, mais du reste, elle se portoit assez bien. Elle but à Plombières l'eau thermale, se baigna dans un bain tempéré durant deux et trois heures tous les matins, et fit usage sur-tout de la douche ascendante utérine. Ces moyens employés durant deux saisons, diminuèrent beaucoup tous ses accidens, le flux blanc et la douleur du col de l'utérus. Cependant elle revint l'année d'après pour consolider sa cure. Elle suivit le même traitement que la première fois, et elle est partie de Plombières très-contente et très-satisfaite.

Ici la débilité générale n'avoit pas lieu comme dans l'exemple précédent ; l'irritation du col de l'utérus étoit la principale cause du mal. Les bains et la douche ascendante sur-tout, convenoient parfaitement pour résoudre l'engorgement du col de l'utérus.

23ᵉ. *Observ.* Une femme de trente et quelques années avoit été guérie à Plombières, il y a dix-huit ans, d'un rhumatisme goutteux. Elle revint en l'an 7 pour un dérangement dans ses règles, qu'elle n'avoit presque plus qu'en blanc et chaque quinze jours. Cette malade ne put rester qu'un mois à Plombières ; durant ce tems, elle se baigna tous les jours deux heures dans un bain tempéré, et but l'eau de Bussang. Ce traitement lui réussit fort bien, et elle partit très-contente.

Le principe de cette maladie tenoit autant au défaut de transpiration qu'au vice des digestions : les bains et l'eau de Bussang, aidés de la poudre stomachique de camomille romaine et de sel d'absynthe, ont remédié à ces deux vices.

24ᵉ. *Observ.* Une femme de trente ans, et qui a été mariée à quinze ans, a eu plusieurs enfans au commencement de son mariage. Elle ne les a point nourris. Elle eut, après sa dernière couche, un épanchement de lait, et depuis ce moment, elle ressentit une douleur constante au côté gauche de l'abdomen. Elle est fort sensible. Elle a maigri ; ses règles sont moins abondantes, et elle est devenue sujette à un flux blanc.

Arrivée à Plombières en l'an 7, elle but l'eau thermale coupée avec le petit-lait. Elle se baigna trois heures tous les matins dans un bain de vingt-cinq degrés, (plus chaud le bain l'incommodoit). Je lui fis prendre la douche sur la région dolente de l'abdomen, et la douche ascendante utérine. Elle fit aussi usage de deux gros de magnésie par jour; et vers la fin de son traitement, elle prit huit à dix étuves.

La principale cause de la maladie étoit une irritation de l'utérus qui avoit été débilité par des grossesses et des couches trop précoces. Le lait épanché porté sur cet organe, l'avoit affoibli encore, et il étoit dévenu l'aboutissant de l'humeur muqueuse. Le traitement devoit donc tendre à devier l'humeur, à fortifier le système affoibli, et à calmer sa trop grande sensibilité. C'est ce que firent les bains, les étuves, les douches ascendantes et l'usage de la magnésie qui purgeoit doucement. Aussi la malade se trouva-t-elle fort bien de l'emploi de ces moyens, qui diminuèrent considérablement tous les accidens.

25ᵉ. *Observ.* Une femme de trente ans qui avoit eu plusieurs enfans, étoit devenue sujette, après une fièvre un peu longue, à un flux blanc considérable, accompagné de maux d'estomac et de mauvaises digestions. Ce mésentère étoit sensiblement engorgé. Cette maladie étoit l'effet de la fièvre qui avoit affoibli les viscères, et qu'une crise imparfaite avoit terminée. Il falloit donc délayer, évacuer et fortifier; en suite la malade but l'eau thermale, se baigna trois heures à vingt-huit degrés, prit la douche sur l'abdomen, la douche ascendante, fit usage ensuite des pilules toniques et purgatives. L'engorgement céda, le reste de l'humeur fut évacué, et insensiblement le ton des fibres revint et le flux cessa.

26ᵉ. *Observ.* Une femme mariée et mère, âgée de trente et quelques années, étoit sujette, depuis sa dernière couche, c'est-à-dire, depuis cinq ans, à des douleurs des lombes et à un flux blanc très-abondant. Du reste, la menstruation se faisoit régulièrement, et l'estomac digéroit assez bien. Il y avoit affoiblissement du système utérin, de là congestion de l'humeur muqueuse. La malade est restée un mois à Plombières, durant lequel elle a bu l'eau thermale à la dose de huit à dix gobelets tous les matins; elle s'est baignée deux à trois heures par jour, dans un bain de vingt-huit degrés. Elle a fait usage en même-tems de pilules un peu stimulantes et purgatives. Le flux blanc a diminué sensiblement, tant par le rétablissement de la transpiration, que par celui du ton du système utérin, et par la déviation de l'humeur muqueuse. La malade est partie de Plombières infiniment mieux, ne souffrant plus des lombes, et le flux étant presque réduit à zéro.

Sans m'arrêter à citer des exemples de cures de migraines et d'hémorroïdes, je dirai que toutes les affections de cette espèce, qui dépendent, soit de la lésion des fonctions digestives, soit des vices de la menstruation, soit d'un état pléthorique ou d'embarras dans les viscères abdominaux, se guérissent en même-tems que l'on détruit la cause morbifique dont elles ne sont que des symptômes. La plupart des malades guéris à Plombières, soit d'affections stomacales, soit de vices de la menstruation, soit d'embarras des viscères, avoient ou des migraines, ou des hémorroïdes, qui se sont dissipées avec la maladie principale. Si ce n'est les hémorrhoïdes vraiment critiques, et dont le flux est plus nécessaire à la santé qu'il ne lui est nuisible.

Rhumatismes simples et rhumatismes goutteux.

27e. *Observ.* Un pauvre homme de Lunéville, âgé d'environ quarante-huit ans, d'un tempérament extrèmement fort et robuste, étoit atteint d'un rhumatisme qui assiégeoit la cuisse, et sur-tout le genou gauche. Il ne pouvoit ni travailler, ni marcher, et souffroit beaucoup. Il me dit qu'il avoit déjà été affligé de la même maladie quinze ans auparavant, et qu'alors l'usage de l'étuve l'avoit guéri promptement. Je lui conseillai l'emploi du même moyen, qui lui réussit également bien. Cette seconde fois, c'étoit en 1791. Ce malade restoit une heure dans l'étuve, la plus chaude de Plombières, où il prenoit en même-tems la douche sur les parties malades. Il se trouva soulagé dès la première fois; et après quinze exercices de ce genre, il fut en état de s'en retourner chez lui à pied, c'est-à-dire, de faire une route de seize lieues. Il ne souffroit plus, et l'extrémité malade jouissoit

de la liberté de tous ses mouvemens. Après cet exercice de l'étuve et de la douche, il suoit pendant deux
heures dans son lit. Cet homme est un de ceux auxquels les eaux de Plombières sont merveilleusement
utiles. Son indisposition venoit d'avoir été exposé fréquemment à passer du chaud au froid. Le moyen énergique qu'il employoit à Plombières, rétablissoit bien
la transpiration, et de là, la promptitude de la cure.

28ᵉ. *Observ.* Un homme d'Épinal, de quarante-
cinq ans environ, d'une constitution physique très-
vigoureuse, et faisant le métier pénible de conduire
une voiture dans tous les tems, soit qu'il fasse beau
ou mauvais, et souvent la nuit, avoit contracté une
douleur de sciatique des plus fortes. Il étoit évident
que ce qui avoit donné lieu à la maladie, c'étoit les
refroidissemens fréquens que le sujet avoit essuyés.
Il vint à Plombières en 1792, et y fit usage, pendant un mois, des bains, de la douche et de l'étuve,
et fut parfaitement guéri. L'effet des bains, douches
et étuves fut le rétablissement de la transpiration. Le
malade éprouva des sueurs abondantes.

Il seroit ridicule de dire que le mal n'a été que
pallié chez les deux malades des deux observations
précédentes, dans le cas où les douleurs reparoîtroient
de nouveau, après s'être exposés derechef aux mêmes
intempéries des saisons, par la raison que les mêmes
causes agissant de nouveau, peuvent reproduire les
mêmes effets. Ces deux cures ont été complètes et
promptes, parce que le mal a été attaqué dans son
origine, parce que les sujets étoient bien constitués,
et parce que le remède a pu leur être appliqué énergiquement.

29ᵉ. *Observ.* Un jeune homme du Pont-St.-Vincent, près de Nancy, âgé d'environ trente-six ans, avoit essuyé une fièvre tierce de printems, qui avoit duré un mois, et qui avoit cessé après l'usage du quinquina. Immédiatement après la cessation de cette fièvre, il fut saisi de douleurs violentes dans toute l'extrémité inférieure gauche, sur-tout à l'articulation supérieure du fémur. A son arrivée à Plombières, en l'an 3, le malade étoit pâle et très-affoibli. Il ne dormoit point, il ne pouvoit marcher, il falloit le porter et le mettre au lit comme un enfant. Son pouls étoit fréquent et nerveux; il y avoit du gonflement à l'articulation supérieure du fémur. Je lui fis prendre le bain tempéré à 26 et 27 degrés, qu'on prolongea depuis une heure jusqu'à trois et quatre. Il but l'eau thermale coupée avec égale partie de petit-lait. Après quelques jours, il éprouva un soulagement sensible, ayant des sueurs générales durant la nuit. Le huitième jour, je lui fis commencer l'usage de la douche à la température de 28 degrés. Il la prenoit sur toute l'extrémité malade pendant une demi-heure. Les sueurs continuèrent. Au bout d'un mois de ces différens exercices, le malade partit de Plombières se portant bien, ayant le teint bon, mangeant avec appétit, et digérant bien. Le sommeil et le pouls étant revenus à l'état naturel, ainsi que la faculté de marcher, et même de faire à pied de très-longues promenades.

Les douleurs de sciatique chez ce malade, paroissoient bien venir de ce que la crise de la fièvre avoit été imparfaite; ce qui le prouve, c'est que la cure de la maladie secondaire a eu lieu après des sueurs abondantes. La cessation de la fièvre avoit été opérée, non par l'élimination, mais par un simple déplacement

placement de l'humeur. L'usage des eaux de Plombières expulsa cette humeur au-dehors, par l'organe cutanée. Il seroit difficile de ne point admettre ici la pathologie humorale. La facilité et la promptitude de la cure ont tenu, sans doute, à ce que la maladie étoit récente, et à ce que les bains et la boisson, portant de concert leur action vers la circonférence, ont opéré la crise naturelle de la maladie. Chez un autre sujet attaqué de la même maladie, mais avec des circonstances différentes, il pourroit bien se faire que le même remède n'agît pas avec autant d'efficacité, ni autant de promptitude. C'est alors au médecin à varier les moyens, et à les prolonger jusqu'à ce que la crise s'annonce.

Le frère de ce malade vient d'être guéri cette année, (an 10), d'une maladie semblable et aussi forte.

30e. *Observ.* Voici un second exemple de douleurs rhumatismales survenues par suite d'une fièvre intermittente, et qui ont été guéries à Plombières. Un homme de trente ans, cocher de son métier, avoit essuyé une fièvre-quarte qui avoit duré plus d'un an. Quelque tems après la cessation de cette fièvre, durant laquelle il avoit fait usage de beaucoup de remèdes pour en arrêter les accès, il devint sujet à des douleurs rhumatismales universelles, comme aux lombes, au dos, et dans les cuisses. Il lui sembloit, disoit-il, qu'il circuloit du feu dans ses veines. Ce malade fit usage à Plombières de la boisson de l'eau thermale, du bain, de la douche sur toute l'habitude du corps, et de l'étuve. Ces moyens excitèrent de fortes transpirations; mais il ne fut parfaitement soulagé qu'après avoir été purgé plusieurs fois. Ici, la bile stagnante dans les premières voies et dans les

A a

conduits biliaires contribuoit à entretenir les douleurs musculaires, et ce ne fut qu'après son évacuation que le malade éprouva un mieux satisfaisant. Mais l'usage des eaux de Plombières ne contribua pas moins à sa guérison en préparant l'élimination de cette humeur, qu'en rétablissant la transpiration. Cette influence des embarras des premières voies sur les douleurs rhumatismales et arthritiques, se rencontre et s'observe trop fréquemment pour que les praticiens ne soient pas bien convaincus que les purgatifs sont souvent indiqués dans le traitement de semblables affections.

C'est ainsi que dans plusieurs maladies éruptives on voit souvent un émétique ou un émético-cartartique apporter un changement notable dans l'état du malade, tant en évacuant une humeur morbifique, qu'en donnant une secousse salutaire aux solides.

Le rhumatisme simple gagné par des intranspirations chez des sujets sains, et bien portans d'ailleurs, se guérira, le plus souvent, assez promptement par les bains, les douches, les étuves; mais si le rhumatisme se trouve compliqué d'une pléthore sanguine, et sur-tout chez une personne sujette à des évacuations sanguines habituelles, il faudra nécessairement employer la saignée, soit avec *la lancette*, soit avec les sangsues; et si le rhumatisme attaque un individu dont les viscères soient embarrassés de beaucoup de liqueurs excrémentielles retenues, il faudra recourir aux évacuans. Ces vérités de pratique sont de la plus grande évidence.

31e. *Observ.* Un homme de trente-huit ans, fort et bien constitué, d'un tempérament sanguin et bilieux, avoit gagné, par les fatigues de la guerre, durant laquelle il s'est distingué, autant par son courage que par ses talens, un rhumatisme des plus douloureux, qui entreprenoit les lombes et l'extrémité inférieure gauche. Il a fait usage, pendant deux saisons, des eaux de Plombières. Il buvoit l'eau thermale coupée avec le petit-lait, se baignoit une heure et demie ou deux heures dans un bain de 28 à 29 degrés, et prenoit la douche, à la même température, pendant une demi-heure, sur les parties souffrantes. Ces moyens lui procuroient d'abondantes sueurs; mais, à raison du tempérament sanguin et bilieux, il fallut aussi lui faire appliquer plusieurs fois les ventouses scarifiées et les sangsues, et le purger souvent. Il partit de Plombières marchant facilement et ne souffrant plus.

Le même malade revint, deux mois après, à Plombières pour consolider sa cure, et il en partit très-satisfait de sa santé.

132e. *Observ.* Un homme de quarante ans avoit gagné une sciatique, pour s'être couché sur la terre ayant fort chaud. Il avoit fait usage chez lui du vésicatoire, des boissons délayantes et de quelques purgatifs. Ennuyé de souffrir toujours, et de ne marcher qu'avec peine, il vint à Plombières. Il y est resté un mois, durant lequel il a bu l'eau thermale avec le petit-lait, s'est baigné trois heures, tous les jours, dans un bain de 28 degrés, et a pris la douche à 29 degrés, pendant une demi-heure. Ces moyens ont rétabli la transpiration, et le malade est parti de Plombières ne souffrant plus, et marchant avec facilité. Ce rhumatisme étoit un rhumatisme simple récent, et qui n'étoit accompagné d'aucun vice des solides ni des liquides : aussi a-t-il été guéri promptement.

55ᵉ. *Observ.* Une femme de quarante ans, d'une très-bonne constitution physique, ayant toujours été et étant encore bien réglée, vint à Plombières en l'an 7, pour une affection rhumatismale goutteuse qui lui avoit occasionné des douleurs universelles très-aiguës l'hiver précédent. Elle avoit les nerfs très-mobiles, très-sensibles; de là venoit la violence des douleurs qu'elle avoit éprouvées. A son arrivée à Plombières, elle ne souffroit plus guère, mais les extrémités supérieures et inférieures étoient encore très-embarrassées dans leurs mouvemens, et il y avoit encore du gonflement autour de l'articulation des pieds et des tendons d'achille; de sorte que la malade ne marchoit que difficilement. Elle commença par boire l'eau de Bussang coupée avec le petit-lait, ce qui la purgeoit. Elle prit des bains d'une heure, puis de deux heures, puis de trois, qui furent portés insensiblement à la température de 28 et 29 degrés. La boisson de l'eau de Bussang fut interrompue au bout de huit jours, parce qu'elle occasionnoit des pincemens désagréables à l'estomac; elle fut remplacée par celle de l'eau thermale, tantôt coupée avec le petit-lait, tantôt pure. La douche fut ensuite mise en usage : la malade la recevoit sur toute l'habitude du corps, et principalement sur les extrémités. Elle est demeurée à Plombières durant trois saisons. Ce n'est que pendant la troisième saison qu'elle a employé l'étuve. La crise que ce traitement a produit sont des sueurs abondantes. La malade ne fut purgée qu'une fois, encore n'y avoit-il aucune indication urgente, chose assez rare, vu le long usage qu'elle avoit fait des eaux. La malade partit de Plombières très-contente de sa santé, l'agilité du mouvement étant bien rétablie dans les extrémités supérieures et inférieures. Elle est cependant revenue, l'été suivant, pour consolider sa cure. Elle n'avoit plus qu'un petit empâtement à l'insertion du tendon d'achille au talon. Elle y a suivi le même traitement à-peu-près que l'année précédente, si ce n'est qu'il n'a pas été aussi long, ni aussi fortement poussé. La cure est parfaite, car depuis j'ai vu la malade à Paris, et elle se trouve parfaitement bien.

Ce traitement a donc complétement réussi en rétablissant les fonctions de l'organe cutané, sans troubler en rien les autres fonctions, soit la digestion, soit la menstruation, et sans irriter le genre nerveux. C'est une de ces malades heureusement constituées pour retirer le plus grand avantage des eaux de Plombières.

54°. *Observ.* Voici un autre exemple d'une semblable cure, chez un homme de trente-six ans, attaqué d'une maladie du même genre ; le malade est d'une constitution physique assez vigoureuse, et sanguine : il avoit éprouvé, durant l'hiver de l'an 7, un rhumatisme aigu universel, avec gonflement aux extrémités supérieures et inférieures : il avoit été traité chez lui par les saignées et le régime rafraîchissant, et ensuite on l'avoit envoyé à Plombières. A son arrivée, il étoit encore très-impotent des bras et des jambes ; il est resté un mois aux eaux, et pendant ce tems, il a bu l'eau thermale avec partie égale de petit-lait ; il s'est baigné tous les jours pendant deux heures dans un bain de 28 degrés, et a pris la douche une heure sur toute l'habitude du corps : ce traitement a excité d'abondantes sueurs, le gonflement s'est dissipé, et les extrémités ont récupéré le mouvement : ce malade

est encore revenu l'année suivante pour consolider
sa cure, et il n'a point été trompé dans son attente,
car il se porte maintenant fort bien.

55ᵉ. *Observ.* Un homme d'environ 40 ans, d'un
tempérament maigre et sec, étoit atteint d'une sciatique assez douloureuse; il a fait usage, à Plombières,
durant l'été de l'an 8, de la boisson de l'eau thermale
coupée avec le petit-lait : il s'est baigné, a pris la douche et l'étuve pendant deux saisons : ce traitement
l'a fait suer beaucoup, et a excité un mouvement et
une fonte d'humeur, ce qui a nécessité l'emploi de
plusieurs évacuans, tant vomitifs que purgatifs : il a
été, par ce moyen, délivré de sa sciatique, dont il ne
se ressent plus du tout.

56ᵉ. *Observ.* Une femme de trente-six ans, qui a eu
plusieurs enfans, et qui a toujours été bien réglée,
après avoir été atteinte de plusieurs petites maladies
de peau, qui avoient disparu sans faire de remèdes,
s'est trouvée attaquée tout-à-coup d'une sciatique,
qui, après s'être fixée sur le côté droit, s'est portée
ensuite sur le côté gauche : il y avoit environ six mois
qu'elle en souffroit quand elle arriva à Plombières
durant l'été de l'an 7; elle marchoit avec assez de difficulté, elle se baigna et bu l'eau thermale. L'effet de
ce traitement fut d'abord d'augmenter les douleurs,
au point que la malade ne put plus sortir du lit; je
lui donnai alors quelques pilules, composées d'extrait aqueux d'opium et d'oxide d'antimoine blanc
par le nitre (antimoine diaphorétique), plus, des
boissons délayantes et adoucissantes; il se manifesta,
quelques jours après, des indices de sabures abondantes dans les premières voies; je la purgeai plusieurs
fois et avec succès : les douleurs diminuèrent, la ma-

lade recommença l'usage des bains, qu'elle prit un peu plus chauds, à 29 degrés, par exemple; elle prit aussi la douche à la même température et l'étuve : ce traitement, qui agit beaucoup par les sueurs, occasionna encore un nouveau mouvement d'humeur vers les premières voies, et la malade fut évacuée derechef, plusieurs fois, par haut et par bas; après deux mois et demi de ce traitement, elle est partie de Plombières bien portante, et marchant avec facilité et sans douleur.

Ici toute la crise ne s'est point faite par la peau, il a fallu nécessairement employer, à plusieurs reprises, les évacuans purgatifs; et cette seconde sorte de crise n'a pas été moins salutaire, et a été également le fruit des eaux. Je doute qu'on puisse prouver, qu'en pareils cas, la pathologie humorale n'est pas admissible.

57e. *Observ.* Un homme âgé de 55 ans environ, avoit été sujet à la goutte dès l'âge de 40 ans; l'humeur arthritique, après avoir assiégé quelque tems les extrémités, s'étoit fixée sur l'estomac, où elle occasionnoit des crampes et des digestions laborieuses : cet homme est d'un tempérament sec et a le ventre habituellement resserré. A son arrivée à Plombières, dans l'été de l'an 8, je palpai l'abdomen et n'y trouvai rien qui annonçât ni obstruction, ni engorgement. Je conseillai au malade la boisson de l'eau thermale coupée avec un tiers de petit-lait, deux heures de bain tempéré, et ensuite l'usage de la douche et un régime sobre, et beaucoup d'exercice, soit à pied, soit à cheval. Il a suivi exactement ce traitement, et s'en est parfaitement bien trouvé, c'est-à-dire, qu'il est parti de Plombières au bout de deux mois, ne souffrant plus de l'estomac, et digérant bien.

A a 4

58ᵉ. *Observ.* Un homme de 48 ans, voiturier de son métier, avoit gagné, en passant une rivière à pied dans un tems froid, un rhumatisme des plus douloureux, qui assiégeoit toute l'extrémité supérieure gauche et les extrémités inférieures : il y avoit gonflement aux articulations. Ce pauvre homme ne put rester que vingt jours à Plombières, durant lesquels je lui fis prendre des bains et des douches chauds, à 29 et 30 degrés, et l'étuve. Ce traitement lui a procuré de grandes sueurs, et une amélioration si grande, qu'il est parti marchant bien et se servant facilement de son bras gauche : je l'ai revu depuis et il se porte très-bien ; la maladie étoit vive, mais récente : le remède a été actif et l'effet prompt.

59ᵉ. *Observ.* Une jeune femme de vingt et quelques années, d'une constitution physique forte et robuste, mariée depuis quelques années, et qui n'avoit point eu d'enfant encore, étoit atteinte de douleurs rhumatiques, avec gonflement aux deux genoux et aux pieds, de manière qu'elle ne pouvoit marcher qu'avec la plus grande peine ; elle étoit aussi fort mal réglée : 40 jours de l'usage des eaux de Plombières, en boisson, bains, douches, étuves, la firent suer abondamment, lui ôtèrent ses douleurs, le gonflement, lui rendirent le libre usage de ses membres et rétablirent ses règles : je l'ai revue en l'an 8, elle se portoit fort bien, et elle étoit devenue mère.

40ᵉ. *Observ.* Le Cit. Co.. chirurgien aux environs de Sedan, souffroit depuis plusieurs années des douleurs dans presque tous les membres, avec grande diminution de ses forces, et un gonflement dans toutes les articulations des doigts des deux mains : cet état l'avoit rendu fort mélancolique, et il digéroit mal ; il est resté un mois à Plombières, pendant lequel il a bu l'eau thermale, s'est baigné deux et trois heures tous les jours, dans un bain de 28 à 29 degrés, et a pris la douche pendant une heure sur toute l'habitude du corps : il est parti émerveillé de l'effet prompt des eaux sur sa santé ; il digéroit bien, il avoit plus de force, ne souffroit plus, le gonflement étoit dissipé, ainsi que la mélancolie : il avoit beaucoup transpiré. Le rétablissement des fonctions de l'organe cutané et de l'estomac, est bien souvent le fruit de l'usage de nos eaux : de là leur grande utilité dans les maladies chroniques, où ces deux fonctions sont presque toujours interverties.

Le docteur Mieg, de Basle, offre un exemple frappant du même genre.

41e. *Observ.* Une femme de 30 et quelques années, qui ressentoit des douleurs très-vives dans une hanche, ainsi que dans la région iliaque et le rein du même côté, se croyoit atteinte de la néphrétique ; cependant, elle n'avoit jamais rendu ni calcul, ni sable, ni glaire par les urines : on voit souvent des douleurs rhumatismales simuler celle de la néphrétique, et sûrement celles-ci étoient de cette espèce. La malade est venue deux années de suite à Plombières, et elle y a fait usage des eaux en boisson, bain et douche : elle s'en est parfaitement bien trouvée, et ses douleurs se sont dissipées.

Ces exemples de rhumatismes, guéris à Plombières, suffiront pour prouver l'efficacité de ces eaux dans les affections de ce genre ; plus de cinquante autres cures de cette maladie, opérées sous mes yeux, n'ajouteroient rien à la solidité de leur réputation, et fatigueroient le lecteur.

Paralysies.

42e. *Observ.* Un pauvre potier-de-terre, âgé de quarante ans, arriva à Plombières dans l'été de 1791, paralysé de tout le côté gauche : le bras étoit absolument immobile, la jambe et la cuisse avoient encore un peu de mouvement ; dès le lendemain de son arrivée, il but l'eau thermale et se baigna dans un bassin à 28 degrés : après quelques jours il commença à remuer les doigts de la main ; au bout de dix jours, il lui survint un érysipèle des plus considérables à la tête, accompagné d'une fièvre très-violente : il y avoit indication de sabures abondantes dans les premières voies, par le dégoût qu'avoit le malade, et par le limon épais dont sa langue étoit chargée. Je lui fis prendre un émético-catartique, qui l'évacua fortement du haut et du bas. L'érysipèle avoit enflé sa tête et son visage, comme un boisseau, avec plusieurs phlictènes sur le nez : il n'entendoit plus et ne voyoit plus ; il but, pendant ce tems-là, de l'eau d'orge, aiguisée de tartrite acidule de potasse (crême, de-tartre), ce qui lui tenoit le ventre libre. L'érysipèle disparut enfin avec la fièvre, et le malade fut encore purgé plusieurs fois avec le tartrite acidule de potasse et le jalap. La paralysie avoit presque entièrement disparu avec l'érysipèle : le malade remuoit son bras et marchoit sans bâton. Il resta encore une huitaine à Plombières, pendant laquelle il but l'eau thermale, se baigna, et prit la douche. Il est parti de Plombières parfaitement guéri ; son bras, sa main, sa cuisse et sa jambe, jouissoient de toute la liberté de leur mouvement ; malgré cela, comme il y avoit encore des signes de sabures, je lui fis prendre, la veille de son départ, un second émético-catartique, qui l'évacua encore beaucoup.

Il est évident que l'érysipèle a été, pour ce malade, une crise salutaire, qui a été favorisée par l'usage des eaux qui portent beaucoup à l'extérieur. Si cette explosion humorale se fût faite sur le cerveau, au lieu de se faire à l'extérieur des os du crâne, il y eût eu infailliblement une apoplexie mortelle.

Tous les malades ne sont pas aussi heureux que celui de cette observation. Son mal étoit violent, mais il fut attaqué promptement et énergiquement : ici encore la pathologie humorale est triomphante.

43e. *Observ.* Un homme de cinquante - cinq ans étoit paralysé des extrémités inférieures, par l'effet d'un rhumatisme goutteux, au point qu'il ne pouvoit marcher qu'avec deux béquilles. Le malade étoit naturellement d'une bonne constitution physique : il digéroit bien, et aucun des viscères abdominaux n'étoit en souffrance. Je le vis à Plombières en 1790, et il étoit déjà mieux, ayant fait une saison l'année précédente; il suivit le même traitement que la première fois, c'est-à-dire, qu'il but l'eau thermale, se baigna pendant trois heures tous les jours, et prit la douche une demi-heure, sur les extrémités inférieures et sur les lombes : il transpira et sua abondamment, et journellement la sensibilité et la force revenoient dans les parties malades. Il est parti de Plombières, après deux saisons, en fort bon état; car, non-seulement il marchoit sans canne et sans bâton, dans sa chambre et dans les rues, mais encore il faisoit des promenades de deux lieues dans les montagnes qui environnent Plombières.

Chez ce malade, la maladie avoit une autre cause et un autre siége que chez celui de l'observation précédente. Le même remède a agi, néanmoins, avec un égal succès, en provoquant des crises différentes, et qui ont abouti à l'expulsion de l'humeur et au rétablissement des fonctions des organes malades.

44e. *Observ.* Un ancien militaire d'environ cinquante-huit ans étoit devenu paralysé des extrémités inférieures, ensuite d'une fièvre putride des plus aiguës. Il vint à Plombières pendant trois années de suite, et chaque année il fit plusieurs saisons buvant l'eau thermale, se baignant et prenant la douche. Ce n'est qu'à la troisième année de l'usage des eaux qu'il a commencé à marcher. Il y est revenu plusieurs autres fois depuis, et son mieux se soutient. La maladie chronique avoit été ici l'effet de la crise imparfaite de la maladie aiguë. Il a fallu du tems pour rétablir la vitalité dans des parties très-affoiblies par la longueur d'une maladie des plus aiguës, et chez un sujet déjà énervé par l'âge et les fatigues.

45e. *Observ.* Un ancien militaire âgé d'environ, soixante ans, et doué d'une constitution physique très-robuste, arriva à Plombières en 1762, avec une hémiplégie de tout le côté gauche, suite d'une attaque d'apoplexie, qu'il avoit essuyée un mois auparavant, et dans laquelle il n'avoit point perdu entièrement connoissance. Le docteur Deguerre, qui voyoit le malade, lui fit commencer l'usage des eaux le lendemain de son arrivée. Je le voyois aussi avec lui. Il but l'eau thermale et se baigna. Au bout de huit jours il sentit du soulagement, il commençoit à remuer l'épaule. Il continua les mêmes exercices, en y joignant la douche pendant un mois. Bientôt il put marcher seul dans sa chambre, et ensuite dans les rues. Il recouvra aussi l'usage de son bras et le sommeil. J'ai vu peu d'effet salutaire aussi prompt dans une maladie aussi grave et chez un sujet âgé.

46ᵉ. *Observ*. Un jeune homme de seize ans, fort grand pour son âge, et extrèmement vif, étoit tombé d'un lieu très-élevé sur un corps fort dur, de manière que la région de l'os sacrum et les talons avoient essuyé une violente commotion et contusion. Il s'en étoit suivi la paralysie des extrémités inférieures et celle de la vessie. A son arrivée à Plombières, un mois après son accident, la paralysie de la vessie n'existoit plus, il urinoit à volonté, mais celle des extrémités inférieures étoit complète. Le jeune homme ne pouvoit se tenir ni debout, ni assis, il falloit qu'il fût continuellement couché. La sensibilité, ainsi que le mouvement, étoient presque nuls. Je fis baigner et doucher le malade; il restoit deux et trois heures dans un bain un peu chaud, et l'on faisoit tomber la douche sur toute la colonne vertébrale et les extrémités, ensuite on frictionnoit ces parties. Au bout de vingt-un jours de ce traitement, il obtint un mieux sensible. Il pouvoit se tenir assis sur un fauteuil pendant trois heures; il avoit plus de force et plus de sensibilité dans les extrémités paralysées. Ce jeune malade est revenu aux eaux deux années de suite, et tous les ans le mieux s'est augmenté considérablement, au point qu'il marche maintenant sans canne ni bâton. Comment agissent les eaux de Pombières dans ces affections, qui paroissent bien n'être point occasionnées par une cause humorale, et qui se guérissent sans crise apparente?

Le bain chaud et la douche chaude font pénétrer,

dans le tissu des solides, une certaine quantité de calorique qui stimule l'excitabilité, lorsqu'elle n'est point anéantie, et qu'il n'y a point de désorganisation opérée. De cet excitement s'ensuit le rétablissement des fonctions des divers organes lésés. Si cet effet n'est point produit par le stimulus employé, les fonctions cessent de s'exécuter, et la mort arrive plus ou moins promptement, suivant qu'elles sont plus ou moins griévement lésées.

Les accidens de paralysie qui surviennent après de violentes secousses ou commotions excitées dans le système général de l'économie animale, peuvent être évités ou guéris promptement par le moyen d'un stimulus convenable employé à propos. La suspension de l'excitabilité des organes se corrige souvent par la saignée, parce que cette opération, ranimant la circulation interrompue, ressuscite le stimulus naturel des fonctions animales. Les autres moyens communément employés avec succès, sont tous ceux qui tendent à ranimer le cours des fluides et la contractilité des solides, comme les spiritueux, les irritans, les échauffans. Or, un bain chaud et des douches chaudes sont des agens qui peuvent remplir ces indications. Tels sont ceux que je crus devoir employer, et qui me réussirent, à mon grand contentement, lors de l'accident qui arriva à Plombières en l'an 6, et dont Madame B. faillit être la victime.

Tombée de seize pieds de haut sur le pavé, elle éprouva une violente secousse, dont je devois craindre le même résultat que chez le jeune homme de l'observation précédente ; c'est-à-dire, ou la paralysie, ou quelque dépôt intérieur consécutif. Je ne balançai point à faire pratiquer la saignée, et à la réitérer plusieurs fois par le moyen des sangsues. Le bain chaud fut employé également, et les applications des spiritueux et les boissons stimulantes, comme celle de l'infusion d'arnica. Les douches ensuite furent aussi administrées. Ce traitement a eu le plus heureux succès, et aucune des suites fâcheuses de ces sortes d'accidens n'a eu lieu. Ce traitement, couronné par le succès, et avoué par la saine théorie, ne peut, je crois, trouver aucun détracteur.

Quoique les affections morbifiques provenant de secousses, de commotions et de contusions violentes, ne paroissent point intéresser les liqueurs animales, cependant il arrive presque toujours, qu'à la suite de ces accidens, il se manifeste des signes de sabures et des besoins d'évacuer. Cela vient de ce que plusieurs des fonctions sécrétoires et excrétoires languissent, et se font imparfaitement depuis le moment où arrivent ces accidens, jusqu'au parfait rétablissement de la santé; et alors il n'est point surprenant de voir paroître des indices d'humeur surabondante qu'il est sage d'eliminer. C'est ce que j'ai été obligé de faire dans les deux cas précédents, et c'est avec un avantage marqué que les purgatifs ont été administrés sur la fin du traitement.

47ᵉ. *Observ.* Un pauvre homme d'environ quarante-huit ans, avoit fait une chûte d'un lieu assez élevé sur la colonne vertébrale, et il étoit devenu paralysé des extrémités inférieures. Il prit les eaux à l'hôpital de Plombières pendant deux saisons en bains et en douche. Ce traitement l'a tellement soulagé, qu'il s'en est retourné marchant avec un seul bâton, ce qu'il ne pouvoit faire même avec deux à son arrivée.

48ᵉ. *Observ.* Un jeune homme de vingt-six ans,

avoit eu une attaque d'apoplexie, à la suite de laquelle il étoit resté paralysé de tout le côté gauche et de la langue. A son arrivée à Plombières il avoit recouvré l'usage du bras et de la jambe; mais il ne pouvoit encore s'exprimer ni rendre ses idées. Il disoit *oui* pour *non*, et *non* pour *oui*. Il ne pouvoit appliquer aux choses leur nom propre. Il fit usage, pendant deux saisons, des eaux de Plombières en boisson, en bain et en douche, à 28 et 29 degrés. Pendant le bain il tenoit continuellement dans sa bouche de l'eau thermale au 40e..degré, et je le purgeai souvent à cause des signes de sabures. Il partit de Plombières avec un changement en mieux des plus sensibles. Il avoit le teint meilleur, il digéroit et dormoit mieux ; il pouvoit déjà s'exprimer beaucoup plus facilement, et lier ses idées et les peindre par les vraies expressions, écrire une lettre et faire de petites opérations de calcul.

49e. *Observ.* Un jeune homme des environs de Saint-Mihiel, d'une constitution physique forte et robuste, avoit beaucoup souffert du froid, à l'armée pendant les campagnes d'hiver, et ses extrémités inférieures en étoient demeurées paralysées. Il ne pouvoit marcher sans être soutenu par une personne ou par un bâton, et souvent même il avoit besoin de l'un et de l'autre. Il se baigna d'abord dans le bassin tempéré, ensuite dans une baignoire, parce que s'étant trouvé mal le troisième jour dans le bassin, il me parut plus prudent de le faire baigner dans une cuve. Il reçut la douche tous les jours pendant une demi-heure sur les extrémités malades, et buvoit tous les matins huit verres d'eau thermale. Il n'est resté que vingt jours à Plombières , et il en est parti guéri,

guéri, marchant sans canne et sans bâton. Il eut des sueurs abondantes toutes les nuits, ce qui fut pour lui la crise salutaire. Je ne le purgeai point, parce que l'indication ne se présenta point. Je ne l'envoyai point à l'étuve, parce que le bain et la douche le faisoient suer suffisamment.

50e. *Observ.* Une femme de trente et quelques années, mère de quatre enfans, étoit grasse et replète : à la suite d'un violent chagrin elle étoit devenue paralytique de tout le côté gauche ; le bras, la jambe et la tête étoient affectés. A son arrivée à Plombières, le 3 thermidor de l'an 6, sa tête étoit bien, et la malade parloit facilement, mais le bras étoit lourd ainsi que la jambe, le teint étoit très-jaune, et le dégoût pour les alimens absolu.

La malade but l'eau thermale et se baigna dans un bain de 27^d. Après quelques jours de ce traitement, il se manifesta un besoin urgent d'évacuer. Le pouls étoit extrèmement plein, et la langue couverte d'un limon épais. Je donnai un émético-catartique qui produisit un effet considérable par haut et par bas. La fièvre survint, et cela ne me fit qu'augurer mieux du succès, parce que, comme l'a dit avec raison Hippocrate : *Febris superveniens apoplexiam solvit.* Je fis prendre le lendemain un vomitif à la malade. Il la secoua fortement, et lui fit rendre beaucoup de bile. Après ce vomitif, deux purgatifs furent administrés, et procurèrent encore des évacuations très-abondantes. La fièvre cessa, et je fis commencer l'usage de la douche sur tout le côté paralysé de la tête aux pieds. Dix-sept jours après le commencement du traitement, les règles parurent et coulèrent fort bien. L'état de cette mère de famille se trouvoit déjà très-amélioré. Après les règles, elle fut encore purgée, et elle continua ses bains, la douche et la boisson. Elle prit encore un purgatif avant de quitter Plombières, ainsi que quelques étuves qui étoient indiquées à cause de la sécheresse de la peau. Cette malade partit ayant le teint excellent, bon appétit, bon sommeil, et le côté malade ne se ressentant plus du tout de la paralysie.

Le chagrin avoit engendré la maladie, en débilitant le système nerveux, et en intervertissant les sécrétions et les excrétions. Les purgatifs ont été du plus grand secours; ils ont évacué une abondance d'humeur des plus considérables. Les eaux en avoient préparé la coction.

51e. *Observ.* Un homme de la campagne, âgé de cinquante ans passés, naturellement fort et robuste, mais abusant un peu du vin, arriva à Plombières durant l'été de l'an 6, ayant le côté gauche affecté de paralysie, le bras, la jambe et la moitié du nez : la langue et l'oreille du même côté n'avoient point été atteintes. Il resta d'abord une saison, durant laquelle il fit usage de l'eau thermale en boisson, du bain à 5o degrés, et de la douche à 5o et 52 degrés. Ce traitement lui convenoit, parce qu'il étoit fort, et que sa maladie étoit venue à la suite de beaucoup de refroidissement : il s'en trouva fort bien. Il fit une seconde saison, après un repos de quelques décades, et il prit encore l'étuve; il fallut aussi le purger plusieurs fois. Tous ces moyens dissipèrent la paralysie, et il partit de Plombières très-bien portant, et se servant très-bien des membres qui avoient été paralysés.

52e. *Observ.* Une petite fille de douze ans, étoit

hémiplégique du côté gauche. Ses parens rapportoient sa maladie à un purgatif trop violent donné à l'enfant à l'âge de trois ans. La langue étoit embarrassée, et les facultés intellectuelles peu dévéloppées. Cette petite malade fit usage du bain et de la douche pendant trois saisons avec des intervalles. Elle prenoit le bain une heure, et la douche une demi-heure. A son départ de Plombières elle marchoit assez librement ; elle se servoit de son bras en tous sens : du reste elle se portoit à merveille.

Un jeune militaire de trente ans a été guéri cette année (an 10), d'une hémiplégie qui existoit depuis trois ans.

Affections nerveuses.

53e. *Observ.* Une jeune fille de 20 ans étoit sujette à des convulsions assez fortes depuis quelques mois, paroissant d'ailleurs être d'une bonne constitution physique. Elle ne pouvoit remuer les bras sans éprouver aussitôt des défaillances qui amenoient les convulsions. Après avoir été réglée elle ne l'étoit plus. Elle avoit eu la gale, et cette éruption avoit disparu. Elle avoit aussi des vers, et elle avoit grandi beaucoup et assez vite. Telles étoient les causes auxquelles il falloit faire attention. Je commençai par évacuer fortement la malade, avec un émético-catartique afin d'expulser les vers et leur foyer glaireux, et de donner une secousse qui pût reporter l'humeur psorique à la peau ; ensuite je mis la malade à l'usage d'une tisane amère et diaphorétique. Ce traitement fut continué pendant un mois, en revenant plusieurs fois à l'émético-catartique, qui fit évacuer douze vers lombrics, et une énorme quantité de bile et de glaires. Les convulsions furent moins fortes et moins fréquentes, et l'humeur psorique commença à se manifester à la peau. J'ordonnai le soufre à l'intérieur, et l'éruption devint plus abondante. La malade continuoit l'usage de la tisane amère diaphorétique. Les règles reparurent un peu, moyennant quelques bains de pieds et quelques doses de poudre emménagogues ajoutées au traitement. A la seconde époque les règles furent plus abondantes, parce que les viscères intérieurs étoient débarrassés d'une grande partie de l'humeur, et parce que je fis appliquer des sangsues. Depuis ce moment la jeune malade n'eut plus de convulsions, mais il lui restoit encore une grande mobilité de nerfs; elle n'osoit encore faire de grands mouvemens avec ses bras, et il lui restoit une douleur dans la hanche droite qui l'empêchoit de se tenir droite et de marcher facilement, et les règles n'alloient pas encore parfaitement bien. Des circonstances impérieuses empêchoient que cette malade vînt à Plombières. Ces circonstances cessèrent, et elle y vint à la fin de juin 1790; elle but l'eau savonneuse coupée avec l'eau thermale; elle se baigna et prit la douche. Ce traitement de Plombières rétablit parfaitement sa santé. Au bout de 30 jours, elle en partit, faisant tous les mouvemens possibles avec ses bras, sans avoir la moindre atteinte de convulsions, marchant très-bien, se tenant fort droite, ayant bon appétit, et étant bien réglée. Depuis ce tems elle a toujours joui d'une bonne santé.

Je crois qu'il étoit nécessaire d'user des moyens actifs que je mis en usage dans le commencement du traitement de cette maladie. Les eaux employées ensuite ont aussi produit un bon effet, en favorisant la sortie de l'humeur, en rétablissant la transpiration, en disposant les vaisseaux de l'utérus aux fonctions nécessaires que cet organe doit exécuter.

54e. *Observ.* Un homme de l'âge d'environ cinquante-cinq ans, vint à Plombières au mois de juin 1790. Il étoit malade depuis plusieurs années. Sa santé et ses forces dépérissoient à vue d'œil. Il avoit un fond de tristesse et de mélancolie qu'il ne pouvoit vaincre. Il étoit sujet à des spasmes violens. Des efflorescences dartreuses se manifestoient à la peau, et il portoit depuis quatre à cinq ans sur la joue gauche un bouton qui étoit devenu de la grosseur d'un œuf de pigeon, qui laissoit suinter continuellemeut une humeur séreuse très-âcre. Il fit usage pendant 26 jours du bain tempéré et de la boisson de l'eau thermale, en observant un régime très-sobre. Il partit sans éprouver de soulagement sensible. Il vécut avec la même sobriété, sans faire de remède. Ce ne fut qu'environ 40 jours après son arrivée chez lui, que le sommeil, qui étoit très-agité, devint tranquille. Ses spasmes nerveux furent moins fréquens. Un mieux-être général se fit sentir. Le bouton qu'il avoit à la joue diminua et disparut entièrement. On vouloit lui établir un cautère, dans la crainte que l'humeur ne se portât ailleurs. Mais il s'y refusa, et continua à jouir d'une bonne santé.

Il revint à Plombières en 1791. Il y resta un mois. Cet homme n'étoit plus reconnoissable à son retour. L'année précédente on l'avoit vu triste et rêveur, et alors il étoit gai et content. Il se baigna et but l'eau thermale, et partit de Plombières en en chantant les louanges. Le cautère étoit sûrement bien indiqué;

B b 3

mais toutes les sécrétions et excrétions étant bien rétablies, il n'étoit plus aussi nécessaire d'y songer.

Il paroît qu'ici les fonctions digestives, et celles de l'organe cutané ont été rétablies, et que les humeurs ont perdu de leur principe d'âcreté ; de là le changement avantageux dans la santé.

55ᵉ. *Observ.* Un homme d'environ quarante-cinq ans avoit, disoit-il, mal aux nerfs depuis onze ans. Il avoit éprouvé du chagrin et de fréquentes intranspirations. Il étoit d'une taille svelte et très-maigre. Son état avoit été le militaire. Quelque tems avant de venir à Plombières, il avoit eu le corps tout couvert de furoncles. Il éprouvoit de fréquens étouffemens. Il digéroit péniblement, quoiqu'il fût excessivement sobre. Il vint à Plombières en l'an 5. Je le palpai. Je trouvai toutes les fibres des muscles de l'abdomen très-desséchées, et en plongeant un peu profondément, je trouvai les glandes mésentériques engorgées, avec un battement sensible d'artère, et le malade ressentit de la douleur. Le malade but d'abord l'eau savonneuse, mais il trouva qu'elle passoit mieux coupée avec l'eau thermale, et il continua cette boisson. Il prit plusieurs bains tempérés d'une demi-heure. Ensuite il commença l'usage de la douche sur l'abdomen. Il trouva qu'elle lui faisoit grand bien. Comme il avoit le ventre très-paresseux, je lui faisois prendre souvent de l'électuaire lénitif qui le purgeoit doucement et utilement. Ses selles étoient sur-tout très-glaireuses. Il passa ensuite à la boisson de l'eau thermale pure, et qu'il alternoit avec le petit-lait, continuant ses bains, dans lesquels il se trouvoit, disoit-il, délicieusement. Il faisoit beaucoup d'exercice à cheval. Il suivit ce traitement environ 40 jours, et partit très-content de sa santé et des eaux. Ce malade revint à Plombières l'année suivante, en l'an 6. Il étoit infiniment mieux à son arrivée. Il y fit usage des eaux en boisson, en bain, en douche et en étuve. Il supportoit tous ces exercices à merveille. Il y a beaucoup transpiré. Le traitement qu'il suivit cette seconde année étoit un peu plus chaud, un peu plus actif que celui de la première année, et loin d'irriter ses nerfs, il les a fortifiés. C'est donc une erreur d'imaginer que les bains chauds sont toujours nuisibles, quand on a les nerfs malades. Il est des tempéramens pour lesquels le calorique est un vrai fortifiant et une vraie panacée, et c'est sur-tout pour les tempéramens flegmatiques et glaireux. Cela est différent pour ceux qui ont un sang riche, et pour ainsi-dire, tout électrique.

56e. *Observ.* Un homme de trente-six ans, d'un tempérament fort sec, avoit les nerfs très-irritables depuis quelques années. Il avoit essuyé du chagrin. Il étoit devenu très-mélancolique, et avoit tous les hivers de fréquens accès de fièvre nerveuse. A son arrivée à Plombières, je lui tâtai l'abdomen, et je trouvai la partie moyenne du mésentère un peu dure et engorgée. Le malade but l'eau thermale, et se baigna dans le bassin tempéré, et après huit ou dix bains il prit la douche sur tout le ventre. Il eut encore, durant les premiers jours de ce traitement, quelques accès de fièvre qui consistoient en un petit froid accompagné de spasme et de malaise. Mais ces petits mouvemens irréguliers du système nerveux cessèrent après quelques douches, et le malade alors reprit courage, et sa mélancolie se dissipa petit-à-petit. Il continua son traitement un mois, et partit de Plombières gai et content de sa santé. Le mésentère étoit devenu souple. Les bains et les douches avoient dissipé les légers embarras des viscères, le mieux physique avoit amené le mieux moral, et celui-ci, à son tour, influa puissamment sur le physique.

57°. *Observ.* Une femme d'environ cinquante ans, étoit sujette à des tremblemens des extrèmités inférieures et à des étourdissemens, accompagnés d'une crispation générale du système nerveux qui affectoit souvent les voies urinaires. La malade n'avoit jamais eu d'enfant, et elle portoit à la partie supérieure du mésentère un engorgement sensible. Elle étoit allée d'abord aux eaux de Bourbonne, qui ne lui avoient pas réussi, en ce qu'elles avoient fortement irrité ses nerfs; et un médecin qui vit cet effet, lui conseilla de venir à Plombières. Elle y but l'eau thermale et l'eau savonneuse, et prit des bains tempérés à 26ᵈ. qu'elle prolongea depuis une heure jusqu'à quatre et plus. Durant ce traitement elle eut un de ces accidens nerveux tels que je les ai dépeints plus haut. Comme tout indiqüoit le besoin d'évacuer, j'osai lui faire prendre un vomitif, qui fit beaucoup d'effet, et le lendemain un purgatif qui eut un égal succès, et le jour suivant elle se reposa. Après quoi elle recommença la boisson et les bains, et elle se trouva mieux. Il survint ensuite une éruption d'une infinité de petits boutons très-rouges, qui couvrit une bonne partie du corps, sur-tout les extrèmités inférieures : cette sorte d'éruption n'est pas rare pendant l'usage des bains de Plombières, qui portent beaucoup à la peau. Mais celle-ci fut des plus considérables que j'y aie vues. Il y avoit prurit, et le malade ne s'en trouvoit pas plus mal et étoit sans fièvre. Je fis prendre quelques étuves qui dissipèrent petit-à-petit l'éruption. La malade resta quarante jours à suivre ce traite-ment, elle s'en est parfaitement bien trouvée, n'ayant plus éprouvé aucun accident nerveux. Le rétablis-sement de la transpiration a beaucoup diminué la cause qui irritoit les nerfs, ainsi que les autres éva-cuations qu'elle a éprouvées.

58e. *Observ.* Une jeune femme étoit sujette à des paroxismes de fièvre nerveuse tous les jours. Pen-dant ces paroxismes le pouls étoit petit, serré et un peu irrégulier : cet état duroit plusieurs heures. Cette malade se portoit bien d'ailleurs. Elle but l'eau ther-male coupée avec le petit-lait, et prit des bains tem-pérés. Je lui conseillai en outre l'usage d'une poudre stomachique, composée de fleurs de camomille ro-maine, de sel d'absynthe et de rhubarbe. Au bout d'un mois de ce traitement, les accès fébriles se dissi-pèrent, mais elle avoit mal à la tête aux mêmes heures des accès. Ce mal de tête a cédé à son tour, et la malade est partie de Plombières, après deux mois de séjour, se portant fort bien, et j'ai appris que ce mieux avoit continué. Ici les fonctions digestives et celle de la transpiration ont été rétablies.

59e. *Observ.* Un homme de quarante ans avoit des atteintes de mélancolie. Il ressentoit des spasmes à la poitrine ; les digestions étoient pénibles et lentes, et les excrétions alvines étoient difficiles et rares. Il prit des bains à 28 degrés, et de quatre heures ; il but l'eau thermale coupée avec le petit-lait, et ensuite ajouta à ce traitement l'usage de la douche et de quelques étu-ves, et prit quelques purgatifs. Il avoit la peau sè-che, et la transpiration se faisoit mal. Je le palpai, et ne trouvai rien qui annonçât, soit obstruction, soit engorgemens dans les viscères abdominaux. Le traitement susdit lui réussit : il partit de Plombières se portant beaucoup mieux , et n'ayant éprouvé aucune crise sensible, si ce n'est une transpiration plus abondante.

60e. *Observ.* Il étoit assez difficile de bien caractériser la maladie qui va faire le sujet de cette observation. Néanmoins, comme les affections nerveuses y jouoient un rôle essentiel, je la range dans cette classe. Un homme de trente ans, d'une très-bonne et forte constitution physique, et naturellement gai , étoit devenu mélancolique, et dépérissoit à vue d'œil. Il y avoit plus de deux ans que sa santé avoit commencé de s'altérer : c'étoit depuis la cessation de saignemens de nez auxquels il étoit fort sujet , qu'il avoit ressenti des douleurs assez vives qui entreprenoient tout l'hypocondre droit, sur-tout la partie des côtes qui recouvre le grand lobe du foie. Cette douleur s'étendoit par-derrière jusqu'à la colonne vertébrale ; il avoit le genre nerveux très-mobile. Depuis le commencement de sa maladie, il avoit fort maigri : son ventre étoit devenu très - paresseux , et ses digestions pénibles.

On avoit attaqué cette maladie par plusieurs remèdes ; tels que les saignées, les vésicatoires, les bains domestiques , les bains de petit-lait , les fondans, les apéritifs. Le malade avoit mangé une très - grande quantité de miel, et avoit fait un long usage d'oxide de bismuth par l'acide nitrique (magistère de bismuth), avec la magnésie. Tous ces moyens l'avoient médiocrement soulagé. Il arriva à Plombières sur la fin de l'été de l'an 2 ; je le palpai, et je ne trouvai ni obstruction , ni engorgement notable dans aucune région de l'abdomen. Je considérai cette maladie comme un rhumatisme nerveux, auquel avoit donné lieu la cessation des saignemens de nez, et des refroidissemens. Je conseillai au malade l'usage des bains longs et tempérés à 28^d, la boisson de l'eau thermale coupée avec le petit-lait, et l'eau de Bussang aux repas avec le vin ; il prit ensuite la douche sur toutes les parties endolorées : il suivit ce traitement pendant quelques jours ; et comme il se présentoit l'indication de le purger, il le fut avec un minoratif ordinaire. Le soir du même jour, il eut un accès de ses douleurs, mais supportable. Six jours après, il en éprouva un second à la suite d'une douche un peu trop chaude. Le malade n'éprouva que ces deux seuls accès dans un mois qu'il resta à Plombières, tandis qu'ils étoient plus fréquens auparavant, mais il digéroit mieux. La saison commençoit à devenir froide, je lui conseillai de retourner chez lui. Je ne le regardois point comme guéri, et je l'engageai à revenir de bonne heure l'année suivante. Il revint, et son état étoit infiniment meilleur. Il étoit engraissé et fortifié ; il avoit un bon teint et excellent appétit : il me dit qu'il avoit encore ressenti quelques douleurs, mais moindres et moins fréquentes. Il revenoit pour achever sa cure si bien commencée. Il se baigna deux fois par jour, trois heures le matin et une heure le soir ; il prit aussi une heure de douche après le bain du matin. Il but l'eau ferrugineuse de Plombières, et fit en outre usage, pendant quelque tems, d'une poudre composée de magnésie et de rhubarbe. Il éprouva pendant ce second traitement, et dans sa route, quelques douleurs. De retour chez lui, il m'écrivit qu'il alloit très-bien. Au tems de la vendange, il suça beaucoup de raisin, comme je le lui avois recommandé, et ce remède acheva sa cure, en lui procurant une diarrhée bilieuse qui dura assez long-tems. J'ai reçu de lui plusieurs lettres depuis l'an 3, et toutes m'annoncent qu'il continue à jouir de la meilleure santé. Les eaux de Plombières ont certainement été très-avantageuses à ce malade : le rétablissement de la transpiration et des digestions ont été le fruit des eaux, et ont ramené le mieux être qui a été augmenté et consolidé par l'usage du raisin, dont le suc a déterminé une évacuation bilieuse, abondante, et le système nerveux se trouvant dégagé des humeurs irritantes qui le stimuloient d'une manière désordonnée, et intervertissoient le travail des sécrétions, est rentré dans l'ordre naturel.

Vices de la menstruation.

61e. *Observ.* Une jeune fille de vingt ans, grande et bien faite, étoit mal réglée depuis plusieurs années, et elle étoit sujette à de fréquens maux d'estomac. Elle vint à Plombières avec le teint assez jaune, et un défaut absolu d'appétit. Trop d'érétisme et de tension dans les fibres, paroissoient être la cause du vice de la menstruation, et de là venoient les maux d'estomac. Je lui fis faire deux saisons à Plombières à deux reprises différentes, et je lui faisois prendre des bains tempérés et de quatre heures, et elle but tantôt l'eau thermale, tantôt l'eau ferrugineuse de la grande promenade. Ce traitement a établi des règles plus abondantes et plus régulières, et les douleurs d'estomac se sont dissipées. Elle joignoit à ce traitement beaucoup d'exercice à pied. Les bains tempérés, et un peu prolongés, ont corrigé le trop de tension des fibres du système utérin, et ont favorisé la menstruation. Cette jeune personne s'est mariée depuis, et se porte parfaitement bien.

62e. *Observ.* Une personne non mariée, âgée d'environ vingt-huit ans, après avoir été bien réglée, avoit tout-à-coup cessé de l'être à la suite de longs et violens chagrins. Des vomissemens continuels étoient survenus ensuite avec une tension considérable de tout l'abdomen. Il y avoit cinq ans que ces accidens duroient, quand la malade vint pour la première fois à Plombières en l'an 5 : elle étoit d'une pâleur, d'une foiblesse et d'une maigreur étonnantes, à peine pouvoit-elle marcher appuyée sur un bras. Elle vomissoit tout ce qu'elle prenoit, soit solide, soit liquide, et cela peu d'instans après l'avoir pris. Elle éprouvoit de fréquens maux de tête et d'estomac, et alloit rarement à la garderobe. Cette malade est douée d'une extrême sensibilité morale et physique. En palpant l'abdomen, on ne pouvoit bien distinguer l'état des viscères, tant il étoit tendu. Cependant les régions de l'épigastre et de l'hypocondre droit, et des ovaires, étoient sensiblement plus rénitentes. Le sang avoit reflué sur les viscères, et avoit occasionné leur engorgement, le vice des sécrétions et la tension qui existoient.

La malade avoit essayé en vain, dans son pays, les anti-spasmodiques, les apéritifs et les emménagogues. Arrivée à Plombières, je la fis baigner d'abord une heure, puis plus long-tems, suivant que ses forces le lui permettoient. Quant à la boisson, elle ne la pouvoit garder, quelle qu'elle fût, soit l'eau thermale, soit la savonneuse froide, ou chauffée au bain-marie, soit l'eau de Bussang, ou pure ou coupée avec

le petit-lait. Elle la vomissoit presque aussitôt avec
des paquets de glaires : ni la potion anti - émétique
de Rivière, ni la poudre de camomille romaine, avec
le sel d'absynthe, ni la magnésie, ni l'opium, n'empêchoient le vomissement. Je fis prendre la douche
à la malade surtout l'abdomen ; elle la supporta fort
bien pendant une demi-heure tous les jours au sortir du bain. La malade continua ce traitement pendant quarante jours, et même la boisson de l'eau
thermale, quoiqu'elle la vomît. Elle partit de Plombières sans qu'il y eut aucun changement notable
dans son état, si ce n'est un peu moins de tension
dans l'abdomen. Je ne désespérois pas cependant de
voir arriver dans peu quelque mouvement critique,
ainsi que j'ai souvent remarqué après l'usage des
eaux. Et en effet, la malade, avant d'être de retour
chez elle, fut saisie d'une fièvre des plus violentes
qui dura trente jours, et qui mit sa vie en danger :
l'excitement occasionné par les bains, la douche et le
voyage produisirent une crise qui fut suivie d'évacuations considérables de biles et de glaires. Depuis ce
moment, elle commença à digérer du bouillon d'a-
bord, ensuite des alimens solides. Le ventre cessa
d'être aussi dur et aussi tendu ; les forces revinrent,
et un peu d'embonpoint, et les règles reparurent un
peu. Le mieux s'augmenta, à un point que, lorsque
la malade revint l'année suivante à Plombières, personne ne la reconnoissoit plus. Elle étoit fort en-
graissée, avoit très-bon appétit, ne vomissoit plus.
Cependant, l'abdomen n'étoit point encore parfaitement souple, et les règles n'étoient point encore devenues assez abondantes ; de là résultoit encore la
cause de quelques maux de tête et d'estomac, et quel-

ques soulèvemens de ce viscère le matin à jeûn, et qui cessoit après que la malade avoit vomi quelques gorgées de glaires. Cette cure, sans doute, n'étoit point encore parfaite ; mais quel changement étonnant dans l'état de cette malade ! Elle resta cette seconde année deux mois à Plombières, durant lesquels elle se baigna trois heures par jour, prit la douche une heure et plus, et but sans les vomir, et l'eau thermale, et l'eau de Bussang ; il fallut l'évacuer plusieurs fois, et par le vomissement et par les selles, parce que les eaux fondoient beaucoup les glaires. Il fallut aussi lui tirer du sang plusieurs fois, et par la lancette, et par les sangsues, pour désemplir les vaisseaux trop pleins. La malade partit cette seconde année de Plombières en très-bon état, faisant à pied, dans les montagnes, des promenades de plusieurs lieues. J'ai vu depuis la malade à Paris, où le bien se soutenoit; des chagrins qu'elle a encore éprouvés, ont un peu nui à sa santé : néanmoins elle jouit de la vie d'une manière agréable, et tout porte à croire que ses inquiétudes morales étant bannies, une nouvelle saison à Plombières terminera sa cure.

La malade, qui fait le sujet de cette observation, doit sûrement beaucoup aux eaux de Plombières. Les peines de l'âme avoient agi fortement sur ses nerfs très-sensibles; le système nerveux bouleversé, avoit totalement dérangé les fonctions de l'utérus et de l'estomac ; les peines de l'âme continuant, le dérangement de ces fonctions avoit continué, et il s'en étoit suivi des lésions d'autres organes, comme du foie, etc. La première application des eaux, qui paroissoit d'abord peu active, avoit cependant causé un excitement général, d'où est résulté la première crise qui

fut forte, et qui fut salutaire, parce qu'il n'y avoit
point de désorganisation, et que le principe vital,
réagissant énergiquement, expulsa la cause matérielle de la maladie : ce qui rendit aux viscères leur
excitabilité naturelle en bonne partie. Le rétablissement parfait de la santé eût été plus prompt, sans
le retour des premières causes de tous les maux, les
peines de l'âme.

63e. *Observ.* Une jeune personne de vingt ans
avoit été réglée à dix-huit; depuis six mois et plus,
cette fonction s'étoit dérangée, ainsi que celle de la
digestion : la jeune malade étoit habituellement très-
altérée, et elle étoit devenue triste et paresseuse pour
tout exercice du corps. Elle vint à Plombières en 1791,
elle y resta deux mois; les régions de l'épigastre et du
bas-ventre étoient un peu tendues et rénitentes. Je
fis prendre à la malade des demi-bains tempérés à 26
degrés, parce qu'elle avoit la poitrine délicate et de
la propension à cracher le sang ; et elle but l'eau ferrugineuse de Plombières, et quelquefois l'eau savonneuse, coupée avec un quart de lait de vache, quand
il se manifestoit irritation à la poitrine. Après la première saison, la jeune personne se trouva sensiblement mieux ; elle avoit plus de force, moins de répugnance à se promener, moins de palpitations de cœur,
et ses règles parurent pendant trois jours : elle continua l'usage des eaux, et durant la seconde saison
elle alla de mieux en mieux : elle n'étoit plus altérée,
son teint étoit meilleur, et son estomac digéroit mieux.
A son départ de Plombières, je lui conseillai de faire
usage, chez elle, du vin calybé : sa santé s'est améliorée de jour en jour ; elle s'est mariée, et a eu plusieurs enfans bien portant comme leur mère.

Ici

Ici l'âme attristée, avoit contribué à faire naître la maladie, les eaux et le contentement la dissipèrent.

64e. *Observ.* Une personne de trente ans passés et point mariée, avoit eu les viscères abdominaux fort engorgés, et on étoit parvenu à la guérir. Après avoir été bien réglée cette fonction s'étoit dérangée, et il étoit survenu, en même tems, une douleur dans le côté gauche de l'abdomen, au-dessous de la rate. Elle vint à Plombières en l'an 7, et elle y fit usage de bains tempérés, de la douche sur l'abdomen, et but l'eau thermale le matin et l'eau ferrugineuse aux repas, et partit de Plombières au bout de 40 jours, venant d'avoir ses règles abondamment, et ne souffrant presque plus du côté. J'ai appris depuis, que ce mieux obtenu à Plombières, continuoit.

65e. *Observ.* Une femme de trente ans environ, et d'une assez bonne constitution, mais douée d'une extrême sensibilité morale et physique, avoit eu six enfans coup sur coup, de manière qu'elle avoit été constamment grosse ou nourrice. Depuis long-tems elle n'avoit point été réglée, et elle étoit très sanguine; il s'étoit formé au bas de l'épigastre, et un peu à droite, une tumeur de la grosseur d'un petit œuf : on lui conseilla de venir à Plombières pour dissiper cette tumeur; mais, huit jours avant de partir de chez elle, elle eut un vomissement de sang considérable, avec des symptômes alarmans, et après ce vomissement la tumeur avoit diminué de volume. A son arrivée à Plombières, la malade étoit foible, fatiguée, avoit les nerfs très-agacés. Je la fis reposer deux jours; le troisième jour, elle but quelques verres d'eau savonneuse coupée avec un sixième d'eau thermale; le

C c

quatrième jour, elle fut assaillie pendant la nuit de son vomissement de sang, avec des douleurs fort aiguës dans tout le ventre et le dos, et des spasmes dans les extrémités. On vint m'éveiller, et j'arrivai sur-le-champ auprès de la malade, que je trouvai sans fièvre, mais avec un pouls serré et dur, vomissant du sang pur, fort rouge et mêlé de caillots, ensuite un sang noir. Je lui fis prendre incontinent une potion composée d'infusion de tilleul 4 onces, du jus d'un citron, et de 5o gouttes de landanum de Sydenham, avec une once de sirop de guimauve; et elle but, en outre, soit l'eau savonneuse avec le sirop de vinaigre, soit la limonade, et elle prit des lavemens avec l'eau savonneuse, l'huile d'olive et le vinaigre. La malade rendit, par les selles, beaucoup de sang noir; la langue étoit fort limoneuse et jaune; le teint étoit très-bilieux; et je me décidai à faire prendre à la malade 3o grains d'ipécacuanha, divisés en trois doses, données à deux heures d'intervalle; elle vomit, par l'effet de l'ipécacuanha, de la bile et point de sang : les selles furent encore teintes de sang et de bile, et très-fétides. Le docteur Degnerre étant arrivé à Plombières sur ces entrefaites, je le conduisis chez la malade avec le docteur Perrin père, de Lunéville, qui étoit alors aux eaux pour sa santé. Nous convînmes de faire continuer la boisson de la limonade, la potion susdite et les lavemens, et d'ajouter à ce traitement des fomentations émollientes sur tout l'abdomen : les accidens se calmèrent, et la malade se trouva mieux. Quelques jours après, elle fut purgée avec deux onces de manne dans un verre de limonade aiguisée d'un peu de tartrite acidule de potasse (crème-de-tartre). Ce purgatif fut réitéré deux fois, et produisit d'heureux ef-

fets en évacuant beaucoup de bile. Après quelques
jours de repos, la malade prit un bain fort tempéré
dans sa chambre, et but quelques verres d'eau de Bussang coupée avec l'eau savonneuse de Plombières : elle
continua ce traitement huit ou dix jours, après quoi
il lui survint encore un vomissement bilieux mêlé de
sang, et elle eut des selles noires et fétides ; le pouls
étoit un peu fiévreux, et des spasmes agitoient les
extrémités : les mêmes moyens furent renouvellés,
excepté l'ipécacuanha ; la malade reprit promptement
ses forces et alla bien : elle continua l'eau de Bussang
avec l'eau savonneuse et les bains tempérés. Elle eut
un troisième accident de vomissement, qui se termina
comme les autres. Je lui conseillai alors, à la malade,
d'aller se reposer chez elle, de s'y faire appliquer six
sangsues pour rappeller les règles, et de boire l'eau de
Bussang avec une légère infusion de chicorée, pour
faire couler la bile : elle a suivi mon conseil, et sa
santé s'est parfaitement rétablie, et, depuis ce tems,
(l'an 5), elle se porte fort bien.

Les accidens qu'a éprouvée cette malade, venoient
visiblement d'une pléthore sanguine existant dans
tout le système , mais principalement dans le foie,
le mésentère et le système gastrique ; de là, la tumeur
de l'hypocondre près l'épigastre ; de là, la stagnation
de la bile dans le foie et le ventricule ; de là, l'ouverture des vaisseaux de l'estomac. Le défaut de menstruation avoit donné lieu à cet état pléthorique : on
eût pu éviter ces causes de maladie en désemplissant
les vaisseaux de tems en tems, soit dans les grossesses, soit durant la lactation, et en observant un régime un peu moins nourrissant : ici les secours les
plus efficaces, étoient tout ce qui pouvoit diminuer

la pléthore sanguine et bilieuse, et tempérer le mouvement des solides et des liquides. La nature a décidé elle - même les excrétions de la première espèce; l'on a aidé l'évacuation de la bile, et les bains tempérés et les boissons, ont calmé la fougue des humeurs et l'érétisme des solides, et, ensuite, les règles s'étant rétablies, tout est rentré dans l'ordre.

Je ne rapporterai point un plus grand nombre d'exemples de vices de la menstruation, parce qu'en parlant d'autres maladies, j'ai déjà eu occasion de faire connoître des faits de la même nature, et qu'il s'en présentera encore d'autres dans la suite.

De la cessation des règles.

66ᵉ. *Observ.* Une femme de quarante-deux ans, et qui a eu beaucoup d'enfans, étoit d'une constitution frêle et délicate. Elle vint à Plombières en 1791, huit ans après sa dernière couche : il y avoit trois ans que ses règles avoient cessé subitement à la suite d'une grande frayeur : depuis cette époque, elle étoit sujette à des vomissemens fréquens, et on sentoit à la région épigastrique une tumeur assez considérable. Il n'y avoit pas de doute que la cessation subite des règles, n'eût donné lieu à la formation de la tumeur et aux vomissemens ; elle but, dès le lendemain de son arrivée, trois verres de l'eau thermale : elle ne la vomit point ; elle me dit, qu'elle avoit senti que cette eau, parvenue dans son estomac, dilatoit cet organe, et détruisoit le serrement qui précédoit chez elle le vomissement. Cette eau purgea la malade ; et la même dose, prise les deux jours suivans, opéra les mêmes effets ; ce qui empêcha l'usage du bain. Le quatrième jour elle commença à se baigner : elle trouvoit que l'eau qu'elle buvoit, passoit plus vite par les urines, quand elle la buvoit dans le bain, que lorsqu'elle la prenoit hors du bain. Après huit jours de bain elle prit la douche, tant sur la région épigastrique que sur les hypocondres; elle eut, pendant plusieurs jours, le matin, des envies de vomir, mais la boisson de l'eau chaude ne manquoit pas de les dissiper. La langue s'étant chargée, je purgeai la malade avec un minoratif ordinaire, qui évacua beaucoup; après cela, j'entretins journellement la liberté du ventre avec deux gros de magnésie, ce qui la purgeoit trois à quatre fois par jour. La malade a suivi ce traitement pendant quarante jours, elle n'a vomi que trois fois, et la tumeur de l'épigastre étoit presque tout-à fait dissipée.

Ici les eaux étoient bien indiquées, et elles ont été salutaires. Quoique la maladie vînt de la suppression d'une évacuation sanguine, il n'étoit plus tems de tirer du sang : il s'étoit formé une maladie vraiment humorale; il falloit diviser, atténuer l'humeur et l'expulser : des saignées n'eussent fait que débiliter, et n'auroient point résolu la tumeur.

67e. *Observ.* Une femme de quarante-quatre ans, qui a eu plusieurs enfans, qui est grasse et replète, commença à éprouver, il y a quatre ans, à la cessation des règles, une douleur sourde au côté droit, à la partie postérieure de l'hypocondre droit, près de l'épine du dos. Souvent cette douleur se prolongeoit vers le bas-ventre, et elle étoit accompagnée de nausées. Cet état duroit quinze jours : la saignée la soulageoit; les urines étoient quelquefois rouges et épaisses. On regardoit ces douleurs comme tenant à la colique néphrétique. Cependant, à une seconde atta-

que, le foie parut être évidemment le siége du mal ;
il étoit tendu et douloureux, et c'étoit sans doute
par sympathie et à cause du voisinage que le rein
droit étoit affecté. Les bains, les saignées, les laxatifs, le petit-lait, furent employés, et procurèrent du
relâchement et des évacuations abondantes. Après le
paroxisme, on avoit mis la malade à l'usage des apéritifs, tels que l'acétite de potasse (terre folliée de
de tartre), et l'eau de Sedlitz. On observera que cette
malade est extrêmement facile à purger : deux onces de
manne lui procurent douze à quinze selles. Je palpai la malade à son arrivée à Plombières, en 1791 :
on sentoit un embarras manifeste à la région du foie,
et ce viscère étoit douloureux quand on le touchoit.
Elle but l'eau thermale à la dose de quatre verres,
et se baigna une heure le premier jour : l'eau pesa un
peu sur l'estomac. Le lendemain, elle en but huit
verres, qui la purgèrent quatre fois. Elle continua ce
traitement huit jours, et constamment elle eut le
ventre libre, et l'eau thermale ne pesoit plus sur l'estomac ; ensuite, je lui fis prendre la douche sur la région du foie, d'abord pendant un quart d'heure. Les
premières fois, la douche fut douloureuse ; mais insensiblement la douleur diminua, et la région du foie
devint souple et moins tendue. Cette malade partit
de Plombières au bout d'un mois environ, fort soulagée : elle y est revenue deux autres fois depuis, et
chaque année elle obtenoit un mieux sensible : maintenant, elle se porte parfaitement bien.

C'est encore ici un engorgement du foie, occasionné par la cessation d'une évacuation sanguine
habituelle. Les saignées ont été employées avec utilité dans les commencemens ; mais elles n'ont pu em-

pêcher qu'il se formât un peu d'embarras dans le système de la veine-porte : peut-être les eût-on évité en saignant davantage. Mais il étoit bien indiqué de recourir aux délayans, aux détendans, aux apéritifs doux, et aux légers purgatifs : c'est ce qui a été employé à Plombières. Une pléthore sanguine, surchargeant un viscère, en trouble les sécrétions et celles du foie, sur-tout étant troublées pendant un certain tems, il en résulte bientôt une vraie matière morbifique qu'il faut évacuer, mais qui souvent a besoin d'une longue préparation avant de pouvoir l'être avec succès. Et quel moyen plus doux, moins irritant, peut-on employer que la boisson d'une eau légère, un peu alkaline, des bains dans la même eau, et des douches ménagées avec prudence ?

68e. *Observ.* Une femme de cinquante ans, d'une constitution physique robuste, et d'un caractère gai, étoit devenue malade ensuite de la cessation du flux menstruel et de chagrins auxquels elle avoit été en proie. Sa maladie consistoit en une douleur sensible au creux de l'estomac, accompagnée d'un battement très-incommode dans cette partie. Je la palpai à son arrivée à Plombières, et je trouvai au milieu de la région épigastrique une dureté manifeste qui sembloit appartenir au petit lobe du foie, et qui, pour peu qu'on la pressât, causoit une douleur vive à la malade. Ce n'étoit point le cas des évacuations sanguines ; elles n'eussent fait qu'énerver le système général, sans fondre l'obstruction. Il étoit plus indiqué de ramollir, de fondre la tumeur. En conséquence, la malade but l'eau thermale, se baigna, et prit la douche. Elle suivit ce traitement durant quarante jours et plus, et fut aussi purgée plusieurs fois.

C c 4

Elle fut très-soulagée la première année. Elle revint une seconde année, s'y conduisit de même que la première, et elle fut parfaitement guérie, c'est-à-dire, que tous les symptômes avoient disparu.

69ᵉ. *Observ.* Une femme de quarante-quatre ans avoit cessé d'être réglée; bientôt sa santé se dérange: des malaises, des défaillances, sont les préludes d'une fièvre intermittente d'automne qui prend le type de quarte. La malade fut traitée d'abord par les délayans apéritifs amers et les évacuans vomitifs et purgatifs. Les premiers sur-tout firent rendre une quantité énorme de bile. Après des évacuations suffisantes, comme l'abdomen ne présentoit aucun indice d'engorgement ni d'obstruction, je fis prendre le quinquina en substance; deux onces prises en deux jours arrêtèrent la fièvre : l'appétit revint, et la santé parut se rétablir parfaitement. Ce bien dura cinquante jours. Après ce tems la fièvre reparut, soit par l'effet de quelque écart dans le régime et d'un peu de refroidissement, soit par un effet de la nature, qui n'avoit point encore peut-être complété la crise. Au lieu d'être quarte, elle fut double-quarte. Je revins aux mêmes moyens qui avoient été employés la première fois, et ensuite au quinquina, mais il n'arrêta point la fièvre; elle devint quotidienne. Je conseillai à la malade de se transporter à Plombières pour y boire l'eau thermale, qui souvent a triomphé de ces sortes de maladies. Elle en but pendant une saison. L'abdomen n'offroit toujours aucun signe d'embarras ni d'obstruction; mais les pieds, les cuisses et le visage étoient gonflés, et les forces étoient très-affoiblies. Alors je crus qu'il étoit urgent d'employer les toniques énergiques. Je fis faire une décoction forte de quinquina, avec la limaille de fer et la camomille romaine dans l'eau thermale de Plombières. La malade prit quatre onces de cette décoction, deux fois par jour, et cela pendant cinq à six jours : alors tout changea, la fièvre s'arrêta, l'appétit revint, l'enflure se dissipa, et la cure devint parfaite. Depuis ce tems (an 2), la malade a joui d'une bonne santé.

L'eau thermale de Plombières a souvent suffi en boisson pour terminer de ces sortes de fièvre, sans lui joindre le quinquina ; c'est sur-tout chez les jeunes sujets forts, et dont la fibre n'est point devenue atone. Mais, dans ces derniers cas, il est bon, après les avoir fait boire comme apéritives, d'y joindre des toniques plus prononcés, comme ceux que j'ai employés ici.

70ᵉ. *Observ.* Une femme de quarante et quelques années vint à Plombières au mois de floréal an 8. Il y avoit six mois qu'elle avoit cessé d'être réglée. Elle avoit eu dans ce tems des douleurs violentes à l'estomac et dans les intestins, et elle éprouva aussi des pertes abondantes, qui dissipèrent les douleurs d'entrailles. Elle ne prit que des relâchans, comme eau de veau et petit-lait. Il y avoit pléthore, que les pertes firent disparoître. Les coliques ou douleurs d'entrailles se sont renouvelées avec la pléthore ; elles ne cédèrent point aux relâchans. On employa les saignées et les sangsues, qui soulagèrent un peu. On recourut aussi aux bains tempérés domestiques, en continuant les délayans ordinaires. Les anodins ne calmoient point. Il se déclara une fièvre bilieuse. Telle est encore souvent la suite de la suppression des évacuations sanguines. Cette fièvre céda aux délayans relâchans ; mais les coliques revenoient pério-

diquement : il s'y est joint des spasmes nerveux et
des vomissemens. Ces accidens se sont calmés petit-
à-petit, et il parut aux extrémités inférieures une
éruption de nature érysipélateuse. Arrivée à Plombières, la malade étoit très-foible ; l'abdomen étoit
boursoufflé, la région épigastrique sensible, le pouls
petit et un peu accéléré. Le premier jour, la malade
se baigna deux heures dans un bain de 26 degrés, et
but quelques verres d'eau savonneuse, coupée avec
un peu d'eau thermale. Elle sentit dans le bain des
tiraillemens dans les membres et un peu de douleur
dans le ventre. Le second jour, elle se conduisit de
même. La nuit suivante, la malade eut de la fièvre,
qui se termina par une sueur et des urines épaisses.
Elle continua à se baigner et à boire ; elle substitua
l'eau thermale à l'eau savonneuse, parce qu'elle passoit mieux. Elle prenoit des lavemens qui évacuoient
beaucoup, et elle se trouvoit assez bien de ces remèdes. Les urines étoient aussi habituellement chargées. Les douleurs d'estomac se faisoient cependant
sentir de tems en tems, ainsi que du malaise général,
et toujours les évacuations alvines amenoient un
mieux sensible. Outre celles que procuroient les lavemens, j'ai cru devoir encore en solliciter par quelques onces de manne. Après un mois de cet usage
des eaux, les bains de vapeur furent employés. La
malade prit alternativement un bain d'eau et un
bain de vapeur. Ces derniers amenèrent une détente
favorable dans l'organe cutané, et il s'ensuivit des
moiteurs qui furent vraiment critiques. Elle prit environ neuf bains de vapeur, et fut encore purgée deux
fois avec la manne. La malade partit de Plombières
infiniment mieux. Son estomac et ses entrailles ne

souffroient plus; le ventre étoit plus souple, et la transpiration étoit bien rétablie. Ce mieux est allé en augmentant. J'ai vu la malade chez elle six mois après, et elle se portoit bien.

Cette maladie étoit visiblement la suite de la cessation du flux menstruel. Les pertes qu'elle éprouva d'abord la délivrèrent de ses douleurs. Mais ensuite la maladie prit une tournure bilieuse, et les solides s'affoiblirent, l'estomac et l'organe cutané perdirent l'équilibre qui doit exister entr'eux pour la perfection de la santé. Les eaux, en délayant l'humeur bilieuse, les évacuans doux en l'éliminant, les bains en rétablissant les fonctions de l'organe cutané, ont dissipé la cause qui irritoit les solides, et ont rétabli l'équilibre troublé.

71e. *Observ.* Une mère de famille, après avoir joui long-tems d'une bonne santé, étoit devenue malade d'une obstruction au pancréas. Elle avoit fait usage de beaucoup de remèdes pour guérir cette maladie, qui lui occasionnoit sur-tout un ptyalisme considérable, et qui avoit beaucoup altéré sa santé en intervertissant les digestions et la nutrition. Tous ces remèdes n'avoient opéré aucun effet salutaire, et il n'y avoit eu que l'usage des eaux de Plombières, en boisson, bains et douches, qui l'avoient soulagée, dissipé l'engorgement du pancréas, et rétabli les digestions. Le mieux frappant qu'elle avoit obtenu par les eaux de Plombières, fut perdu par les chagrins et les vives inquiétudes qu'essuya la malade à son retour des eaux. Les ennemis de la France ayant alors envahi la ville où elle résidoit, elle ne put revenir à Plombières que plusieurs années après. Alors elle étoit voisine de l'âge critique, et la menstruation se faisoit déjà mal.

(Notez que les eaux de Plombières avoient rétabli cette fonction la première fois que la malade les prit.) Presque tous les viscères abdominaux étoient engorgés : les vaisseaux hémorroïdaux étoient devenus sujets au gonflement ; et pendant l'hiver de l'an 5, elle avoit éprouvé des flux considérables sanguins par les hémorroïdes. Le sang chez elle étoit dans une agitation très-grande, et elle ressentoit fréquemment des battemens violens dans les vaisseaux du côté droit du cou. Les glandes de ces parties et celles des aisselles étoient engorgées. Pendant l'été de l'an 5, la malade étant à Plombières, commença par boire l'eau savonneuse, qui passoit mieux que l'eau thermale. Elle prit des bains. Il s'établit de la moiteur, qui amena du calme : sans doute la perte du calorique, qui s'échappoit avec la moiteur, en étoit cause. Alors l'abdomen étoit mou et souple, quoiqu'on sentît à la région du pancréas et du petit lobe du foie deux tumeurs assez grosses et mobiles, mais douloureuses, pour peu qu'on les comprimât. On sentoit aussi un peu profondément des glandes du mésentère engorgées. La malade eut ses règles; elle fut un peu agitée, puis la moiteur ayant paru, le calme revint. Après quelques jours, l'eau savonneuse ne passa plus bien; l'eau thermale se digéroit mieux. Elle prit la douche sur les viscères obstrués; cela n'occasionnoit aucune douleur. Après quelques jours de douche, il survint des envies de vomir. Je purgeai la malade, et elle se trouva mieux. Après la médecine, les hémorroïdes fluèrent un peu. Les bains, la douche et la boisson, furent continués. Je fis prendre aussi à la malade, comme calmant, un peu de magnésie avec le sel de nitre. Les règles reparurent encore irrégulièrement.

On s'apercevoit du changement journalier en mieux dans l'état des viscères. Les eaux favorisoient surtout la transpiration, et un petit flux hémorroïdal servoit aussi à dégorger les viscères obstrués. L'électuaire lénitif, donné à petites doses et fréquemment, évacuoit doucement le ventre. Au bout d'un mois, il se fit une vraie fonte d'humeur, c'est-à-dire, que la malade rendit par les selles une énorme quantité de bile et de glaires, avec diminution sensible des obstructions. Après cette fonte, il survint encore un flux hémorroïdal : après ce flux encore, une nouvelle fonte, qui fut aidée par l'électuaire lénitif et le bouillon de veau. L'estomac alors paroissant se relâcher, je fis boire à la malade de l'eau de Bussang, qui est ferrugineuse et gaseuse. Elle fit bien; et cinq jours avant son départ de Plombières, comme elle souffroit beaucoup des hémorroïdes, je lui fis appliquer six sangsues. La malade partit ne souffrant plus, et les obstructions étant fort diminuées. Elle étoit très-sobre, et faisoit beaucoup d'exercice à pied. Elle a eu, comme on voit, des crises fréquentes, et par la peau, et par les selles, et par les hémorroïdes.

De retour chez elle, la malade se fit faire deux cautères, continua la magnésie, l'eau de Bussang, l'application des sangsues et les doux laxatifs. Elle est revenue à Plombières en l'an 8, la menstruation ayant cessé depuis deux ans. Elle avoit éprouvé chez elle bien des accidens nouveaux, sur-tout des flux d'hémorroïdes considérables. Elle s'étoit fait faire deux cautères, un à chaque bras; mais ces cautères n'avoient fait qu'attirer l'humeur sur la poitrine, et elle avoit essuyé plusieurs fausses pleurésies. Elle fit supprimer ses cautères, et se trouva mieux. Les hémorroïdes n'avoient plus coulé depuis plusieurs mois ; mais la malade avoit toutes les glandes, de la tête aux pieds, excessivement gonflées et engorgées, surtout celles du cou et des aisselles, et toutes celles de l'intérieur du ventre. Jamais je n'ai vu le système glanduleux aussi engorgé. Depuis quelque tems cependant des sueurs abondantes, et à des heures réglées, avoient lieu. Ces sueurs, loin d'affoiblir, apportoient au contraire du bien-être ; elles n'étoient excitées par aucun médicament, et la malade buvoit, mangeoit, digéroit et dormoit fort bien. Dès le lendemain de son arrivée à Plombières, elle but l'eau thermale, et se baigna. Les sueurs continuèrent. Comme il y avoit un peu d'irritation à la poitrine, je permis un peu de sirop capillaire dans la boisson. Ce traitement n'empêcha pas les sueurs d'aller leur train, et les glandes diminuoient de grosseur et de dureté. Après vingt et quelques jours de ces exercices, la malade eut un peu de fièvre. Elle fut purgée plusieurs fois, parce qu'elle avoit la bouche très-mauvaise et des renvois d'œufs couvés. Les hémorroïdes fluèrent aussi en blanc, ce qui soulageoit. La malade crut s'apercevoir que la douche diminuoit ses sueurs ; mais elles se rétablirent. Il survint encore de la fièvre, qui dura deux ou trois jours. Elle suspendit tout exercice de bain. Les sueurs reparurent ; elle fut encore purgée plusieurs fois, et évacua beaucoup de bile et de glaires. Toutes ces évacuations dégorgèrent lentement les glandes qu'à peine étoient sensibles ; mais les extrémités inférieures s'enflèrent, et il se déclara une éruption d'une infinité de petits boutons rouges à la peau. Les urines couloient assez bien ; néanmoins l'œdématie des extrémités inférieures et l'affoiblisse-

ment de la malade, lui firent discontinuer tout remède, et elle partit. Son état n'étoit pas très-rassu-
rant; cependant, comme les urines couloient bien,
et que la transpiration se faisoit abondamment, il y
avoit moins de sujet de crainte. De retour chez elle,
sans faire autre chose que d'observer un régime sain,
Madame a repris des forces, et l'enflure s'est dissipée;
mais les glandes se sont engorgées de nouveau, moins,
à la vérité, qu'auparavant.

J'ai vu peu de malades, depuis que j'exerce la médecine, réunir plus de causes de maladies, et avoir
autant d'organes affectés à-la-fois. J'en ai peu vu aussi
chez qui la nature développât plus de ressources pour
obvier aux différens accidens. C'étoient tantôt des
sueurs, tantôt des selles, tantôt des flux hémorroïdaux. Il falloit peu de remèdes, et il n'en falloit que
de doux; car tout remède un peu actif et un peu
irritant nuisoit à la malade. Il est vrai aussi qu'elle
étoit d'une sobriété rare, qu'elle faisoit autant d'exercice qu'elle pouvoit. J'ai revu depuis peu la malade
chez elle, et elle jouit d'une assez bonne santé, ayant
cependant les glandes encore engorgées, et les viscères
abdominaux participant de cet engorgement.

Les eaux de Plombières sont pour cette malade
le stimulant le plus approprié à son tempérament.
Chaque fois qu'elle est au bain, elle se trouve comme
dans un lieu de délices.

Observations de maladies laiteuses.

72e. *Observ.* Une femme de quarante-cinq ans environ, étoit accouchée depuis deux ans de son dernier enfant, elle étoit d'une constitution physique
assez délicate, et avoit la poitrine foible. Depuis cette

dernière couche la malade avoit été sujette à des douleurs vagues dans les extrémités supérieures, et ces
douleurs ne pouvoient être attribuées à d'autre cause
plus vraisemblable qu'à l'humeur laiteuse. Cette femme vint à Plombières dans le courant de l'été de 1790.
Elle commença par boire l'eau thermale. Cette boisson produisit aussitôt un effet très-salutaire, qui fut
un dévoyement modéré, par lequel l'humeur laiteuse
s'évacuoit d'une manière sensible, et avec un grand
soulagement de la malade. On apercevoit dans les
selles des espèces de flocons d'une humeur blanchâtre, qui ressembloient beaucoup à un lait dégénéré
sur-tout par son odeur aigre. Quand ce dévoyement
fut passé, la malade prit des bains tempérés d'une
heure au plus. Elle continua ce traitement pendant
vingt jours avec un très-grand mieux-être. Elle alla
se reposer chez elle, et revint ensuite à Plombières
faire une seconde saison, durant laquelle l'eau thermale en boisson lui occasionna encore une diarrhée
d'humeur laiteuse. Elle prit des bains comme la première fois, et ensuite quelques étuves, qui excitèrent
des moiteurs abondantes et critiques, et elle s'en retourna chez elle ne souffrant plus, et jouissant de
tous les avantages de la bonne santé.

73e. *Observ.* Une jeune femme de vingt et quelques
années, grande et bien faite, étoit mariée depuis deux
ans. Elle avoit eu un enfant dont l'accouchement
avoit été très-laborieux. Le troisième jour de ses
couches il lui étoit survenu une fièvre violente avec
suppression des lochies. Cette maladie fut des plus
aiguës, dura 40 jours, et mit cette jeune femme à
deux doigts du tombeau. Après cette maladie aiguë,
occasionnée par l'humeur laiteuse devoyée de ses

couloirs

couloirs naturels, elle en eut une chronique engendrée par la même cause. Ce fut un dépôt laiteux sous le bras. Elle fit usage du remède de Veisse qui lui fit rendre par les selles beaucoup d'humeur laiteuse. Après cette première maladie chronique, elle devint sujette à une autre que les hommes de l'art jugèrent être occasionnée par la même cause, et qui se présenta sous la forme de sciatique. La malade ressentoit une douleur assez vive depuis l'os des iles jusqu'au genou. Il est bon d'observer que la malade rendoit toujours de tems en tems un peu de cette matière laiteuse, ce qui faisoit juger que c'étoit toujours la même humeur qui existoit encore. Arrivée à Plombières en 1792, elle y but l'eau thermale, se baigna dans un bain tempéré et prit la douche. Les viscères de l'abdomen n'offroient aucun signe sensible d'engorgement, si ce n'est un petit point à la région de l'un des ovaires. Outre l'usage des eaux la malade prit encore par jour un gros de magnésie avec quelques grains de sulfate de potasse (sel de duobus), et elle fut aussi purgée plusieurs fois. Ce traitement lui a parfaitement réussi. Les eaux ont achevé d'extirper le reste de l'humeur laiteuse, tant par les sueurs, que par les urines et les selles.

74ᵉ. *Observ.* Une femme de trente-deux ans, ayant les nerfs très-sensibles, avoit eu une couche pénible, à la suite de laquelle elle étoit demeurée percluse des extrêmités inférieures. Le lait n'ayant point coulé, et les évacuations ayant été négligées, le ventre et les extrêmités inférieures s'étoient tuméfiées, les fesses et la région lombaire avoient été le siége de dépôts considérables qui avoient abscédé. Les anodins, les calmans et les purgatifs doux avoient amélioré l'état

D d

de la malade ; mais elle étoit toujours impotente des extrêmités inférieures, et son sommeil étoit mauvais. Cette femme vint à Plombières en l'an 4 ; dès le lendemain de son arrivée ses règles parurent ; la malade but seulement l'eau thermale pendant ce flux périodique. Sa main droite s'enfla avec douleur. Ce symptôme annonçoit une humeur arthritique. Les règles passées, la malade se baigna et l'enflure de la main se dissipa. Dans peu de jours elle put se tenir sur ses jambes. L'enflure de la main droite passa dans la main gauche, puis disparut tout-à-fait. Je mis aussi la malade à l'usage de la magnésie et du sulfate de potasse (sel de duobus) qui la purgeoit doucement. Elle buvoit tous les matins huit verres d'eau thermale, elle se baignoit trois heures, et prenoit la douche pendant une demi-heure. Ce traitement lui procura une moiteur presque continuelle. La malade fut purgée aussi plusieurs fois. Elle est restée 40 jours à Plombières, et y a obtenu un soulagement considérable, au point qu'elle pouvoit faire à pied des promenades assez longues. J'ai appris depuis que sa santé s'étoit très-bien rétablie.

Ici la crise s'est opérée sur-tout par les sueurs. Les évacuations alvines ont aussi contribué à la guérison.

75e. *Observ.* Une femme de quarante-deux ans, mère d'une nombreuse famille, éprouva, en nourrissant son dernier enfant, un chagrin violent. Son lait cessa de se porter aux seins, et il se forma au bas du sternum une tumeur douloureuse qui paroissoit appartenir au petit lobe du foie. Il sembloit à la malade, dans ses douleurs, qu'on lui ouvroit la poitrine, et la souffrance se faisoit ressentir au dos vis-à-vis le sternum. Elle n'osoit manger, parce que l'estomac se

remplissant causoit une augmentation de douleur.
On avoit peine à dissuader la malade qu'elle eût un
abcès dans cette partie. Notez qu'elle avoit eu la
jaunisse ensuite de cette suppression du lait. Elle
avoit fait usage de la tisane de Veisse qui l'avoit
soulagée. Mais à son arrivée à Plombières, en 1791,
elle souffroit encore beaucoup. Elle but d'abord l'eau
thermale, dont elle porta la dose fort haut, à plus
de 15 verres; elle la purgeoit. Comme cette malade
étoit très-pressée de s'en retourner chez elle, elle se
baignoit deux fois par jour, et prenoit aussi la douche
matin et soir. La douche ne lui occasionnoit pas beaucoup de douleur, et elle supportoit tout avec un courage incroyable.

La malade, durant cette première saison qu'elle
fit à Plombières, n'éprouva qu'une crise de douleur,
tandis qu'elles étoient très-fréquentes auparavant;
et à la fin de cette crise les urines déposèrent un sédiment blanc assez abondant. Quoiqu'elle ne parût
pas avoir retiré un grand avantage des eaux, cependant, au retour de la malade à Plombières l'année suivante, je la trouvai infiniment mieux. La tumeur de
l'épigastre n'étoit presque plus sensible, ni douloureuse. La malade avoit repris de l'embonpoint, elle
avoit le teint bon, et mangeoit plus et avec appétit.
Il est vrai que chez elle, elle avoit continué à vivre
sobrement, à prendre des bains et à boire l'eau de
Bussang. Ces moyens avoient coopéré au mieux qui
existoit. Elle fit comme l'année précédente, elle but
jusqu'à 20 verres d'eau par jour, ce qui la purgeoit
doucement. Elle se baignoit et se douchoit deux fois
par jour. Elle suivit ce traitement pendant 21 jours.
Elle éprouva deux sortes de crises, des selles abon-

dantes et une éruption à la peau. La malade partit cette fois de Plombières très-contente et très-satisfaite. Elle est encore revenue depuis à Plombières pour consolider sa cure, et toujours les eaux lui ont fait du bien. Constamment les eaux thermales en boisson lui ont tenu le ventre libre, et les bains et les douches ont favorisé la transpiration.

76e. *Observ.* Une femme de trente ans passés et qui a eu plusieurs enfans, eut à la suite d'une couche un lait épanché qui affecta sur-tout la tête et le cerveau. Un autre enfant qu'elle eut depuis n'apporta aucun changement dans son état. La malade avoit beaucoup maigri. Elle avoit la tête très-douillette et très-sensible. Sa vue s'étoit très-affoiblie, et au moral elle étoit devenue presqu'insensible ; tout ce qui l'intéressoit beaucoup autrefois ne la touchoit presque plus. Elle étoit bien réglée. Elle digéroit assez bien, étoit sujette cependant, après le repas, à un gonflement de la région épigastrique. Sa peau étoit toujours sèche et ne transpiroit point. Elle avoit fait beaucoup de remèdes avant de venir à Plombières. Elle avoit surtout été beaucoup purgée. Elle avoit rendu, par presque toutes les voies, une humeur qui avoit les caractères d'un lait vicié. Cette humeur exhaloit tantôt une odeur d'aigre, tantôt une odeur de fromage. A son arrivée à Plombières la malade mouchoit encore un mucus épais, collant. Des vésicatoires qui avoient été appliqués avoient rendu long-tems une humeur semblable.

La malade, arrivée à Plombières, commença par boire l'eau thermale, dont elle porta la dose à huit gobelets. Elle se baigna dans un bain tempéré de 26 à 27 degrés, pendant deux et trois heures tous les

jours. L'eau en boisson passoit fort bien, et la malade
se trouvoit fort à son aise dans le bain. Au bout de
treize jours de ces exercices, l'appétit diminuant, et
la langue étant couverte d'un limon sale et épais, je
donnai un minoratif qui évacua beaucoup. Quelques
jours après ce purgatif, l'étuve fut employée. La malade la soutint fort bien pendant une demi-heure,
elle y sua beaucoup. La sécheresse de la peau indiquoit bien ce remède. Le 18ᵉ. jour du traitement les
règles parurent et coulèrent fort bien pendant 4
jours. Cette évacuation naturelle terminée, la malade recommença le bain et fit usage de la douche
sur la tête ; elle la sentit à peine. Elle continua ainsi
à boire, à baigner, à doucher et à étuver. A force
de faire ainsi pénétrer dans tout le système de l'économie animale de l'eau imprégnée de calorique, et
en outre alkaline, l'humeur morbifique commença
à être atténuée, et les différens émonctoires étoient
disposés à lui donner issue. Au bout d'un mois un
purgatif évacua bien la malade, et déjà elle se trouvoit sensiblement mieux. La peau, devenue moins
sèche, annonçoit le rétablissement des fonctions de
l'organe cutané. Il se déclara aussi une éruption d'une
infinité de petits boutons rouges qui occasionnoient
de la démangeaison. Le traitement continuoit de la
même manière. Les règles parurent dans leur tems,
et eurent leur cours accoutumé. La malade étoit fort
contente de sa tête, disoit-elle ; elle n'éprouvoit plus
la même insensibilité. Après deux mois de traitement
elle fut purgée pour la troisième fois, et elle évacua
beaucoup de bile et de glaires. Les digestions n'étoient
plus accompagnées d'autant de gonflemens à l'épigastre. Un jour, en prenant la douche sur la tête, le

tuyau conducteur tomba, ce qui effraya un peu la malade, et de là s'ensuivit du malaise qui n'eut point de suite, et qui disparut le lendemain par l'apparition des règles. Après cette époque, il parut des signes sensibles de coction de l'humeur et d'évacuations critiques. La sueur devenoit grasse, et en la ramassant avec les ongles, on trouvoit une matière grasse et comme collante. La malade continua ses exercices et à la fin du troisième mois elle ressentit du malaise, de la défaillance et des étourdissemens. Les nerfs étoient un peu agacés, et par la fatigue du traitement et par le mouvement imprimé au système, et cela au moment de l'approche des règles. La malade se reposa. Sa langue étoit chargée et jaune. Il y avoit indication de purger, et souvent dans la pratique on voit un purgatif bien placé devenir un vrai calmant. Les docteurs Degnerre et Kenens virent alors la malade avec moi. Je proposai une potion calmante avant de purger, afin d'appaiser un peu l'érétisme existant. Le docteur Kenens proposa dans le même but les pilules suivantes qui furent administrées. Elles étoient composées d'extrait aqueux d'opium, de camphre et de sel essentiel de quinquina. La malade prit par 24 heures deux grains d'opium, douze grains de camphre et douze grains de sel essentiel de quinquina. On appliqua aussi, d'un avis commun, quelques sangsues à la tête pour y diminuer la pléthore des vaisseaux. Après quatre jours de l'usage de ces pilules, les règles parurent. Cette évacuation naturelle apporta un mieux sensible, et quand elle eut cessé, la malade fut purgée, ce qui augmenta encore le mieux-être. Le purgatif fut réitéré deux jours après, et il y eut des évacuations très-abondantes de bile et de glaires. Les urines devinrent aussi sensiblement criti\ques. Elles déposoient un sédiment très-abondant, jaunâtre et visqueux qui paroissoit être un composé de bile, de glaires et de lait. La malade avoit suspendu ses exercices de bains et de douches pendant l'usage de ses pilules et de ses purgatifs. Après le dernier elle continua à se reposer, prenant seulement des bains de pieds et un gros de magnésie avec autant de crême-de-tartre. Elle en fit usage pendant quelques jours pour favoriser l'évacuation des humeurs, qui fut achevée par une dernière médecine qui évacua beaucoup par le haut et par le bas.

Cette malade, après quatre mois de séjour à Plombières, en est partie très-bien et très-contente de l'effet des eaux, ayant évacué par les sueurs, par les urines et par les selles une énorme quantité d'humeur. Il falloit tout ce tems, ce courage et cette patience pour que les eaux produisissent cette crise salutaire. Combien de malades qui s'en retournent en décriant les eaux et les médecins, penseroient et parleroient autrement, si elles vouloient imiter l'exemple de la malade qui fait le sujet de cette observation? Elle suivoit ponctuellement les avis des médecins, et n'écoutoit aucun conseil de gens qui n'étoient point de l'art, que l'on voit toujours si disposés à en donner et à juger à tort et à travers les médecins et la médecine. Quel médicament tiré de la pharmacie pouvoit suppléer ici les eaux de Plombières? Je n'en connois point. Il falloit un remède doux, point irritant, et qui eût cependant de l'activité, qui pénétrât partout, rendît l'humeur mobile et favorisât son élimination.

77ᵉ. Observ. Une femme de vingt-cinq ans avoit eu, à la suite d'une couche, un lait épanché. Il s'é-

toit porté à la tête, comme chez la malade de l'observation précédente, mais avec cette différence qu'il
y occasionnoit ou des douleurs vives, ou un écoulement par les oreilles, de manière que quand l'un de
ces accidens n'existoit pas, l'autre avoit lieu. La malade avoit beaucoup maigri, du reste les autres fonctions se faisoient fort bien. Elle est restée à Plombières
quarante jours, durant lesquels elle a bu l'eau thermale, s'est baignée trois heures par jour, à 28 degrés,
et après la douche et l'étuve. La malade est partie
sans écoulement par les oreilles, et n'éprouvant plus
de douleur. La crise principale a été aussi par les
sueurs.

78ᵉ. *Observ.* Une jeune femme de vingt ans, forte
et d'une bonne santé habituelle, mariée depuis un
an, avoit eu une grossesse et une couche très-heu-
reuse. Trois jours après son accouchement elle ressent des douleurs vives dans le bas-ventre. Le lait
ne monte plus au sein, et il survient un dévoiement
considérable. Ce dévoiement avoit réduit la malade
au marasme, à une foiblesse extrême. Point d'appétit, pouls foible, souvent fiévreux, tumeur dure à
la partie la plus inférieure et droite de l'hypogastre,
avec douleur vive. Depuis trois mois cet état duroit. La
malade vint à Plombières l'été dernier (an 9). Je lui
fis faire usage de la boisson de l'eau thermale, du
bain à 28 degrés et d'une heure, et de la magnésie.
Elle fit une saison de cette manière. La tumeur du
bas-ventre commença à se ramollir et à donner des
signes qu'elle suppureroit et s'ouvriroit à l'extérieur.
Je renvoyai la malade chez elle, où elle fit usage de
cataplasmes et d'onguent de la mère sur la tumeur,
qui s'ouvrit sans instrument. La suppuration a con-

tinué un mois, et un mieux sensible eut lieu. La malade revint faire une seconde saison à Plombières pour achever de dissiper le reste de l'engorgement, et elle s'y conduisit comme la première fois. Elle but et se baigna. Par ces moyens la tumeur a entièrement disparu. Les sécrétions et excrétions, les règles surtout se sont rétablies. La malade a repris des forces et maintenant elle jouit de la meilleure santé.

79ᵉ. *Observ.* Une femme de trente ans avoit eu un lait épanché qui s'étoit porté principalement à la tète et à l'estomac; c'étoient des douleurs vives à la tète, un défaut d'appétit et difficulté de digérer. Il y avoit trois ans que cette altération de sa santé existoit. Elle étoit bien réglée. Elle rapportoit la source de tous ses maux à du chagrin. A son arrivée à Plombières, la malade avoit le pouls extrêmement plein. Je crus devoir commencer le traitement par une application de sangsues, parce que les règles retardoient; cela les décida. Après les règles, la malade fut purgée, parce que tout en indiquoit le besoin. Ce purgatif fut réitéré plusieurs fois par les mêmes raisons. Ensuite la malade but l'eau thermale, se baigna, prit la douche et l'étuve. Je lui fis faire usage aussi de la magnésie. Ce traitement réussit fort bien. La malade, après avoir rendu une étonnante quantité de bile par les selles, et avoir eu des sueurs, digéra mieux, reprit des forces, eut un meilleur teint, et ne souffrit plus de la tète. J'ai eu de ses nouvelles depuis peu, et elle jouissoit d'une bonne santé.

Dans tous ces exemples, la pathologie humorale est presque seule admissible. En effet, l'on a vu que toutes ces cures et ces soulagemens ne s'étoient opérés que par la sortie d'une humeur nuisible.

Observations de maladies cutanées.

80ᵉ. *Observ.* Un jeune homme avoit une dartre qui lui couvroit la moitié du visage. Il but l'eau savonneuse, coupée avec le lait, se baigna pendant un mois, et fut purgé plusieurs fois. La dartre a disparu, et sa santé n'en a été nullement altérée.

81ᵉ. *Observ.* Une jeune fille avoit eu la gale, et elle étoit venue à Plombières pour une autre incommodité survenue après la disparution de la gale; c'étoient des douleurs d'estomac et des spasmes. La malade a été guérie et de la gale, qui a reparu, et de ses autres incommodités, en continuant les bains et la boisson pendant deux saisons, et en se purgeant plusieurs fois.

82ᵉ. *Observ.* Une jeune fille de dix-neuf ans, bien constituée, habituellement bien portante et bien réglée, avoit une éruption dartreuse à la peau. Elle se baigna, but l'eau thermale, coupée avec le lait de vache, prit plusieurs étuves, et fut purgée plusieurs fois. Elle partit guérie au bout d'un mois.

85ᵉ. *Observ.* Un homme de trente ans, bien portant d'ailleurs, avoit une dartre qui lui couvroit la partie supérieure du bras. Il fit usage des eaux de Plombières en bains et douches sur tout le corps. Il but aussi l'eau chaude, et fut souvent purgé. Ce traitement, suivi pendant deux saisons, l'a guéri. Depuis plus de cinq ans que cette dartre est passée à Plombières, elle n'a point reparu, et le jeune homme se porte très-bien.

84ᵉ. *Observ.* Une pauvre femme ayant le visage tout couvert de dartres, vint à Plombières pour y faire usage des eaux. Elle but l'eau thermale, se baigna à 29 degrés, et prit souvent l'étuve. Je la purgeai fréquemment avec la poudre cornachine, et elle partit au bout d'un mois, n'ayant aucune trace de dartre.

85e. *Observ.* Un jeune homme de vingt-un ans avoit eu la poitrine très-affectée, il y avoit un an, avec un crachement de sang. Cette maladie s'étoit terminée heureusement par une autre qui en avoit été la crise; c'étoit une gale très-maligne et très-rebelle, consistant en de gros boutons, d'où suintoit une humeur très-âcre et très-corrosive. Le malade avoit déjà employé, pour se guérir, beaucoup de remèdes internes et externes, et cela sans succès. Arrivé à Plombières, je le fis baigner quatre heures et plus par jour, et il but l'eau thermale, coupée avec le lait de vache ou de chèvre. Il resta un mois à Plombières à suivre le traitement ci-dessus, auquel il faut aussi ajouter l'usage de l'étuve et des purgatifs fréquens. Il partit de Plombières ayant la peau très-nette.

86e. *Observ.* Une jeune fille de vingt ans, se portant très-bien, avoit une dartre à la joue. Elle but l'eau thermale de Plombières, coupée avec une infusion de scabieuse, et se baigna tous les jours dans un bain tempéré. Après quelques jours de ce traitement, elle eut des douleurs à l'estomac. Elle fut purgée; les règles parurent, et ensuite elle continua ses bains et l'étuve. Elle resta un mois à Plombières, et elle en partit n'ayant plus de dartre à la joue. Elle sua beaucoup. Je l'ai revue depuis ce tems-là (an 4), et elle est parfaitement guérie.

87e. *Observ.* Une femme de trente-huit ans, qui avoit éprouvé, pendant plusieurs années, des maux d'estomac périodiques qui venoient d'embarras au foie, en fut guérie par le moyen des eaux de Forges et des bouillons apéritifs. Cette malade a le ventre très-paresseux. Elle est mariée depuis quelques années, et elle n'a point eu d'enfant. Elle avoit éprouvé aussi deux suppressions de ses règles. La première fois, cette suppression avoit duré trois mois; et quand elle arriva à Plombières, en l'an 7, il y avoit sept mois qu'elle ne voyoit rien, sans qu'il y eût aucune apparence de grossesse. Après la première suppression des règles, il étoit survenu à la malade des boutons sur un bras, avec démangeaison. Après la seconde suppression, le contour des yeux et les oreilles s'étoient couverts de dartres. La malade arrivée à Plombières, but l'eau thermale, coupée avec le petit-lait, se baigna trois heures tous les jours, prit la douche une demi-heure sur le foie, qui étoit encore empâté. Elle fit aussi usage de l'étuve, de deux jours l'un, la peau étant très-sèche sur toute l'habitude du corps. Elle fut purgée deux ou trois fois. Ce traitement fut très-utile à la malade. Quand elle partit, les yeux et les oreilles étoient parfaitement sains, et son estomac digéroit bien : les eaux avoient rétabli les fonctions digestives et celle de la transpiration.

88e. *Observ.* Une fille de la campagne, âgée de vingt-deux ans, bien portante et bien réglée, avoit eu la gale. Après la disparution de cette gale, des dartres se sont montrées sur les deux seins, accompagnées de démangeaisons insupportables. Elle but l'eau thermale, se baigna deux fois par jour, deux heures le matin et une heure le soir, dans un bain de 30 degrés, et elle prit aussi l'étuve pendant dix jours, tous les jours. Ce traitement a excité des sueurs considérables. J'ai purgé aussi la malade plusieurs fois. Elle partit après vingt jours, les dartres éteintes et les démangeaisons dissipées.

89e. *Observ.* Un homme de trente-quatre ans avoit des démangeaisons à la peau, sans qu'il y parût aucune espèce d'éruption. Ces démangeaisons étoient insupportables. Du reste, sa santé n'éprouvoit aucune altération, si ce n'est que ses digestions étoient pénibles. Il but l'eau thermale pendant un mois, à la dose de huit verres chaque jour; se baigna quatre heures tous les jours, dans un bain tempéré, et prit beaucoup d'étuves. Il partit de Plombières digérant plus facilement, et n'étant plus tourmenté par ses démangeaisons. Que l'on rencontre souvent cette intensité de rapports entre les fonctions de l'organe cutané et celles de l'estomac!

90e. *Observ.* Un jeune homme de vingt ans avoit eu la gale; il en avoit été guéri : il lui étoit survenu des dartres aux extrémités supérieures. Il but pendant un mois, tous les jours, une pinte d'eau thermale, avec autant de petit-lait, se baigna quatre heures, tous les jours, prit souvent l'étuve, et fut purgé plusieurs fois. Il partit en très-bon état.

91e. *Observ.* Un ancien militaire étoit couvert de dartres par tout le corps. Il vint à Plombières. Je lui conseillai de passer sa vie dans l'eau. Il prit des bains très-longs et tempérés. Il but tous les jours un pinte de petit-lait et une pinte d'eau savonneuse. Je lui fis appliquer souvent des sangsues aux endroits où l'inflammation étoit le plus prononcée. Je le purgeai souvent. Il partit infiniment soulagé, mais point encore guéri.

Toutes ces maladies cutanées sont bien souvent le

désespoir de la médecine. Fréquemment on les traite par des remèdes externes ou topiques, et cela avec succès. Bien souvent aussi le traitement réussit mieux par des remèdes généraux ou internes. Mais, en général, les bains d'eau et de vapeur font du bien : les fonctions de l'organe cutané sont, le plus ordinairement, lésées, et les bains sont plus propres à les rétablir que la plupart des autres topiques. Mais, en général, ce sont des maladies longues à traiter, et dans lesquelles les moyens qui paroissent triompher, ne sont souvent que palliatifs.

Observations d'engorgemens et obstructions des viscères.

92e. *Observ.* Un pauvre papetier avoit eu une fièvre intermittente quarte qui lui avoit duré longtems, et il lui étoit resté des obstructions au foie et aux glandes du mésentère; obstructions qu'il étoit facile de reconnoître en palpant le malade. Il vint à l'hôpital de Plombières, pour la première fois, en 1791; il y fit usage des eaux pendant une saison; il but l'eau thermale, se baigna et prit la douche sur les viscères obstrués. Cette première saison diminua beaucoup les obstructions. Il en fit une seconde l'année suivante qui acheva de le guérir : il eut des évacuations par les selles et par les sueurs ; sa santé a continua d'être bonne et il n'a plus d'obstruction.

93e. *Observ.* Un ancien militaire, âgé de cinquante ans passés, arriva à Plombières durant l'été de 1792 dans un état déplorable. Il avoit le teint jaune comme un citron ; il étoit d'une maigreur qui approchoit du dernier degré de marasme; sa foiblesse étoit extrême. Ce malade avoit été fort sujet aux hémor-

roïdes ; il se les étoit fait supprimer en grande partie ;
il éprouvoit des douleurs de colique hépatique très-
violentes , et on sentoit le foie bien engorgé. Le docteur Degnerre me mena avec lui chez le malade. Il
fut décidé qu'il boiroit l'eau thermale, et dans la
journée la tisane de chicorée amère , et qu'il se
baigneroit dans un bain tempéré. Au bout de huit
jours à-peu-près de ce traitement, il eut un accès de
sa colique hépatique , à la fin duquel il rendit un
calcul biliaire de la grosseur d'un noyau de cerise
et de forme ronde. Quelques jours après il rendit un
second calcul de la même forme et de la même grosseur. Après la sortie de ces calculs le malade fut
mieux, quoique son teint fût encore très-jaune. Il
avoit recouvré un peu d'appétit et de sommeil. Outre
la boisson de l'eau thermale et de la tisane de chicorée , il prenoit encore une poudre composée de
magnésie et de rhubarbe ; ensuite il fit usage de la
douche et de l'exercice du cheval : son teint s'éclair-
cissoit de jour en jour. Vers le milieu de son traitement il eut un violent chagrin qui lui rendit sa jaunisse ; mais insensiblement, en continuant ses exercices, un mieux décidé se soutint. Le malade partit
de Plombières au bout de quarante jours , mangeant
et dormant bien , son teint étant devenu presque
naturel, et ses forces lui permettoient de faire d'assez
longues promenades , soit à pied , soit à cheval.

Des deux calculs que le malade avoit rendus, nous
en mîmes un sur des charbons ardens. Il se fondit
en donnant de la fumée comme eût fait une bou-
lette de cire, sans s'enflammer. Je coupai l'autre en
deux, et je vis qu'il étoit composé de plusieurs couches de différente couleur. Les couches les plus

externes étoient un peu brunes, et les plus internes étoient jaunes. J'en mis une partie dans l'eau thermale de Plombières, et l'autre dans l'eau de Bussang; je les y laissai pendant vingt-quatre jours. Toutes deux étoient ramollies, plus cependant celle qui avoit été dans l'eau de Bussang. La médecine n'est point encore assez perfectionnée pour que l'on sache le moyen de fondre ces concrétions dans le foie. Cependant les bains, les délayans, les détendans, sont utiles pour éliminer ces calculs, et la boisson de l'eau de Bussang m'a souvent réussi pour corriger la spissitude de la bile, ce qui peut empêcher la formation des concrétions bilieuses.

J'ai eu plusieurs fois des nouvelles du malade de cette observation, et j'ai appris qu'il continuoit de jouir d'une bonne santé.

94e. *Observ.* Un militaire âgé de trente-huit ans, avoit la fièvre tierce depuis dix mois, et un engorgement considérable à la rate et au mésentère. A son arrivée à Plombières, en 1792, il avoit le teint très-jaune, pouvoit à peine marcher, et il étoit fort maigre; les accès fébriles étoient moins prononcés, c'est-à-dire, que le malade avoit plutôt du malaise que du frisson, qui étoit suivi de chaleur. Il but l'eau thermale pendant un mois sans se baigner; au bout de ce tems je lui conseillai de prendre le bain en continuant la boisson. A la fin du second mois de ce traitement, la fièvre cessa, et le malade obtint un mieux-être décidé, auquel j'avoue que je ne m'attendois pas. Les bains rétablirent les sueurs et fondirent les engorgemens des viscères. Le mieux continua lorsqu'il fut de retour chez lui, et se perfectionna au point qu'il fut en état de repartir pour l'armée;

et

et depuis ce tems il s'est parfaitement bien porté, et a fait toutes les campagnes jusqu'à présent.

Ce malade étoit naturellement fort, mais étoit si affaissé, si épuisé, qu'il y avoit tout lieu de craindre un marasme complet et l'hydropisie. Les sueurs rétablies empêchèrent, sans doute, cette terminaison, et la nature triompha du mal aidée des eaux.

95e. *Observ.* Une jeune fille de vingt et quelques années, d'une très-bonne constitution physique, vint à Plombières en l'an 2, à la suite d'une jaunisse occasionnée par un engorgement au foie. A son arrivée elle avoit encore le teint jaune, beaucoup de foiblesse, et étoit mal réglée. Elle but l'eau thermale coupée avec l'eau de chicorée le matin, et l'eau ferrugineuse à ses repas ; elle prit un bain de quatre heures tous les jours à un degré tempéré de 26^d.; elle prit aussi la douche pendant une demi-heure et plus sur le viscère engorgé ; elle fit aussi usage de la magnésie à la dose de deux gros par jour, comme doux fondant et laxatif : elle fut purgée deux ou trois fois. Ce traitement lui réussit si bien, qu'après la seconde saison elle partit de Plombières ayant le teint excellent, ainsi que l'appétit et le sommeil ; elle avoit repris des forces et étoit bien réglée. Sa santé ne s'est point démentie depuis ce tems-là. Le traitement tendoit à fondre l'engorgement, à tenir le ventre libre, et à ranimer la circulation, et ces heureux effets ont eu lieu.

96e. *Observ.* Un homme de trente-huit ans vint à Plombières en l'an 2, se disant attaqué d'obstructions au foie. Je le palpai à son arrivée. Je trouvai la partie supérieure de l'abdomen, l'épigastre et les hypocondres si tendus, que je ne pouvois reconnoître l'état des

E e

viscères. Je le fis baigner pour opérer une détente ; effectivement, après quelques jours de bains, je trouvai plus de facilité à tâter la région du foie, que je reconnus être sensiblement engorgé. Le malade digéroit mal, il éprouvoit beaucoup de malaise, il rapportoit l'origine de son mal à des chagrins. Il but l'eau de Bussang, qui lui réusissoit mieux que l'eau de Plombières ; il se baigna à 26^d., et prit la douche sur tout l'abdomen ; il fut purgé deux fois, et partit de Plombières guéri après une saison.

97ᵉ. *Observ.* La malade, qui va faire le sujet de cette observation, est une de celles qui nous offrira une des cures les plus surprenantes des eaux de Plombières. Cette malade n'a point été mariée, et étoit âgée de trente et quelques années lorsqu'elle vint à Plombières pour la première fois ; chacun alors la regardoit comme incurable. Elle avoit l'abdomen énormement gonflé et distendu, et la figure et le reste du corps très-amaigris. Le teint étoit excessivement jaune, la foiblesse extrème, et les digestions des plus pénibles. Il n'étoit pas possible de reconnoître l'état des viscères abdominaux, à cause de la tension et du gonflement. Le docteur Degnerre, qui la vit d'abord, lui fit prendre quelques étuves pour opérer une détente et un ramollissement : elles produisirent l'effet désiré. On put alors explorer les viscères. Outre le foie et la rate qui étoient très - obstrués, il y avoit encore une espèce de gâteau qui recouvroit une partie des autres viscères. La malade but l'eau chaude, et se baigna dans un bain tempéré, au bassin du bain neuf ; elle augmenta insensiblement la durée de son bain, qu'elle porta jusqu'à quatre heures. Quant à la boisson, son estomac ne pouvoit en

supporter plus de six verres. Elle observoit un régime des plus rigoureux : elle ne mangeoit qu'un
peu de viande rôtie ou grillée, soit du veau, soit de
la volaille, et un peu d'herbages accommodés au bouillon. Elle faisoit le plus d'exercice à pied que ses forces lui permettoient ; elle fit des séjours à Plombières de trois ou quatre mois. Au traitement des eaux,
on joignoit l'usage de quelques remèdes auxiliaires,
comme bols fondans et des purgatifs. Il n'y eut jamais de malade plus docile aux conseils de ses médecins, et plus religieuse observatrice du régime. Elle
fit sur-tout un usage long et soutenu de la douche,
qu'elle prit jusqu'à une heure et plus par jour sur les
viscères obstrués. Un mieux sensible se manifesta dès la
première année ; et les années suivantes, ne firent
que l'augmenter. A la quatrième, elle n'étoit plus
reconnoissable. Au lieu d'un ventre énorme, elle
avoit une taille fine ; au lieu d'un teint pâle et jaune,
son visage portoit les couleurs de la santé ; au lieu
d'une démarche languissante, elle marchoit très-les-
tement, et faisoit à pied des promenades fort longues.
A son départ de Plombières en l'an 3, il sembloit que
cette malade eût gagné tout ce qu'il étoit possible
qu'elle gagnât. Cependant, à son retour en l'an 4,
on observoit encore un mieux plus frappant ; elle
avoit pris un embonpoint étonnant, accompagné d'un
teint fleuri : néanmoins, en la palpant, je trouvai
encore, non plus des obstructions, mais quelque peu
d'empâtement à la partie supérieure du mésentère.
La malade fit usage cette année des eaux comme les
années précédentes, en boisson, en bain, en douche,
et suivit toujours un régime très-exact, quoiqu'alors
elle mangeât un peu plus qu'auparavant. Elle faisoit

E e 2

toujours beaucoup d'exercice : il fallut recourir souvent aux purgatifs, parce que les eaux opéroient efficacement la fonte de l'humeur. Elle ne resta à Plombières que deux mois cette année. Elle en partit avec une santé excellente, qu'elle doit à l'efficacité des eaux de Plombières, à la persévérance avec laquelle elle en a fait usage, et au bon régime qu'elle a observé.

Il y a fort peu de cures de ce genre que l'on puisse comparer à celle de la malade en question, si ce n'est peut-être celles des malades des deux observations suivantes.

98e. *Observ.* Madame Lep.... est une femme de soixante ans, qui, il y a vingt ans, vint à Plombières dans un état des plus déplorables, ayant tous les viscères abdominaux éminemment obstrués, et qui à cela joignoit une mobilité de nerfs excessive, et un tempérament des plus sanguins. Elle vint pendant huit années consécutives aux eaux de Plombières, dont elle fit usage pendant plusieurs mois chaque année, et parvint à recouvrer une santé excellente. Elle est revenue à Plombières en l'an 7, plutôt par reconnoissance et pour se promener que par besoin ; elle me confirma alors elle-même l'étonnant effet des eaux de Plombières sur sa santé : effet dont le docteur Degnerre, qui l'avoit suivie alors, m'avoit souvent entretenu. Elle continuoit de se porter fort bien, à quelques douleurs rhumatismales près.

99e. *Observ.* Une jeune fille de vingt-quatre ans environ, arriva à Plombières, en l'an 4, très-malade. Après avoir joui d'une très-bonne santé, elle étoit tombée dans un vrai marasme. Son estomac ne digérant plus, l'appétit étant presque nul, les règles supprimées, le pouls foible et lent, et les forces minuées au point que la malade pouvoit à peine

marcher. En la palpant, on trouvoit une espèce de
gâteau d'obstructions, qui entreprenoit le grand et le
petit lobe du foie, et une partie du mésentère. C'é-
toit à des chagrins que la malade rapportoit la première source de ses maux. Elle commença par boire
l'eau thermale, qui passa fort bien : le bain tempéré
à 28 degrés, lui réussit ; plus froid, elle y étoit mal à
son aise. Comme elle avoit des aigreurs continuelles,
je lui fis prendre tous les jours un scrupule de poudre, composée de parties égales de fleurs de camomille romaine, et de sel d'absynthe ; et pour obvier
à l'astriction du ventre, elle prenoit aussi tous les
jours, ou de deux jours l'un, une cuillerée à café d'é-
lectuaire lénitif. Ces deux moyens auxiliaires faisoient
bien, en ce qu'ils coopéroient à la destruction des aigreurs, et tenoient le ventre libre. Après quinze jours
de bains, et de bains de quatre heures, je fis commencer l'usage de la douche tempérée, d'abord pendant quelques minutes ; elle fut portée ensuite jusqu'à trois quarts-d'heure. La malade suivoit exactement mes conseils, et ne s'écarta jamais en rien, ni
du régime, ni de la régularité du traitement pres-
crits. Elle se promenoit beaucoup, elle se couchoit de
bonne heure, mangeoit très-peu, et rien que des alimens sains : viande de veau ou de volaille, rôtie ou
grillée, ou bouillie, herbages au bouillon, poissons
cuits à l'eau, un peu de vin avec beaucoup d'eau.

Après deux mois et demi de ce traitement, les obstructions étoient notamment diminuées : l'hypocondre droit étoit presque entièrement dégagé, les forces revenoient ; le pouls avoit plus de ressort ; le
teint étoit meilleur, et l'estomac digéroit mieux.

La malade, de retour chez elle, y fit usage du raisin, qu'elle suçoit le matin à jeûn, et ensuite de la boisson de l'eau de Bussang. Elle revint l'année suivante à Plombières, pour y continuer sa cure. Je trouvai les obstructions encore très-diminuées de volume et de dureté : il n'y en avoit plus qu'une de l'étendue d'un écu de six livres, entre l'épigastre et le nombril. Elle but, comme l'année précédente, l'eau thermale, se baigna quatre heures, et pris la douche d'une heure ; elle continua la poudre amère et l'électuaire lénitif. Je la purgeai plusieurs fois, y ayant indication de le faire. Cette année, la malade ne put suivre son traitement aussi long-tems que l'année précédente, parce qu'il survint une enflure des jambes qui força à suspendre les bains. Elle fit usage, chez elle, de pilules toniques purgatives, qui dissipèrent cette enflure, et elle revint pour la troisième fois à Plombières en l'an 6. Son état s'amélioroit tous les ans : elle se conduisit à Plombières comme les années précédentes, seulement au repas elle buvoit l'eau ferrugineuse avec le vin, et elle la but aussi le matin pendant les quinze derniers jours. Elle mangeoit davantage, parce qu'elle avoit plus d'appétit et de force. L'obstruction diminuoit à vue d'œil. La malade partit de Plombières dans le meilleur état. Elle y est encore revenue en l'an 7 et en l'an 8; elle n'y a plus fait qu'un court séjour d'une saison, et elle est partie parfaitement guérie.

J'ai revu la malade depuis son dernier départ à Plombières, et j'ai eu peine à la reconnoître, tant elle avoit pris d'embonpoint, et tant son état s'étoit amélioré. Il manquoit encore une chose pour que la cure fût parfaite, c'étoit le retour des règles, et cet effet a eu lieu, la malade ayant continué à faire usage des eaux martiales gazeuses de Bussang.

Cet exemple et bien d'autres, prouvent que les eaux de Plombières, quoique chaudes, ne sont point débilitantes ; les trois malades des trois observations précédentes, qui en ont fait un usage si long et si continu, loin d'éprouver de la débilité, se fortifioient au contraire : ces exemples prouvent aussi, que les purgatifs, que Brown rejette dans la cure des maladies chroniques asthéniques, y sont bien souvent non-seulement utiles, mais nécessaires. C'est une erreur palpable de sa doctrine, qu'une pratique attentive décèle tous les jours : fortifier, dans certaines maladies chroniques, peut convenir toutes les fois que la maladie dépend d'une simple débilité de la fibre, sans engorgement notable dans quelque viscère, sans surabondance sensible d'une humeur excrémentitielle ; mais, quoi qu'en disent certains médecins anti-humoristes, anciens et modernes, il existe bien des cas en médecine où une humeur surabonde, et a besoin d'être évacuée, après avoir subi une préparation. Dans tous les cas de viscère obstrué, le besoin se manifeste fréquemment, sur-tout quand on attaque la maladie avec des délayans, des fondans, tels que des bains, des douches, des boissons analogues : quiconque négligeroit les purgatifs auroit lieu de s'en repentir.

100e. *Observ.* Un ancien militaire d'environ cinquante-cinq ans, et d'un tempérament fort, souffroit depuis plusieurs années de douleurs d'estomac, et depuis deux ans on lui avoit reconnu des obstructions : il avoit fait usage chez lui de bains domestiques, de jus d'herbes et de pilules de savon. A son arrivée à Plombières, en l'an 5, je le palpai ; je trouvai l'épigastre un peu dur, tendu et douloureux ; et à droite de la région ombilicale, je sentis une tumeur de la grosseur d'un œuf de poule. Dès ce jour même, le malade se baigna durant deux heures, et but six verres d'eau thermale : il augmenta graduellement la durée du bain et la boisson, de manière qu'il parvint à se baigner quatre à cinq heures et à boire quinze verres d'eau : il prit ensuite la douche sur les parties obstruées. Ce traitement lui réussissoit très-bien, il éprouva bientôt un mieux-être sensible, et les obstructions diminuoient ; après quinze jours de bains et de douches, l'indication de purger se manifesta, et j'ordonnai un purgatif, qui produisit un effet avantageux, en diminuant d'une manière sensible l'obstruction. Le malade continua ses exercices accoutumés, en portant la durée de la douche à une heure. Il resta à Plombières cinquante jours : il eut sur la fin une éruption érysipélateuse aux jambes. Ce malade a été bien promptement guéri : il n'est plus revenu à Plombières, parce que sa santé a persisté à être excellente.

101e. *Observ.* Une femme de trente et quelques années avoit eu plusieurs enfans ; elle avoit souffert pendant plusieurs années de la matrice et des lombes, et elle en attribuoit l'origine à un effort qu'elle avoit fait en soulevant un poids : depuis quelques années ces douleurs étoient disparues. Cette malade portoit, en outre, depuis huit ans, une obstruction au côté droit de l'abdomen, plus bas que l'ombilic ; cette obstruction avoit cédé à l'usage des eaux de Plombières ; depuis, la malade avoit été sujette à des vomissemens dont la cause n'avoit pas été très-connues. Ces vomissemens ayant cessé, il étoit survenu une tumeur assez grosse au côté gauche de l'abdomen, un peu au-dessous de la région ombilicale ; c'est là qu'étoit le centre de la tumeur, mais elle s'étendoit supérieurement jusqu'auprès de l'estomac ; elle étoit dure et douloureuse, quand on la pressoit un peu. La malade avoit éprouvé de vives inquiétudes pendant plusieurs années ; elle étoit bien réglée, avoit bon appétit, et les nerfs très-sensibles. Elle fit usage des eaux de Plombières pendant quarante-deux jours ; elle se baigna trois heures par jour dans un bain de 28 degrés, et prit la douche pendant $\frac{1}{4}$ d'heure ; quant à la boisson elle les répugnoit toutes, parce que, disoit-elle, aucune ne passoit. La malade partit de Plombières, y ayant en outre été purgée plusieurs fois avec la magnésie calcinée, dont une cuillerée à café suffisoit pour lui procurer huit à dix selles : l'obstruction étoit considérablement diminuée à son départ ; et j'ai appris depuis, qu'elle jouissoit d'une parfaite santé.

102ᵉ. *Observ.* Une jeune fille de dix-huit ans, grande, bien faite, et bien réglée, éprouvoit depuis six mois des douleurs à l'estomac. Arrivée à Plombières en l'an 5, elle me dit qu'on lui soupçonnoit des obstructions, que l'on en attribuoit la cause à la mauvaise habitude qu'elle avoit de travailler, au dessin, immédiatement après ses repas. Je palpai la malade, et je trouvai, en effet, une obstruction au bas du mésentère à gauche, et la région épigastrique engorgée. La malade but l'eau thermale, se baigna dans un bain tempéré, prit la douche pendant une heure sur les parties malades. La boisson de l'eau thermale dissipoit régulièrement ses douleurs tous les matins ; à la fin, elle n'en ressentit plus : elle resta deux saisons à Plombières, durant lesquelles elle fut purgée trois fois. J'ai revu depuis la malade qui se porte à merveille.

105ᵉ. *Observ.* Un homme de trente-six ans, d'une constitution forte et robuste, mais qui en a un peu abusé, avoit eu des coliques hépatiques avec la jaunisse. Il avoit usé chez lui de délayans, de relâchans, de savonneux et de purgatifs. Ces moyens l'avoient soulagé : néanmoins il vint à Plombières en l'an 5, pour se guérir radicalement. Son teint étoit encore jaune, il digéroit mal, et en le palpant on trouvoit encore le lobe gauche du foie engorgé. Ce malade but l'eau thermale, tantôt coupée avec l'eau savonneuse, tantôt avec le petit-lait. Il se baigna tous les jours trois heures dans un bain tempéré, et prit la douche sur tout l'abdomen, mais principalement sur les hypocondres et l'épigastre. Il fallut le purger plusieurs fois, et les purgatifs évacuèrent beaucoup de bile et de glaires. Après un mois de ce traitement, il partit se portant infiniment mieux, l'abdomen étant devenu plus souple, et le tact ne trouvant plus au foie rien qui ressemblât à de l'engorgement. J'ai revu depuis ce malade plusieurs fois, et je l'ai trouvé jouissant de la santé la plus parfaite.

104ᵉ. *Observ.* Un homme de soixante ans étoit malade depuis un an et plus. Il vint à Plombières en l'an 5 pour y trouver sa guérison. Il avoit alors le teint pâle et jaune, une soif insupportable. Il étoit extrêmement agité toutes les nuits, les selles étoient d'un blanc grisâtre, ce qui annonçoit que la bile ne couloit point dans les intestins ; l'hypocondre droit étoit dur et tendu. Tout sembloit indiquer un embarras du foie et du canal cholédoque. Le malade éprouvoit aussi une roideur considérable dans les lombes, qui l'empêchoit de se courber. Après s'être reposé deux jours, je lui fis prendre un minoratif qui le

purgea bien. Ensuite il commença l'usage de l'eau
thermale en boisson, et du bain dans le bassin tempéré du bain neuf. L'eau passoit bien, le malade urinoit copieusement et alloit à la garde-robe tous les
jours 3 à 4 fois. Les selles devinrent bientôt jaunes,
ce qui annonçoit que la bile couloit mieux. Au bout
de 15 jours de l'usage des eaux, je trouvai les hypocondres et l'épigastre détendus. Il fit usage de la
douche sur tout l'abdomen et sur la région lombaire,
et répétoit son minoratif tous les 8 à 9 jours, ce qui
lui faisoit rendre une grande quantité de bile. Son
état s'amélioroit tous les jours, et la douche lui causoit peu de douleur. Malgré ce mieux, le malade
dormoit toujours mal et étoit agité la nuit. Il étoit
fort sobre, et outre l'eau thermale qu'il buvoit le
matin au bain, il buvoit encore beaucoup d'eau savonneuse, soit aux repas, soit dans la journée. Le
teint devenoit meilleur, les forces se relevoient, et
la douleur des lombes paroissoit uniquement rhuma-
tique. Il lui en survint une autre du même genre à
l'aine gauche qui l'empêcha de marcher. Des cataplasmes émolliens la dissipèrent. Les hypocondres,
sur-tout le droit, se détendoient beaucoup, la bile
continuoit de bien couler et de teindre les excrémens.
Le malade, après quarante et quelques jours de ce traitement, partit de Plombières très-content. Il fut du
nombre de ceux à qui les eaux relâchèrent le ventre.
Son état n'a fait que s'améliorer depuis ce tems-là. Je
l'ai vu plusieurs fois depuis chez lui, et il y jouit de
la meilleure santé. Les eaux ont ici rétabli l'excrétion et la sécrétion de la bile en détruisant les engorgemens du foie.

105°, *Observ.* Une fille âgée de quarante et quelques années, grasse et replète, et généralement d'une bonne constitution physique, quoiqu'ayant les nerfs très-mobiles, venoit d'essuyer une maladie aiguë très-violente, l'*hépatite*. Cette maladie avoit été accompagnée de symptômes très-graves, vomissemens, défaillances et constipation opiniâtre. Elle avoit été saignée, et par la lancette et par les sangsues; on lui avoit appliqué un large vésicatoire sur le siége du mal, et on lui avoit administré force lavemens. Ces moyens avoient arraché la malade à la mort. Mon confrère et mon ami le docteur Leclerc, excellent praticien, aussi recommandable par sa probité que par ses lumières, et que la mort vient de ravir à la médecine et à ses amis, avoit dirigé le traitement de la malade conjointement avec le docteur Garnier fils, praticien non moins éclairé et non moins habile. Tous deux furent d'avis que la malade, aussitôt que sa convalescence seroit un peu avancée, se rendît à Plombières, parce qu'après la terminaison de la maladie aiguë, il étoit resté de l'engorgement à l'hypocondre droit. Elle y vint vers le milieu de germinal an 5. Elle étoit encore très-foible, pâle et fort maigrie. Elle n'avoit point d'appétit. Elle ressentoit encore beaucoup de douleur dans le côté droit, le ventre étoit toujours resserré, et tous les soirs il survenoit quelque bouffée de fièvre. Je palpai la malade le lendemain de son arrivée, et je trouvai, à la partie basse de l'hypocondre droit, une tumeur dolente et peu dure. La malade avoit la plus grande confiance dans les eaux de Plombières, parce qu'elles avoient sauvé la vie à un de ses frères. Elle se baigna d'abord dans sa chambre, deux fois par jour, deux heures le matin et une heure le soir. Il s'agissoit ici de dé-

layer une bile épaissie, de l'évacuer et de rétablir la
sécrétion et l'excrétion de cette humeur : les bains
longs et fréquens étoient donc indiqués. La malade
but l'eau savonneuse coupée avec l'eau thermale, ensuite avec une tisane de chicorée sauvage. Les doux
purgatifs avec la manne et un sel neutre furent employés fréquemment, et en outre je lui fis prendre des
lavemens laxatifs matin et soir, et de plus d'un électuaire composé d'extrait de casse, de tartrite acidule
de potasse (crême-de-tartre) et de sirop de violette.
Bientôt, à l'aide de ces moyens, la bile commença à
couler. Ce traitement, au bout d'un mois, avoit fort
soulagé la malade. A la fin de cette première saison
je voulus lui faire prendre la douche sur la partie malade, mais elle ne put la supporter. Elle alla se reposer chez elle, en attendant qu'elle recommençât sa
seconde saison. Le mieux qu'elle avoit déjà obtenu
l'encourageoit à revenir le plutôt possible. Elle continua chez elle les lavemens, la boisson délayante et
l'usage de l'électuaire. Elle revint à Plombières le 7
prairial suivant. La saison étoit plus belle , plus
chaude. Elle avoit pris chez elle quelques bains domestiques pour calmer des douleurs assez vives qui
s'étoient réveillées dans le foie. Je la trouvai plus
forte, ayant un meilleur visage et un peu d'appétit.
Elle but l'eau thermale coupée avec la savonneuse
(cette boisson passoit à merveille). Elle se baigna
trois heures tous les jours. L'hypocondre droit étoit
devenu souple. Elle continua ses lavemens, qui étoient
rendus laxatifs avec les feuilles de violette, ainsi que
son electuaire , et fut purgée fréquemment avec la
manne et un sel neutre. A cette seconde saison elle
put supporter la douche ; elle la prit pendant quinze

jours. Je lui fis aussi faire une saignée du bras, à cause d'une difficulté d'uriner qui lui étoit survenue, la malade étant d'ailleurs très-sanguine. Elle partit de Plombières après sa seconde saison, n'étant plus reconnoissable de ce qu'elle étoit en y arrivant. Son teint étoit devenu excellent. Elle marchoit fort bien et sans soutien. Son appétit étoit bon. Elle n'avoit plus de fièvre. Il ne lui restoit qu'un peu de sensibilité dans le côté malade. J'ai revu souvent la malade depuis, et elle se porte fort bien. Elle est cependant revenue à Plombières, l'année suivante, mais moins par besoin, disoit-elle, que par reconnoissance, et sa santé est depuis ce tems fort bonne.

Les évacuans ont été d'une nécessité indispensable dans ces deux derniers exemples. Il falloit absolument éliminer l'humeur qui engouoit les fibres des viscères. Ce n'est qu'après la sortie de cette humeur que le mieux sensible a lieu. Ces deux derniers malades ont été guéris au grand étonnement de toutes les personnes qui les connoissoient, et qui les avoient vus chez eux et à Plombières. Il est vrai qu'ils ont attaqué le mal à sa naissance, et par les moyens les plus appropriés, sur lesquels ils ont insisté tout le tems nécessaire, et en observant un régime strict, et en n'écoutant que les conseils des gens de l'art.

106ᵉ. *Observ.* Un homme de trente et quelques années, naturellement fort et robuste, voyoit sa santé s'altérer depuis quelque tems, sans en savoir d'autre cause que d'avoir pris un bain froid, après lequel il s'étoit trouvé fort mal à son aise : il souffroit de l'estomac, il digéroit mal et il avoit maigri. Ses douleurs d'estomac étoient accompagnées de crispations nerveuses qui se portoient jusqu'au col ; il lui sembloit

que quelque lien lui serroit la gorge ; de là il s'ensui-
voit des étourdissemens. Il avoit eu des hémorroïdes.
Je le palpai, et je trouvai un engorgement notable
au petit lobe du foie. Le malade but l'eau chaude
coupée avec le petit-lait, et se baigna dans un bain
tempéré ; ensuite ayant été purgé, il commença l'u-
sage de la douche sur les parties malades. La douche
ne fut point douloureuse, et il s'en trouva bien. Le
malade fit aussi un usage fréquent de la douche ascendante qui l'évacuoit beaucoup. Son teint devenoit
meilleur et il digéroit mieux. Quelques jours ensuite,
ayant eu quelques étourdissemens, et le pouls annon-
çant de la plénitude, je fis appliquer six sangsues à
l'anus. Les hypocondres et l'épigastre commençoient
à s'assouplir, mais je découvris en même-tems un
nouvel engorgement à la région ombilicale, et il y
avoit dans cet endroit une pulsation artérielle très-
sensible. Outre le traitement détaillé ci-dessus, le
malade buvoit l'eau de Bussang à ses repas. Pendant
quelques jours il éprouva du malaise, parce qu'il avoit
eu quelques peines morales. Ce malade fit deux saisons à Plombières qui améliorèrent beaucoup sa santé.
Il est revenu l'année suivante, et sa guérison étoit presque achevée, les engorgemens des viscères étant infiniment diminués depuis son premier départ de Plombières. Il n'y resta qu'un mois la seconde fois, et durant ce tems, il but l'eau de Bussang, prit le bain et
la douche, et après ce second usage des eaux, il s'est
parfaitement bien porté.

197ᵉ. *Observ.* Une jeune personne de vingt ans,
grande, bien faite, très-gaie, et point encore mariée,
éprouvoit depuis près d'un an des douleurs assez vives dans tout l'hypocondre droit, et qui s'étendoient

jusqu'au rein du même côté. Cette jeune personne avoit essuyé chez elle le *morbus niger*. Elle avoit rendu pendant plusieurs mois des excrémens noirs. A son arrivée à Plombières, en l'an 6, ce symptôme n'existoit plus. Tout ce qu'avoit éprouvé la malade annonçoit un embarras dans le système de la veine-porte. La malade étoit bien réglée, mais elle avoit encore le teint pâle et jaune, et elle ressentoit encore de tems-en-tems des douleurs d'entrailles et dans l'hypocondre droit.

Les bains tempérés à 26 degrés, la boisson de l'eau de Bussang et la douche sur tout l'abdomen me parurent, ainsi qu'à son médecin ordinaire, le docteur Garnier père, les moyens les plus propres à rétablir sa santé, en dissipant les engorgemens qui existoient dans le foie et le mésentère. L'eau de Bussang dans ces cas-ci fait toujours des merveilles. Son gaz acide carbonique et son principe martial concourent admirablement à corriger l'épaississement de la bile et à rendre plus facile la circulation du sang, et la sécrétion et l'excrétion de la bile ; et quand à ces moyens on en joint deux autres aussi efficaces que le bain et la douche, il est difficile que l'on ne parvienne pas à guérir toute maladie curable du foie. Notre jeune malade resta 40 jours à Plombières, en y suivant le traitement que je viens de détailler. Elle partit jouissant de la plus belle santé, et n'éprouvant plus de douleurs.

108e. *Observ.* Un homme de cinquante ans, qui a beaucoup travaillé de corps et d'esprit, et qui a été en but à de grands chagrins, étoit attaqué depuis plusieurs années d'obstructions au petit lobe du foie. Il avoit été sujet à des hémorroïdes sèches et douloureuses.

loureuses. Il avoit, avant de venir à Plombières, fait usage des eaux de Forges, qui l'avoient soulagé. A son arrivée à Plombières, je le palpai et je trouvai la région du petit lobe du foie dure et rénitente. Le malade souffroit de cette partie, et digéroit imparfaitement. Il but l'eau thermale à la dose de 12 à 15 verres tous les matins en se baignant dans un bain de 28 degrés, où il restoit quatre heures. Il prit la douche sur l'épigastre pendant une heure ou une heure et demie. Il suivit ce traitement pendant deux mois. J'y joignis l'usage de quelques fondans laxatifs et de plusieurs purgatifs, qui lui firent rendre beaucoup de bile et de glaires. Il étoit sobre et faisoit beaucoup d'exercice. Il partit de Plombières très-bien portant, ainsi que son fils, jeune homme de vingt ans, qui essuya à Plombières une fièvre bilieuse rémittente des plus orageuses. Ce malade est revenu l'année suivante, non point qu'il eût perdu le fruit des eaux prises l'année antérieure, mais parce qu'il vouloit consolider sa cure. Il y a fait les mêmes exercices que la première fois. Il a bu, s'est baigné, a pris la douche, et s'en est parfaitement trouvé. Il ne souffroit nullement, et le petit lobe du foie n'offroit plus aucune indice d'obstruction.

109ᵉ. *Observ.* Un jeune homme d'environ trente ans, attaqué d'obstructions au mésentère, qui empêchoient et la digestion, et la nutrition, vint à Plombières en l'an 7 pour y chercher sa guérison. Il but l'eau thermale, se baigna dans le bassin tempéré du bain neuf, et prit la douche sur l'abdomen. Ce traitement, aidé des lavemens, de quelques doux laxatifs, d'une grande sobriété et de beaucoup d'exercice, lui a très-bien réussi la première année; car quand il quitta Plombières, sa cure étoit presque achevée, et il restoit peu d'engorgement à la région ombilicale. Il revint en l'an 8, et suivit absolument le même traitement, qui a terminé sa guérison ; car il digéroit fort bien, reprenoit de l'embonpoint, et l'on ne sentoit plus rien d'obstrué au mésentère. Il avoit eu beaucoup d'évacuations glaireuses.

110°. *Observ.* Une femme mariée, âgée de quarante ans, et qui n'a jamais eu d'enfant, étoit encore bien réglée, mais un peu abondamment. Ayant eu depuis quelques années beaucoup de chagrin, elle a maigri considérablement, et ses digestions sont tout-à-fait dérangées. Cette malade étant arrivée à Plombières, je la palpai. Je trouvai l'hypocondre droit, toute la région épigastrique et jusque près l'ombilic, durs et douloureux. La malade but l'eau thermale, et se baigna dans un bain de 28 degrés. Elle eut dans les commencemens beaucoup de douleurs d'estomac. Je la purgeai, et elle se trouva mieux. Ensuite elle continua la boisson et les bains, qu'elle prolongea jusqu'à quatre heures. Ses règles parurent quinze jours après la dernière époque, et pendant leur durée, elle souffrit beaucoup de toutes les parties engorgées. Elle fut purgée derechef après les règles. Ensuite la malade commença l'usage de la douche sur tout l'abdomen, et principalement sur sa partie supérieure : elle parvint à la supporter insensiblement une heure. Comme elle avoit souvent un peu d'aigreur, je la mis aussi à l'usage de la magnésie. Cette malade continua ce traitement pendant deux mois et demi. Elle fut fréquemment purgée, et elle rendit une quantité énorme de bile. Quand elle partit, son état étoit extrêmement amélioré : l'hypocondre droit, l'épigastre et la région ombilicale, étoient plus souples et moins douloureux; ses digestions étoient meilleures. Les eaux agissoient très-efficacement sur cette malade; elles fondoient sensiblement l'humeur bilieuse.

Le mari de cette malade fit aussi usage des eaux en bains et en boisson. Il buvoit tous les matins jusqu'à vingt verres d'eau thermale. Il avoit aussi le foie engorgé. Elles lui produisirent un effet que j'ai déjà vu sur d'autres malades : il rendit plusieurs fragmens de ténia; ce qui le fit résoudre à employer le spécifique que l'on donne maintenant, et avec succès, à Genève et en Suisse. Il prit donc la racine de fougère mâle, en poudre, à la dose de deux gros, et ensuite trois onces d'huile de ricin et une once de sel neutre. Il rendit deux ténia entiers.

111e. *Observ.* Une femme de vingt-cinq ans, qui a eu plusieurs enfans, après avoir essuyé une maladie aiguë des plus orageuses, étoit restée malade, et languissoit depuis deux ans. Elle avoit maigri considérablement : elle digéroit très-mal, et souffroit beaucoup pendant le tems de la digestion. Je la palpai à Paris; et ayant trouvé le petit lobe du foie et le mésentère fort engorgés, je lui conseillai de venir à Plombières. Elle y est venue au mois de messidor an 8, et elle y a bu l'eau thermale, coupée avec le petit-lait, s'est baignée trois et quatre heures tous les jours, après la douche, durant une heure, sur les parties engorgées. Durant ce traitement, il a fallu la purger plusieurs fois, et les purgatifs lui ont fait rendre une quantité énorme de bile et de glaires; et après chaque évacuation considérable, je trouvois les engorgemens très-diminués. Je fis prendre aussi plusieurs étuves à la malade, parce qu'elle avoit la peau sèche. Elle est partie de Plombières, après deux mois de séjour, infiniment mieux portante. Je l'ai revue depuis chez elle : elle est maintenant grosse, et se porte bien.

112ᵉ. *Observ.* Un homme de quarante ans environ, qui, depuis quinze ans, a une santé assez délicate, dont les nerfs sont très-sensibles et très-mobiles, dont l'esprit a beaucoup travaillé, et dont l'ame a été long-tems et vivement affectée, souffroit depuis plusieurs années de la région du foie et de l'estomac : ces régions étoient devenues d'une sensibilité extrême, à peine pouvoit-on les toucher sans exciter des spasmes. Le malade digéroit et dormoit mal. Sa poitrine avoit été aussi en souffrance, et cette dernière affection avoit été traitée avec succès par le respectable Loustaunau, à l'aide des sangsues à l'anus, des bouillons rafraî-chissans et pectoraux, et du moxa qu'il lui avoit appliqué sur la poitrine. Cette maladie n'étoit point une maladie essentielle de la poitrine ; et l'homme éclairé que je viens de nommer, avoit jugé que la cause en étoit dans les viscères de l'abdomen. En le palpant, sans trouver précisément des obstructions, on sentoit bien que la région du foie n'avoit point la souplesse qu'elle doit avoir, et qu'il y avoit de l'engorgement. Le malade alloit naturellement à la garde-robe, mais ses digestions étoient pénibles et lentes, et accompagnées de beaucoup de vents. Il commença par boire quelques verres d'eau de Bussang et par un bain tempéré. Cette eau passa fort bien ; il en but trois jours, et continua ses bains : ensuite il but l'eau thermale, coupée avec le petit-lait. Dès les premiers jours de ce traitement, le sommeil et les digestions furent meilleurs. Le malade but ensuite l'eau thermale pure, et il étoit très-content de sa

santé. Au bout de dix-huit jours, quelques signes de
pléthore indiquèrent l'application de quelques sangsues à l'anus. Ensuite le malade continua sa boisson
d'eau thermale et ses bains tempérés. Au commencement de la seconde saison, l'état du malade étant
sensiblement amélioré, il prit la douche, qu'il supporta fort bien. Il se reposa quelques jours, et reprit
ses exercices ordinaires de boisson, de bain et de
douche. Il fut purgé deux fois, et avec succès. Ce
traitement a duré deux mois et demi : le malade partit de Plombières sa santé infiniment meilleure, les
digestions se faisant bien, le sommeil étant fort tranquille, la poitrine n'ayant aucunement souffert, et
les régions précordiales étant plus souples et moins
sujettes aux spasmes. Tout le monde étoit émerveillé
et enchanté du grand mieux qu'éprouvoit le malade.

112ᵉ. (*bis.*) *Observ.* Je comprendrai sous ce numéro,
plusieurs observations du même genre de maladies,
consistant dans des engorgemens des viscères, du
foie sur-tout, et qui étoient accompagnés de jaunisse.

1°. Le citoyen P....., âgé de quarante-huit ans et
plus, est sujet à des douleurs de foie depuis plus de
quinze ans. Les bains et les délayans calmoient ordinairement ces accidens; ensuite le malade avoit l'air
de jouir de la meilleure santé : son teint est animé.
Il avoit eu des hémorroïdes, mais qui n'avoient jamais
flué régulièrement. Il y a six mois que son ame fut
affectée très-vivement. Une jaunisse des plus internes
se déclara. Les selles étoient grisâtres, les urines toutes
bilieuses, défaut d'appétit, langue chargée, le pouls
languissant et un peu plein. On lui fit faire usage
d'abord du petit-lait avec l'acétite de potasse (terre

folliée de tartre), ensuite des jus d'herbes, de l'eau de Bussang. Ce traitement le soulagea. Il vint à Plombières au mois de prairial dernier de l'an 9. Je le palpai à son arrivée, et je trouvai le foie sensiblement engorgé dans le grand et le petit lobe, quoique le malade n'y ressentît point de douleur. Toute la peau étoit d'un jaune très-foncé, ainsi que le blanc des yeux. Les urines étoient extrêmement bilieuses et brunes, les selles blanches, des démangeaisons insupportables à la peau, défaut d'appétit, digérant mal, le ventre très-resserré et peu de sommeil, et les forces très-anéanties. Je lui fis boire l'eau thermale à la dose de quelques gobelets, qu'il porta ensuite à une quantité plus considérable. Elle passoit fort bien. Il se baigna une heure dans un bain de 28 à 29 degrés, et en augmenta la durée jusqu'à deux heures. Ce traitement ne tarda pas à amener du mieux, que je tâchai de favoriser par un régime exact et sévère. Je lui fis prendre la douche ensuite, tant sur la région du foie que sur tout l'abdomen. Insensiblement le mieux s'augmenta ; les lavemens émolliens procurèrent des selles moins blanches et un peu teintes de bile, et cette teinte diminua graduellement dans les urines et à la peau. Il fut purgé avec un minoratif qui évacua considérablement d'humeurs. Le malade éprouvoit un mieux bien sensible au bout de sa première saison. Il fut se reposer chez lui pendant quinze jours. Le mieux s'étoit soutenu et même augmenté, il revint faire une seconde saison, durant laquelle il but l'eau thermale, se baigna, prit la douche, des lavemens et quelques purgatifs. Il partit de Plombières après cette seconde saison, n'étant presque plus jaune, les selles étant bilieuses et les urines naturelles, ayant de l'appétit, digérant bien et dormant bien, et ses forces étant fort augmentées. J'ai revu souvent le malade depuis, et il continue à jouir d'une bonne santé, les engorgemens du foie n'étant plus sensibles au toucher.

2°. Un militaire, âgé de quarante-cinq ans, d'une constitution physique forte et vigoureuse, ayant essuyé beaucoup d'accès de colique hépathique des plus forts et des plus douloureux, étoit tombé dans une jaunisse des plus intenses. Il arriva à Plombières à la fin de thermidor an 9, dans un état à-peu-près semblable à celui du malade de l'observation précédente, si ce n'est qu'il n'étoit pas aussi foible. Il avoit fait usage de délayans, d'apéritifs, avant de venir à Plombières, et l'on ne s'étoit point aperçu qu'il eût rendu aucun calcul biliaire. Je lui fis boire l'eau thermale en très-grande quantité, parce que son estomac la supportoit bien. Il prit des bains de deux et trois heures, à la température de 28 degrés, et ensuite la douche sur tout l'abdomen, et principalement sur la région du foie, qui étoit sensiblement engorgé. Le malade observoit d'ailleurs un régime exact, et buvoit de l'eau de Bussang à ses repas, avec du vin. Il fut aussi purgé deux fois. Ce traitement, qui dura un mois, a tellement changé l'état du malade, qu'il en étoit tout étonné. Les selles étoient libres et jaunes, les urines redevenues citrines, l'appétit et le sommeil bons, et la couleur de la peau s'étoit fort rapprochée aussi de la couleur naturelle. Je lui conseillai cependant, en quittant les eaux, de suivre le même régime, et d'aller à la vendange pour y sucer beaucoup de raisins, qui est un remède excellent en pareilles circonstances.

3°. Un homme de quarante et quelques années avoit

eu la gale , et en avoit été guéri. Il avoit eu ensuite la fièvre, accompagnée de douleurs dans l'hypocondre droit. Il fut saigné. La fièvre se passa ; mais il lui resta depuis ce tems de l'embarras, de l'engorgement dans le foie et le mésentère, et son teint étoit devenu très-jaune. Arrivé à Plombières à la fin de l'été de l'an 9, je lui fis boire l'eau thermale. Il prit des bains tempérés de deux heures, et la douche sur l'abdomen, pendant une heure, en observant un régime sobre, et j'y joignis aussi l'usage de pilules savonneuses un peu purgatives. Ce traitement d'un mois lui a fort bien réussi, et il est parti très-content.

4°. Un petit garçon de dix ans avoit eu, après la rougeole, dont l'éruption s'étoit mal faite, une hydropisie qui s'étoit dissipée ; ensuite douleurs d'entrailles, miséréré, ce qui s'étoit encore guéri ; mais, depuis un an, il lui restoit un engorgement sensible au mésentère, qui lui occasionnoit douleur et difficulté de marcher. Il a fait durant l'été de l'an 9 deux saisons à Plombières, a bu l'eau chaude, coupée avec la savonneuse, s'est baigné deux heures, et a pris la douche un quart-d'heure. Il a été purgé deux fois, et il est parti guéri.

Maladies des voies urinaires.

113e. *Observ.* Un homme de trente et quelques années éprouvoit souvent de la difficulté à uriner, au point qu'il falloit quelquefois en venir à l'usage de la sonde. Il vint à Plombières pour une douleur de genou et pour cette première incommodité. Je m'aperçus bientôt que ces deux incommodités tenoient à la même cause, en ce que quand l'une augmentoit, l'autre diminuoit ou disparoissoit entièrement. Cette cause étoit une humeur rhumatismale. Il fit usage des bains et des douches de Plombières, et but l'eau de Contrexeville pendant deux saisons. Ce traitement lui a parfaitement bien réussi en atténuant l'humeur rhumatismale, au point que, quand il partit, il ne ressentoit plus ses incommodités.

114ᵉ. *Observ.* Une femme de soixante ans rendoit depuis quelque tems une quantité énorme de glaires par les urines, ce qui lui occasionnoit des difficultés d'uriner très-douloureuses : la moitié du vase dans lequel elle urinoit, se trouvoit rempli d'un magma glaireux. La malade dépérissoit, et sentoit ses forces digestives considérablement diminuées. Elle vint à Plombières, où je la mis à l'usage de l'eau thermale pour boisson, et de la magnésie; et après quelques jours, elle se baigna. La magnésie la purgeoit, et lui faisoit rendre des glaires par les selles. Elle continua ce traitement pendant un mois, et insensiblement les urines sont devenues moins bourbeuses, et elle les rendoit sans peine et sans douleur. Son appétit et ses forces sont revenus, et elle partit de Plombières dans un état tout autre que celui dans lequel elle y étoit arrivée. J'ai revu depuis la malade plusieurs fois; sa santé se soutient, et ses urines sont naturelles. La boisson, les bains et les laxatifs, ont augmenté la transpiration, ont divisé les glaires, et les ont détourné de la vessie, en les évacuant par les selles.

115ᵉ. *Observ.* Une femme de trente et quelques années, d'une constitution physique nerveuse, sensible et irritable, avoit eu une rétention d'urine par inflammation : cette inflammation s'étoit terminée par suppuration dans le tissu cellulaire ambiant de la vessie. Le pus avoit fusé le long du canal de l'urètre et de

la parois antérieure du vagin, de manière qu'il existoit une petite ouverture au bas de cette parois,
d'où suintoit le pus. Il étoit résulté de là que tout
le trajet extérieur du canal de l'urètre étoit sensible
et douloureux, ce qui occasionnoit à la malade de
la difficulté d'uriner, sans cependant qu'il y eût
d'empèchement réel. D'où étoit provenue l'inflammation ? On croyoit devoir l'attribuer à une humeur âcre qui avoit déjà tourmenté la malade anté-
rieurement, et qui avoit affecté ses yeux et ses paupières.

Quand la malade arriva à Plombières, le foyer du
dépôt n'étoit pas encore entièrement détergé ni consolidé. Il falloit donc ici adoucir une humeur âcre,
déterger et consolider cette petite fistule.

La malade gardoit constamment le lit, parce qu'elle
ne pouvoit marcher sans douleur, et qu'elle avoit
des envies fréquentes et douloureuses d'uriner.

Elle commença par se baigner dans un bain tempéré, et boire l'eau savonneuse de Plombières. Comme
la route l'avoit un peu fatiguée, et irrité les parties
malades, elle eut un écoulement un peu plus abondant qu'il n'avoit été depuis quelque tems. La malade
prit deux bains par jour, et chacun de plusieurs
heures et très-tempérés, à 25 degrés. Craignant que
l'eau savonneuse ne fût pas assez adoucissante seule,
on la coupa avec de l'eau de veau. Au bout de huit
jours, ayant pris un bain plus chaud qu'à l'ordinaire,
la malade eut de la douleur à la vessie. Le lendemain,
il n'en fut plus question. Elle continua la même boisson et ses bains. Au bout de quinze jours, elle commença l'usage de la douche ascendante utérine, mais
très-modérée, c'est-à-dire, qu'elle ne tomboit que

d'une seconde cuve placée sur celle dans laquelle la malade se baignoit. Ensuite elle la prit plus forte, telle qu'elle est établie à Plombières. Elle la supporta fort bien, et bientôt il y eut du mieux, c'est-à-dire, qu'elle marchoit et urinoit plus facilement. Les règles survinrent, et eurent leur cours ordinaire. Après les règles, la malade recommença ses bains et la douche ascendante. Elle eut un peu de fièvre, qui fut suivie d'une petite moiteur. Je la purgeai deux fois, et elle évacua beaucoup de bile, et par haut, et par bas; après quoi elle se trouva infiniment mieux. Elle continua le même traitement, en changeant seulement la boisson, c'est-à-dire, qu'au lieu de l'eau savonneuse de Plombières, la malade but l'eau de Contrexeville. On aperçut quelques glaires dans les urines. La matière du dépôt commençoit à se tarir. Je fis aussi prendre à la malade la douche descendante sur la région lombaire, ce qui ranimoit et fortifioit. Les règles reparurent à leur époque accoutumée, et il y eut un peu de fièvre le premier jour; mais elles continuèrent à bien couler, et la fièvre disparut. La malade gardoit un régime assez sévère. Après les règles, elle fut purgée, et les évacuations furent abondantes et bilieuses. Un mieux sensible se remarquoit; tout le monde s'en apercevoit. Le traitement fut continué pendant une troisième saison, et tous les symptômes de la maladie se dissipoient insensiblement. Le teint étoit meilleur, les forces plus grandes; la malade se tenoit droite, marchoit plus librement et plus longtems, et les urines se rendoient sans peine et moins fréquemment. La malade partit de Plombières dans cet état d'amélioration, et l'écoulement purulent n'existant plus depuis plus de vingt jours. J'ai revu depuis la malade, et le mieux qu'elle avoit obtenu à Plombières se soutenoit.

Les bains, la douche ascendante, la boisson, les purgatifs, ont tari la source ou foyer de l'ancien dépôt, et tout est rentré dans l'ordre.

Observations de quelques affections des membres.

116e. *Observ.* Un pauvre habitant de la campagne, âgé de quarante-cinq ans, avoit fait une chûte à la suite de laquelle sa jambe droite s'étoit raccourcie. L'articulation du genou étoit roide, la jambe étoit fléchie de manière qu'il ne pouvoit l'étendre, et qu'il étoit obligé de se servir de béquilles pour marcher. Il n'y avoit eu ni fracture, ni luxation ; les tendons des muscles fléchisseurs étoient roides et tendus. Cet homme fit usage des bains et des douches de Plombières pendant deux saisons. Quand il partit, sa jambe plioit fort bien , il marchoit sans béquilles, et l'engorgement qui existoit dans l'articulation étoit dissipé. Dans ces cas et autres analogues le bain et la douche font merveille.

117e. *Observ.* Une petite fille de dix ans avoit, par suite de la petite-vérole, une tumeur ou gonflement au genou droit, qui la faisoit boîter et l'empêchoit de marcher. Elle vint à Plombières l'an 1er. de la République. Elle fut baignée et douchée tous les jours pendant deux saisons. En partant, cette petite malade marchoit facilement et faisoit , même à pied, de très-longues promenades.

118e. *Observ.* Un jeune homme de quinze ans arriva à Plombières en l'an 1er., marchant avec deux béquilles, ayant un genou très-gonflé et la jambe fléchie sur la cuisse. Cette infirmité étoit la suite d'une chûte sans fracture ni luxation. Il s'est baigné et douché pendant un mois, il est parti marchant avec un bâton, et le gonflement du genou étant presque entièrement dissipé, l'articulation étant infiniment plus libre.

119e. *Observ.* Une jeune fille d'Epinal, âgée de vingt et quelques années, vint à Plombières l'an 1er., ayant l'articulation du genou droit presque entièrement ankilosée ; c'est-à-dire, que le mouvement de la jambe sur la cuisse étoit peu sensible. La cause étoit une tumeur lymphatique tout autour du genou. Elle fit d'abord une saison, pendant laquelle elle fit usage du bain et de la douche, ce qui la soulagea beaucoup. Je lui en fis faire une seconde, durant laquelle elle se baigna quatre heures par jour, se doucha une heure, et fit usage de l'étuve presque tous les jours. Ce dernier moyen opéra un grand effet. La tumeur lymphatique fut dissipée, et la jeune malade parvint à marcher sans bâton.

120e. *Observ.* Une femme de quarante ans avoit, depuis cinq ans, à la suite d'une chûte, dans laquelle le péroné fut fracturé à sa partie inférieure, douleur et enflure à l'articulation du pied gauche avec grande difficulté de marcher. Il y avoit beaucoup de varices à cette articulation. Je lui fis appliquer six sangsues pour dégorger les vaisseaux variqueux, avant de lui faire prendre la douche. Cette femme fit usage, pendant vingt jours, du bain deux fois par jour, et de la douche pendant une demi-heure tous les jours. Elle partit de Plombières marchant très-facilement.

121e. *Observ.* Une petite fille de quatre ans est

venue à Plombières pendant deux années, et y a fait usage des eaux en bains et en douches pendant deux saisons chaque année, et avec un succès très-marqué. Cette petite fille avoit une ankilose imparfaite au genou droit : cette articulation étoit sensiblement engorgée et douloureuse, du reste la petite malade avoit l'air de jouir de la meilleure santé. On ne savoit trop à quoi attribuer cet accident, si ce n'est à une chûte. La petite malade prit régulièrement, pendant ses deux saisons chaque année, le bain pendant deux heures tous les jours, et la douche pendant une demi-heure sur le genou malade. Elle partit de Plombières la seconde année, marchant beaucoup plus facilement et seule, l'articulation étant très-désenflée, et la petite pouvant poser le talon à terre, ce qu'elle ne pouvoit faire auparavant.

122ᵉ. *Observ.* Un homme de quarante ans environ, qui avoit eu la gale, qu'il avoit fait disparoître promptement avec une pommade qu'on lui avoit donnée, étoit devenu presque impotent des deux extrémités inférieures. Elles étoient foibles et douloureuses. Il prit les bains, les douches et les étuves pendant un mois, au bout duquel tems il est parti marchant fort bien, ayant sué beaucoup.

123ᵉ. *Observ.* Voici une maladie du genou qu'il n'est point aisé de bien caractériser, et sur laquelle cependant les eaux de Plombières ont produit deux fois un effet marqué, mais que de légers accidens ont détruit ensuite. Une jeune personne de vingt et quelques années, vint à Plombières avec une foiblesse très-grande dans le genou droit qui l'empêchoit de marcher. Cette foiblesse étoit accompagnée de peu de douleur, et l'on ne voyoit rien à l'extérieur, c'est à-dire, que ce genou étoit parfaitement conformé comme l'autre qui n'étoit point malade. La jeune personne rapportoit l'origine de cette maladie à une chûte qu'elle avoit faite en tombant sur un escalier : du reste sa santé n'étoit point parfaitement bonne. Une glande au sein annonçoit l'épaississement de la lymphe, l'estomac faisoit assez mal ses fonctions, l'état de la bouche annonçoit un vice scorbutique, et la menstruation n'étoit point régulière. Elle fit usage des eaux de Plombières une première fois, mais sur-tout pour son genou. Elle prit le bain et la douche pendant deux saisons, et elle obtint un succès marqué, car elle pouvoit marcher librement, faire même de très-longues promenades à pied, et danser. La menstruation se rétablit aussi. La malade revint à Plombières deux ans après, marchant assez bien, mais éprouvant alors des spasmes fréquens dans la région du diaphragme, ce qui gênoit beaucoup sa respiration. La glande existoit toujours, et l'estomac faisoit toujours mal ses fonctions. Elle but l'eau thermale, se baigna, prit la douche, et fit usage de quelques pilules anti-spasmodiques. Tout cela paroissoit agir peu, cependant ces spasmes se dissipèrent. L'infirmité du genou étoit peu de chose alors; mais la foiblesse de cette articulation revint. La malade fut aux eaux de Bourbonne, qui la soulagèrent comme avoit fait les eaux de Plombières; mais en revenant de Bourbonne chez elle, les cahots de la voiture lui ôtèrent tout le succès de sa saison des eaux. La malade revint à Plombières l'année suivante avec les mêmes infirmités, et éprouvant de plus des douleurs dans les cuisses, comme des douleurs rhumatiques. Elle fit usage des jus d'herbes anti-scorbutiques, des bains, de la douche. Elle parvint à pouvoir marcher un peu ; mais ayant voulu aller se promener sur un petit char, une secousse lui rendit sa foiblesse ordinaire, et tout le fruit des eaux fut perdu, toujours le genou n'offroit rien de malade ni d'extraordinaire à la vue. On lui conseilla le moxa sur le genou, je l'y engageai ; il a été appliqué deux mois après les eaux. J'ai vu la malade deux mois après cette application, et cette opération avoit produit assez peu d'effet ; cependant elle marchoit un peu dans sa chambre. Cette maladie est-elle purement rhumatismale ? ou est-ce un relâchement de la capsule articulaire du genou ? est-ce un autre vice ? J'avoue que je ne puis décider cette question.

Plus de cent militaires, pendant les années 1791, 1792, 1793, 1794, ont obtenu, par le secours des eaux appliquées en bain et en douche, les uns la guérison, les autres un soulagement notable, d'infirmités des membres, et qui étoient la suite, soit de blessures, soit de chûtes de cheval, soit d'autres causes externes.

Observations de quelques maladies des yeux.

124e. *Observ.* Une jeune personne de treize ans avoit perdu la faculté de voir de l'œil droit depuis plusieurs années. Cet organe avoit été long-tems attaqué d'ophtalmies, et cela depuis la disparution d'une loupe qu'elle avoit à la tête, presque dès sa naissance. Cette loupe ayant été dissipée par des remèdes topiques résolutifs, l'œil devint malade et couvert de taies. Plusieurs moyens furent employés pour combattre la maladie ; ces moyens n'opérèrent rien de satisfaisant.

satisfaisant. La petite-vérole et la rougeole n'y appor-
tèrent aucun changement. Il faut observer que la malade ne perdit absolument la faculté de voir qu'après
qu'on lui eut soufflé du sucre en poudre dans l'œil :
elle est d'une famille goutteuse, et elle est aussi affectée de dartres. Elle portoit un cautère au bras depuis plusieurs années. Je conseillai aux parens de faire
baigner la jeune personne pendant tout le tems de
la belle saison ; elle le fit constamment pendant quatre mois, et presque tous les jours ; elle fut purgée
tous les mois. Ce traitement lui a si bien réussi, qu'elle
a récupéré la faculté de voir. Elle distingue avec cet
œil tous les objets, pourvu cependant qu'ils ne soient
pas trop éloignés ; elle les distingue aussi beaucoup
mieux de jour qu'à la lumière d'une chandelle. Il y
a eu éruption psorique à la peau, qui a duré long-
tems, et qui n'a été traitée que par les bains, les délayans et les purgatifs : depuis l'an 4, cette cure subsiste.

125e. *Observ.* Un homme de trente-huit ans étoit
sujet, depuis plusieurs années, à des catarrhares et à
des douleurs rhumatismales, occasionnés principalement par une humeur âcre et une lymphe épaissie.
Cette humeur s'étoit en dernier lieu fixée sur-tout à
la tête et aux yeux. L'œil gauche en a été si mal-
traité, qu'il a perdu entièrement la faculté de voir.
Craignant que l'œil droit ne subît le même sort, le
malade vint à Plombières en l'an 4. Cet œil droit étoit
sain, mais il se fatiguoit aisément, et de tems en tems,
il y survenoit rougeur et inflammation, avec gonflement des vaisseaux. On avoit appliqué un moxa sur
la tête, et un seton à la nuque. Le moxa étoit desséché, et le seton donnoit beaucoup. Le mucus qui

G g

sortoit des narines étoit extrèmement épais et visqueux. Ce malade suivit, à Plombières, le traitement
suivant, pendant deux mois et demi. Il se baigna tous
les matins dans le bassin du bain tempéré, pendant
deux et trois heures : il but d'abord l'eau thermale,
ensuite l'eau de Bussang, dont il prenoit jusqu'à trois
bouteilles par jour, soit au bain, soit à ses repas. Je
lui faisois appliquer tous les mois six à huit sangsues
au fondement, et il prenoit des pilules aloétiques qui
lui tenoient le ventre libre. Il fit aussi usage de la
douche ascendante et de l'étuve; tout fut employé pour
diviser et atténuer l'humeur, pour l'éloigner de la
tête et des yeux. Il faisoit aussi usage d'un collyre
fortifiant, et respiroit par le nez le jus de bette poi-
rée, pour entretenir par-là un écoulement. L'œil sain
a été préservé par ces moyens, et est devenu moins
sujet aux inflammations. Trois mois après sa sortie
des eaux, le malade écrivit qu'il étoit fort content de
sa vue et de sa santé.

———

Le nombre de faits que je viens de rapporter, suffit sans doute pour prouver l'efficacité des eaux de
Plombières dans quantité de maladies chroniques.
Ces faits sont des garans authentiques de la légiti-
mité des éloges qu'on a faits depuis des siècles de ces
sources minérales. Le docteur Degnerre, mon prédécesseur, et qui a dirigé ces eaux pendant cinquante ans, et qui auroit pu publier une masse d'observations beaucoup plus considérable, m'a souvent
dit que ce remède étoit la vraie panacée pour la guérison du plus grand nombre des maladies chroniques, mais qu'il falloit les administrer avec pru-

dence ; et que dans les maladies graves des viscères
sur-tout, il falloit tenir les malades à un régime austère, à une vie régulière, et que ce remède agissant
d'autant plus sûrement qu'il guérissoit lentement et
sans secousse dangereuse, il falloit encourager ceux
qui en avoient besoin, à le réitérer autant de fois
que leurs maladies l'exigeoient. Que seroient devenus
les malades qui ont offert l'exemple des plus belles
cures, s'ils s'étoient contentés de faire deux ou trois
saisons ? ils eussent perdu leur tems et la vie.

TABLE
DES MATIÈRES.

SECTION PREMIÈRE.

FIN DE LA TABLE.